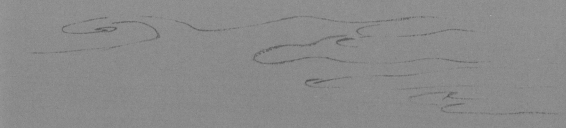

传承精华

守正创新

本书获得中国中医科学院科技创新工程项目资助（CI 2021A00415）

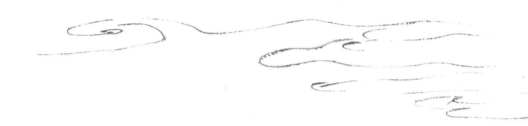

中药炮制古法
还原与研究

于大猛 著

人民卫生出版社
·北京·

图书在版编目（CIP）数据

中药炮制古法还原与研究 / 于大猛著. —北京：
人民卫生出版社，2023.11

ISBN 978-7-117-35635-0

Ⅰ.①中… Ⅱ.①于… Ⅲ.①中药炮制学–研究
Ⅳ.① R283

中国国家版本馆 CIP 数据核字（2023）第 222822 号

人卫智网	www.ipmph.com	医学教育、学术、考试、健康，购书智慧智能综合服务平台
人卫官网	www.pmph.com	人卫官方资讯发布平台

中药炮制古法还原与研究
Zhongyao Paozhi Gufa Huanyuan yu Yanjiu

著　　者：于大猛
出版发行：人民卫生出版社（中继线 010-59780011）
地　　址：北京市朝阳区潘家园南里 19 号
邮　　编：100021
E - mail：pmph @ pmph.com
购书热线：010-59787592　010-59787584　010-65264830
印　　刷：北京顶佳世纪印刷有限公司
经　　销：新华书店
开　　本：710 × 1000　1/16　印张：19
字　　数：350 千字
版　　次：2023 年 11 月第 1 版
印　　次：2024 年 1 月第 1 次印刷
标准书号：ISBN 978-7-117-35635-0
定　　价：158.00 元

打击盗版举报电话：**010-59787491**　E-mail：**WQ @ pmph.com**
质量问题联系电话：**010-59787234**　E-mail：**zhiliang @ pmph.com**
数字融合服务电话：**4001118166**　E-mail：**zengzhi @ pmph.com**

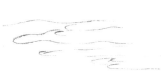

前言

中药炮制有着悠久的历史，是我国历代医药学家在长期的医疗实践中，经过不断补充发展所积累起来的宝贵经验。两千多年来，它配合中医治疗，在提高药物疗效上起到了重要作用，同时保证了临床用药安全。2006年中药炮制技术被列入第一批国家非物质文化遗产名录，保护工作遵循"保护为主，抢救第一，合理利用，传承发展"的十六字方针。药物炮制的目的，即纠正药物的偏性、减毒、增效。现代中药的疗效或有遭受质疑之处，正是与许多古代的炮制方法失传有关。这些炮制方法或湮没于浩瀚的中医古籍之中，或流传于老药工之手，亟待发掘抢救。中药炮制的传承是一项艰巨的任务，任重而道远，唯有遵循中医药发展规律，传承精华，守正创新，才能推动中药炮制高质量发展。

本草文献的研究方法，主要是以乾嘉学派的考据学为主，是对古籍加以整理、校勘、注疏、辑佚的一种治学方法。这种方法大多是"从文献到文献"的一重证据法。而二重证据法由王国维在1925年提出，被认为是20世纪中国考古学和考据学的重大革新。其核心内容是以地下之实物与纸上之遗文互相释证。这种方法在武威汉代医简、马王堆医帛书、敦煌医药文献、老官山汉墓医简等出土文献的研究中均得到充分应用。近年来，黄璐琦院士将二重证据法运用于本草文献研究中，倡导本草考古，即在本草文献考证的研究方法的基础上，进一步以出土的文物为依据，修正和补充历史文献的错漏、局限和缺佚。

作为本草文献重要组成部分的炮制文献的研究，还要在上述二重证据法的基础上进行田野调查。包括走访老药工，民间寻访传统炮制器具，收集传统炮制品种，深入产地学习产地加工等方法。这种口传与活态资料的传承即为第三重证据，是中药炮制研究的宝贵财富。

炮制文献的研究还有其特殊性，即可以依据古代文献的记载，重现古人的炮制工艺。这种方法亦是科学技术史的技术复原方法，为发掘、验证合理的炮制方法提供符合中医用药实际的实证依据。这种方法是"以古证古"的第四重证据法。本方法的提出，深受广西民族大学容志毅教授将四重证据法引入社会科学研究领域的实践经验影响。

综上所述，中药炮制文献研究的四重证据法，就是以古籍文献、考古发现、田野调查和古法重现为依据的一种研究方法。无论哪一层证据，均以"无征不信"和"有一分证据说一分话"为标准。

笔者跟随山东姜保生老药师学习中药传统炮制多年，后又拜国医大师金世元教授为师学习中药鉴定与炮制。博士后期间深受指导老师王永炎院士医药圆融思想的影响，以及另一位指导老师张志斌教授医史文献研究方法学的熏陶。多年来在本草文献方面得到中国中医科学院中国医史文献研究所原所长郑金生教授的悉心指导，并得到中国中医科学院科技创新工程的资助。

笔者将四重证据法付诸本草炮制古文献的研究实践中，更为深刻地体会到其重要性与意义。本书主要是运用四重证据法对中药炮制文献进行研究的初步尝试，亦涉及其他三重证据法。通过"以古证古"，着力解决以下五个问题。

1. 文献记载的炮制工艺是否真实

古籍中记载的炮制工艺过程并非全部真实，一些记载难以单纯依靠文献考证得出结论，必须通过古法重现才能证实或证伪。

例如，菟丝子酒煮是否吐丝。菟丝子文献多记载水煮后吐丝，这也是菟丝子的鉴别要点。但是南宋杨倓《杨氏家藏方》中记载："好酒煮软。"文中指出菟丝子要煮软，并未提及吐丝。明代罗周彦《医宗粹言》中记载："用酒煮一昼夜。"文中酒煮菟丝子的时间达一昼夜。菟丝子用水煮后大约半小时内就会吐丝，而且菟丝子吐

丝后黏度很大，如果酒煮亦吐丝，时间长了显然会煮成一锅黏粥，而黏粥怎么能煮一昼夜？带着这个疑问，笔者用黄酒直接煮菟丝子，煮沸后半小时没有变化。时间加到 1 小时、2 小时，最后加到 3 小时仍没有变化。放置 1 夜后，第 2 天继续煮 1 小时，还是没有吐丝。可见，古人"好酒煮软"的记载是准确的。而且古人煮是小火慢煮，晚上还会压上炉火，如果不吐丝就不黏，煮一天也不会糊锅，所以"用酒煮一昼夜"是可操作的。

又如，乳香的水飞法。明代李时珍《本草纲目》记载："以少酒研如泥，以水飞过，晒干用。"笔者取乳香若干，水飞后将得到的乳香悬浊液，静置沉淀，待 7 天后，盆中底部出现部分很细的沉淀，但是液体仍很混浊，与水飞朱砂的清透完全不同。这与乳香质轻，沉淀缓慢有关，另外也提示乳香中还存在着部分能溶于水的成分。笔者曾在夏天操作，由于沉淀时间过长，出现了发霉长毛的情况。因此，乳香水飞并不是一种正确的方法。

2. 古籍中同种药物不同炮制工艺的优劣比较

古籍中同种药物往往有多种炮制方法，这些炮制方法孰优孰劣？很难单纯依靠文献考证得出结论，必须通过古法重现才能进行比较。

例如，鹿茸去除茸毛的方法有两种：一种是大火，如宋代寇宗奭《本草衍义》记载："于烈焰中急灼之。"一种是小火，如宋代陈衍《宝庆本草折衷》记载："今以纸纻蘸麻油，点火渐燎去毛。"两种不同的方法，孰优孰劣？笔者尝试重现古人的炮制过程，寇宗奭所谓的"烈焰"的火候，宋代洪遵《洪氏集验方》记载："用草烧去毛。"实践发现，枯草见火即着，火势非常猛，但是火退亦快，仅能持续几十秒。置鹿茸于火焰的最顶端，其间不断转动鹿茸，使其受热均匀，很快就发现表面的茸毛开始受热卷曲，并逐渐变黑。这时用刷子将表面已经炭化的茸毛扫去，再次用草火灼烧，重复操作若干次。最终，鹿茸表面仅留有薄薄一层黄色的茸毛，效果非常好。可见，枯草的大火不仅不会损伤，反而能够保护鹿茸。而用酒精灯去茸毛，由于其火焰较小，如果不断移动鹿茸，茸毛并不会发焦；只有鹿茸静止，酒精灯火焰尖部持续加热，茸毛才会焦糊，这样局部鹿茸皮的温度过高，容易伤皮。可见，鹿茸去毛的方法应该是烈焰灼毛。如果因为鹿茸贵重，用小火慢慢烧去茸毛，反而会损伤鹿茸。

又如，川楝子取肉之法。由于川楝子具有果皮致密、水分浸润困难、果肉着水呈黏性、果核坚硬的特点，其净制方法与其他核果类药物迥异。《雷公炮炙论》仅简单地表述为"取肉去核"。后世总结为三种方法。第一种是切法。如宋代《苏沈良方》记载："候软以刀子削下瓤，去皮核不用。"将川楝子水润透后去皮，由于川楝子果肉遇水润湿显黏性，粘在果核上难以剥离，需用刀一点点切下来，非常费力，效率亦很低。第二种是捣碎法。如《太平惠民和剂局方》记载："入木臼内杵为粗末，罗过，去核。"取川楝子去皮再焙干，用铜缸子捣。由于川楝子果核很硬，仅能捣成较大的几块，而果肉部分则易捣碎，呈小粗粒或粉状。将果核部分拣出，即得到果肉。这种操作方法工作效率高。第三种是水煮法。如《太平惠民和剂局方》记载："煮川楝子软，去核取肉。"这是利用川楝子果肉着水呈黏性的特点，是将果肉作为赋形剂的经验。比较上述三种方法，以捣碎法为优，这种将川楝子润湿去果皮，再焙干杵碎取果肉，也是川楝子独特的净制方法。

3. 古代炮制文献中的疑难问题

对于炮制文献中的一些疑难问题，在文献考证的基础上，辅以古法重现，有时能得到意想不到的结果。

例如，宋代牛皮胶制作不甚精的原因。宋代苏颂《本草图经》记载："《本经》阿胶亦用牛皮，是二皮亦通用。然今牛皮胶制作不甚精，但以胶物者，不堪药用之。"指出虽然牛皮与驴皮均可以用于制作阿胶，但由于牛皮胶"制作不甚精"，所

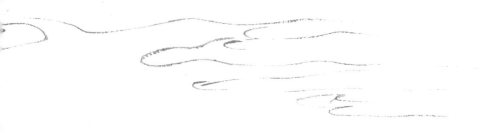

以不堪入药。至于为何"不甚精",是由于牛皮胶的制作过程复杂,时人未能掌握工艺,还是牛皮的原料来源问题,众说纷纭,莫衷一是。笔者以北魏《齐民要术》所载煮胶法为基础,分别用鲜牛皮与牛皮鞋制作牛皮胶。结果显示,鲜牛皮制作的牛皮胶出胶率高,胶呈琥珀色,色泽明亮,拍之即碎,断面有玻璃碴样特征,无腥秽气味;而用牛皮鞋制作的牛皮胶出胶率低,胶呈黑褐色,色泽晦暗,不易干燥,拍之难碎,断面无玻璃碴样特征,有轻度腥秽气味。由于北宋的皮革业发展水平远远高于北魏时期,北魏鞋履等旧皮多为未经过鞣制的生皮,北宋则为经过鞣制的熟皮。因此,《本草图经》记载的"牛皮胶制作不甚精"真实原因很可能是煮制过程中使用了鞣制过的熟牛皮。

又如,皂角子炒黄之法。皂角子种皮质地坚硬,故多用炒法。如《兰台轨范》记载:"皂荚子,炒黄色。"笔者用常规清炒法,在中火火力下表面逐渐有少许焦斑,颜色由棕红变为深棕,并没有见到黄色。又用麸炒法,亦未见到黄色。考虑炒黄产生的黄色可能与皂角子中的胚有关。而上述两种炒法的成品均没有见到胚的出现,可能与火候有关。故此重新操作清炒法,在皂角子已经有焦斑的火候下继续炒,皂角子的表面逐渐显均匀的焦褐色,突然个别皂角子发出清脆的爆裂声,里面的胚组织突然向外鼓出,呈明显的亮黄色。因此,炒皂角子的火候要求不是"微炒",而是"炒爆"。即达到一定温度的情况下胚芽才能爆出来,呈现"黄色"。

4. 现代中药炮制工艺中存在的问题

在古法重现的研究过程中,能发现现代中药炮制工艺中存在的一些问题。这些问题的出现,多是学者没有注意传统炮制工艺中的细节所致。而这些问题的解决方法往往就在本草文献之中。

例如,淡豆豉制作工艺中二次发酵前黑豆的含水量问题。这是二次发酵能否成功的关键，对此《齐民要术》《本草纲目》等书均指出其标准为"汁出指间"。但是，古人衡量这个标准的前提是将初次发酵的黑豆经过晾晒。而笔者经过实践后的体会是将黑豆晒到表面的菌丝干燥，黑豆也呈半干状态，这时黑豆是硬的，只需在表面喷少量的水即可。2020年版《中华人民共和国药典》关于淡豆豉制作工艺是在初次发酵后，黑豆不经晾晒，直接清洗。黑豆本身就很湿，加水清洗含水量就更高了，这时即使用手用力攥黑豆，达到"汁出指间"的标准，其含水量亦远高于古人所述。笔者按照此法尝试多次，发现二次发酵后的黑豆容易出现异味，甚至腐败。因此，恢复初次发酵后将黑豆晒干的工序显得尤为重要。

又如，神曲的切制问题。在明代万历内府彩绘本《补遗雷公炮制便览》中有一幅"制曲图"，图中有一人站在一个大石臼旁，双手持一个木柄的石杵，用力地将石臼中的曲捣碎。石臼旁散放着4块似砖形的长方形曲块。可见古人所用曲是需要捣碎的。经实践发现，无论是罨曲法还是风曲法，将黄衣上遍的神曲块，置通风处干燥，大约一个月的时间，神曲块完全干燥。这时的神曲块确实非常坚硬，需要用锤子砸，斧子剁，才能破碎。这也证实古人切制神曲时用"捣""劈"等词语是准确的。据《中华人民共和国卫生部药品标准·中药成方制剂》记载的六神曲的制作方法："自然发酵至表面遍生黄白色或灰白色霉衣，取出，粉碎，干燥，即得。"文中所载神曲黄衣上遍后即进行切制，显然并不符合古法。那么，古人为何不在神曲黄衣上遍时，将较软的神曲直接切成小块呢？这是因为神曲发酵至黄衣上遍时，发酵并没有结束，在下一步的缓慢晒干过程中，神曲块中的发酵过程仍在进行，直至完全干燥时才终止。后世药家过于注意神曲的品相，或是迎合患者，在神曲黄衣上遍时，就进行切制，得到的神曲大小一致，形态规则，品相好看，但是由于减少了后续的发酵时间，其神曲疗效显然不如神曲块晒干后再捣碎者，应予纠正。

再如，关于阿胶添加辅料问题。从《齐民要术》至今1 400

余年间，阿胶的熬制方法并没有明显变化，添加辅料黄酒、冰糖、豆油的古代文献记载罕见，但收载于《中华人民共和国药典》中。这些辅料对阿胶的影响如何？笔者在重现阿胶煮制古法的过程中，将添加与不添加这些辅料的阿胶作了比较。发现添加冰糖的目的是增加阿胶的透明度与脆性，添加豆油的目的是防止阿胶表面日久出现绺裂，并使阿胶表面油亮有光泽，添加黄酒的目的主要是去腥。总体看来，添加辅料对保持成品阿胶的外观色泽及矫味具有一定的作用。但是这些辅料的添加对提高阿胶的药效并没有帮助，只是药商的营销行为，并非医生与患者所需。

5. 为新药研发提供新思路

在"以古证古"的古代炮制法重现的研究过程中，笔者常常会思考古人为何会这样做，为何不那样做，与古人展开跨越时空的对话。从古人简洁平实的文字中找到古人习用而为今人所忽略遗忘的药物炮制方法，从而为现代新药的研究找到新思路。

例如，关于药用饴糖的研究。饴糖为《伤寒论》小建中汤中的君药，亦是重要的药食两用品种。随着时代的发展，制作饴糖的原料发生了变化，食用与药用饴糖的问题逐渐显现出来。2020 年版《中华人民共和国药典》与部颁标准中均没有收载饴糖，故药房不备。医家使用饴糖只好让患者外购麦芽糖。而现代工艺生产麦芽糖的原料有碎大米、山芋、马铃薯、玉米等，主要是从淀粉含量与价格考虑，而非中医传统的糯米、粟米。如果作为食品并不必苛求，但是作为中医温中补虚、缓急止痛的药物，并不能简单地以淀粉含量的多少作为是否堪用的评价标准。在古代，饴糖的制作工艺远没有现代精细，其所含成分亦颇复杂，所以并不能仅用麦芽糖含量来衡量饴糖，认为饴糖就是现代的麦芽糖。从外观看，麦芽糖是无色透明的，与传统饴糖的类琥珀色完全不同。另外，现代工艺主要是用大麦芽中的 α、β 淀粉酶。《齐民要术》中制作饴糖所用的是小麦蘖，而大麦蘖用于熬制琥珀饧，并非用于制作饴糖。因此，应将药用饴糖与食用饴糖区别对待。应以传统工艺制作的药用饴糖为样本，制定新的检测指标与方法，并研究符合传统的现代工艺流程。

又如，鹿茸膏的开发利用。鹿茸入药以丸散为主，亦有熬膏者，炮制方法以酥炙、酒煮为代表。如清代黄元御《玉楸药解·禽兽部·鹿茸》记载："酥炙用，研碎，酒煮去渣，熬浓，重汤煮成膏最佳。"笔者在研究中，取马鹿茸一小段，大火燎毛，涂酥，炭火炙透。将其用药碾子碾成粉，置砂锅中加黄酒小火熬 2 小时，用60 目网筛过滤，有很多胶质样物留在网筛上。这是由于前期酥炙得充分，药材粉碎得非常细，所以基本上没有文中所谓的"渣"。于是笔者放弃过滤，将所有溶液均留在砂锅中，并将煎液倒入小盆中水浴加热，1 小时后取出，放凉，即制作完成。得到的鹿茸膏色黑暗，质黏稠，而生鹿茸虽经酒煮去渣，水浴加热，却很难熬成膏。这种用黄酒将酥炙过的鹿茸熬成膏的方法，使得有效成分更有利于吸收，药效更好，可用于高端补品的开发。

以上五个问题的提出，并非研究某种药物前的预设，有些是在研究过程中逐渐体会到的，有些是在研究之后分析与总结中领悟出来的。本书仅是抛砖引玉，期待学者能从更多的方向深入挖掘。

本书介绍了运用四重证据法进行初步研究的 25 种药物。所有炮制工艺过程与摄影均为本人独立完成，是没有用软件修饰的炮制现场的真实写照。由于笔者水平所限，书中所述观点难免有谬误，请各位同仁批评指正。

于大猛

2023 年 10 月

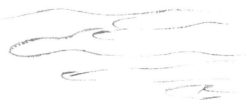

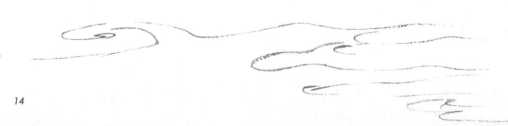

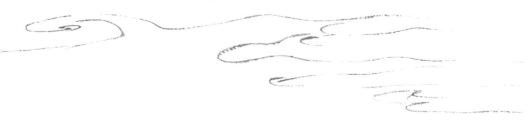

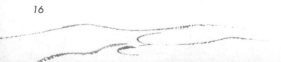

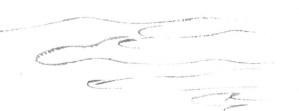

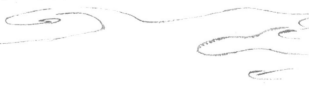

中药炮制古法

还原与研究

于大猛 著

本书在对传统中药炮制文献系统梳理研究的基础上，以单味药为单位，按照古代炮制文献的记载，还原古人的操作过程，将每一步操作过程存照为据，以便于重复再现。并将不同炮制方法的作用结果进行比较分析，对其炮制工艺的对错与优劣做出客观的评价。

人民卫生出版社

阿胶辅料
添加方法的复原与评价

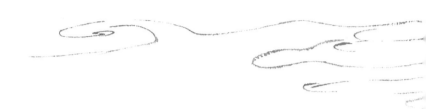

目前中药厂家生产的阿胶，在产品说明书中均标明添加的辅料有冰糖、黄酒、豆油。其依据是 2020 年版《中华人民共和国药典》记载了熬制阿胶在浓缩的过程中"可分别加入适量的黄酒、冰糖及豆油"的加工方式。医药界同仁普遍认为这就是阿胶的传统制法，但是回顾古代煮胶的历史，并在实践操作中加以检验，可以发现阿胶添加的辅料有颇多值得商榷之处，兹分述如下。

1. 阿胶制作与添加辅料渊源

《名医别录》记载阿胶"生东平郡，煮牛皮作之"。文中并没有指出是如何"煮"，是否添加了辅料。

南朝梁陶弘景《本草经集注·阿胶》载："用一片鹿角即成胶，不尔不成也。"文中添加了鹿角，但其作用类似卤水点豆腐，用量极小，严格说来算不上辅料。从后世传承情况看，并没有医家遵循其经验，故可略而不论。

北魏贾思勰《齐民要术·煮胶法》一文是古代文献中关于煮胶最为详尽的专论。其详细阐释了煮胶的季节、选皮、锅具、泡皮、削毛、水质、防焦法、火候、过滤、凝胶、切片、晾胶等内容。根据这篇"煮胶法"完全可以还原1 400多年前手工业者煮胶的全过程。仔细阅读，发现其中没有任何添加辅料的记载。

宋代《开宝本草》与《图经本草》均指出用阿井水煎成胶，未记载添加何种辅料。

明代《本草品汇精要》仍在重点阐述阿井水的重要性，没有涉及煮胶的过程及辅料问题。《本草蒙筌》与《太乙仙制本草药性大全》虽然有煮胶过程中要添加一片鹿角的内容，但是未描述煮胶的详细过程，可见只是转述了《本草经集注》中的文字而已，并无新意。

明代李时珍《本草纲目》记述的煮胶法是明代最详细的史料。该书"阿胶"载："俱取生皮，水浸四五日，洗刮极净。熬煮，时时搅之，恒添水。至烂，滤汁再熬成胶，倾盆内待凝，近盆底者名盆胶，煎胶水以咸苦者为妙。"[1] 文中所述的方法可视为《齐民要术》煮胶法的提要，区别在于是否有"刮毛"的工序。《本草纲目》亦无添加任何辅料的记载，之后的《本草汇言·阿胶》载："煮法：必取乌驴皮、或乌牛皮，洗刮净，去毛，急流水中浸七日，入大锅内，渐增阿井水，煮三日夜则皮化，滤清，再煮稠。贮磁盆中乃成。"[2] 其过程仍是遵循《齐民要术》的煮胶法。

清代的煮胶法在驴皮及煎煮工具的选择方面相当考究，并添加了一些药物。金埴《巾箱说》载："制阿胶之法，选纯黑驴，饮以东阿城内狼溪河之水。至冬，取皮浸狼溪河一月，刮毛涤垢，务极洁净。加人参、鹿角、茯苓、山药、当归、川芎、地黄、白芍、枸杞、贝母。同入银锅，汲阿井水，用桑木柴火熬三昼夜，漉清

① 张志斌，郑金生. 全标原版本草纲目 [M]. 北京：科学出版社，2019：2038.
② 倪朱谟. 本草汇言 [M]. 北京：中医古籍出版社，2005：661.

再熬一昼夜，煎成胶。"曹炳章《增订伪药条辨》载："炳章按：每年春季，选择纯黑无病健驴，饲以狮耳山之草，饮以狼溪河之水，至冬宰杀取皮，浸狼溪河内四五日，刮毛涤垢，再浸漂数日，取阿井水，用桑柴火熬三昼夜，去滓滤清，再用银锅金铲，加参、耆、归、芎、橘、桂、甘草等药汁，再熬至成胶。"[①]曹炳章是清末民初的中医大家，书中记载的制胶法与清代的阿胶仿单内容颇为相近，应该是当时阿胶熬制的实况，可信度大。文中添加了参、耆、归、芎等药物，但并没有介绍各药剂量。这些药物合用，可发挥补气调气、养血活血的作用，与阿胶的作用并不相悖，并能增强阿胶补血和血的作用，但这种阿胶已经是复合胶，是晚清才开始出现的，并非历代纯净阿胶的正宗制法。此法除添加补气和血药物外，没有添加其他辅料。

综上可见，在古代文献记载中，制胶的工序基本上是遵循了《齐民要术》的经验，没有添加辅料。至于陶弘景所述添加鹿角一片的经验，在后世制胶工序记载最为详细的《本草纲目》与《增订伪药条辨》中均未见收录。

2. 最可靠的证据——仿单

中药仿单是旧时中药铺中为其所出售的每种成药商品所做的包装封皮上介绍该药名称、药味、主治及服法、宜忌等内容的说明书。阿胶仿单的特殊之处是往往标明制胶的方法，因此仿单是直接反映阿胶制作工艺最可靠的资料。以下是笔者在中国阿胶博物馆找到的一些清代及民国期间的阿胶仿单。

清道光年间东阿县知县李贤手书的阿胶仿单："制胶法，春时选黑健驴，饲以狮耳山之草，饮以狼溪河之水。至冬至前一月，取皮投狼溪河内。浸透、刮毛、涤垢，用桑柴、阿井水煮七昼夜。滤极清用之，用银锅金铲，再熬二昼夜，始收成胶。"此法没有添加任何辅料。

道光八年冬至山东同兴堂仿单："制胶法：选黑健驴饲狮耳山之草，饮狼溪河之水。至冬取皮，投狼溪河浸。刮毛，涤垢，取阿井水用桑柴火，加参、茸、橘、桂、红花等药，熬七昼夜。滤极清，用银锅金铲熬二昼夜，始收成。胶色光亮，味甘咸。"此法类似前述的复合胶。从理论上说，其疗效可能强于一般阿胶。以下清末民初的仿单大多采用这种复合胶方。

山东东阿松鹤堂制胶厂仿单："备驴皮若干张，浸于狼溪河内四五日，捞出，去其毛，割成碎块纳入锅内，注以阿井水，又须用桑柴火煮六整夜，滤其滓，凡此六次视极澄清，乃加以相当之药品，再煮一整夜，倾于模内，待凝定后，用制板

---

① 曹炳章. 增订伪药条辨 [M]. 福州：福建科学技术出版社，2004：117.

切成方块，择清净室晾之，仅避风日，每日手翻两次，数十日乃干，虽潦暑不软。"此仿单用"加以相当之药品"的方式，提示所制仍属复合胶。

山东阿县城西德裕堂阿胶厂仿单："制胶法，立冬煎熬皮子。投水浸四昼夜，取阿井水，用参、茸、橘、桂、红花等药熬七昼夜，滤极清，用煤炉炊锅煮二昼夜始成胶。"

延寿堂阿胶仿单："制胶法：春间选纯黑健驴，饲狮耳山之草，饮狼溪河之水。至冬日，取皮投狼溪河一夜，刮毛，涤垢。取阿井水用桑柴火，加参、茸、橘、桂、红花等药。熬七昼夜。滤极清，再用银铲金锅熬二昼夜，始收成。胶色光亮味甘咸而气清香，此真阿胶也。"这里标注的"真"，实际意义是"优"。判断阿胶真伪的关键在于熬制的主原料，并不以是否添加辅助药物为标准。

山东省广义堂阿胶厂仿单："制胶法：春间选驴皮，立冬日煎熬。至冬取皮投水当一月，刮毛，涤垢。取阿井水用枣柴加参、茸、橘、桂、红花等药熬七昼夜，漉极清。用煤炉改锅熬二昼夜，始成。"

由上可见，诸家仿单记载的煮胶法工序与《本草纲目》所载之法并无明显区别，而普遍加入的参、茸、橘、桂等药物，则可视作组成了一个阿胶复方。从所加药物的名称来看，确实可能增强阿胶原有的功效，但因未交代药物用量，故也并不能确定其一定能增强阿胶的功效。

3.《中华人民共和国药典》添加辅料分析

1963年版《中华人民共和国药典》记载了阿胶的制法，指出在胶液浓缩时"或加入适量黄酒、冰糖"，即添加的辅料仅有黄酒与冰糖。而1977年版《中华人民共和国药典》的表述改为"或加入适量黄酒、冰糖、豆油"，即增加了豆油。自此开始直至2020年版《中华人民共和国药典》，添加的辅料均为黄酒、冰糖、豆油3种。

在1995年版《中华人民共和国药典》之前添加辅料的表述均为"或加入"，而2000年版至今则为"可分别加入"。前者的意思是可以添加，后者的意思是可以选择性添加，但是笔者所见到目前市售阿胶，没有一个厂家是选择性添加，而是全部加入。

无论是1963年版开始加入的冰糖与黄酒，还是1977年版开始加入的豆油，均较突兀。因为这种添加辅料的方法，无论是在古籍文献还是在仿单中均没有记载。有可能是根据当时某些药业厂家的实际操作添加的这些辅料。

4．阿胶炮制古法还原

要想验证《中华人民共和国药典》记载的冰糖、黄酒、豆油三种辅料的作用，

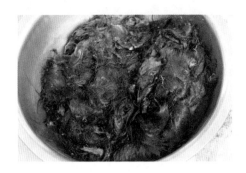

图 1 表面沾有泥土等杂质的湿驴皮

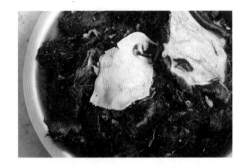

图 2 驴皮浸泡

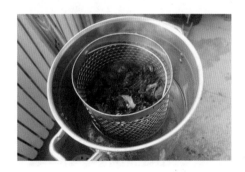

图 3 化皮

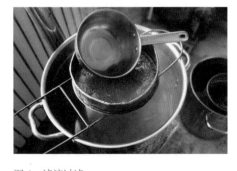

图 4 滤液过滤

就需要还原古人手工制胶的过程。观察成品添加辅料与不添加辅料的区别。

基于以上思路，笔者还原了李时珍《本草纲目》记载的制胶法："俱取生皮，水浸四五日，洗刮极净。熬煮，时时搅之，恒添水。至烂，滤汁再熬成胶，倾盆内待凝。"购湿驴皮一张，大约 25kg（图 1），用清水洗净后浸泡，每日换水。由于驴皮表面积较大，浸泡期间切割为四块，浸泡 6 天后（图 2），用刀刮去毛，刮毛是整个制胶过程中最费力的工序。刮毛时注意不要刮得太狠，否则伤到毛囊，蛋白质容易丢失，影响出胶率。随后开始焯皮，即将皮块放到沸水中加热至稍硬，有卷边时取出。焯好的皮的内侧部分的脂肪组织会变硬，这时用刀容易将其剥离。将处理后的皮切为手掌大小的块，开始煮胶。即将皮块装入一个满是孔的不锈钢桶中，孔的大小约能伸进示指。将不锈钢桶放到一个大桶中，大桶的底部放一个铁支架，用于支撑不锈钢桶，使其不与大桶底接触（图 3）。这是因为如果皮块直接接触大桶底，随着胶液的浓度不断增加，皮块容易焦糊。《齐民要术》中用带铁刃的木铲不断搅，后世用竹篓装皮块悬于锅内，都是为了防止皮块焦糊。煮胶的水要漫过皮块，用蜂窝煤炉加热。皮块焯后能装进不锈钢桶中的量并不多，随着胶液的煎出，皮块会变软变薄，聚在一起会腾出一些空间，这时可以再添加新的皮块。熬至较稠时，倒出胶液，再添加新水，继续煎煮。如此反复，大概一周时间，胶质完全煎出。所剩的皮块仅剩一层皮，量仅有不锈钢桶的五分之一。煎出的胶液需过 100 目筛网（图 4），静置一夜，沉淀。

将煎出的胶液倒入大桶中，开始浓缩。胶液沸腾时，可适时倒入一瓢凉水，待胶液再受热沸腾时，水中的络离子会与胶液中的杂质结合在一起形成络合物漂浮在胶液表面，需用木铲撇去。这个过程称作"打沫"（图5）。每隔1～2小时操作一次。随着胶液不断浓缩，需用木铲贴着锅底不断搅拌，以免糊锅。这个过程大约用了4天时间。

待胶液浓缩至"滴水成珠"时，将胶液分为两部分。一部分不添加任何辅料，另一部分添加冰糖、豆油、黄酒三种辅料。

不添加辅料的胶液随着浓度不断提高，需要逐渐减少火力，以防锅底出现焦糊。当浓缩至出现"挂旗"时，说明胶液已非常浓了。"挂旗"指用铲子挑起黏稠的胶液，胶液从铲子侧面下垂的样子，像一面旗子。"挂旗"的程度越重说明水分蒸发得越多，以后晾胶的时间就越短。取不锈钢盘，表面涂薄薄一层香油，以免胶液粘到盘子上面。将胶液缓慢倒入盘中，放置一夜，凝胶（图6）。第2天用刀贴着胶盘的边缘切割，将胶块与胶盘分离，倒出胶块。胶块先分成长条，称"放大条"。大条再切成小片，称"开片"，切成片的胶体清可透光（图7）。将成品胶片置于匾上，于阴凉处晾晒（图8）。期间每日翻一次，待表面完全干燥时，装入箱中封闭3天，每日倒箱、立箱。"倒箱"指将箱子平放，"立箱"指将箱子立放。通过改变箱子的状态使胶片避免粘连，水分均匀向外部散发。取出时，胶片会重新变软。再次晾晒、装箱。反复操作直至胶片完全干燥，时间需一个月左右。

添加辅料的胶液的浓缩方法同上，区

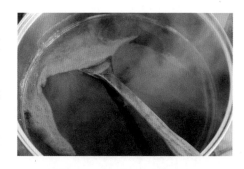

图5 打沫

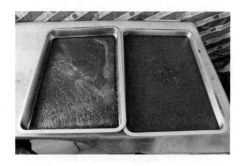

图6 凝胶
左：未添加辅料；右：添加辅料。

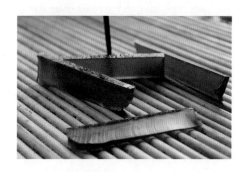

图7 切片后胶体透光

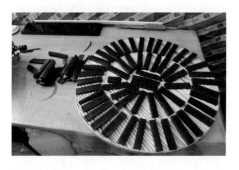

图8 晾胶

别是当胶液浓缩至"滴水成珠"时,加入适量冰糖。待冰糖融化后继续浓缩至"吊猴"时,加入豆油。"吊猴"指用铲子挑起胶液,胶液从铲子侧面下垂呈上细下粗的样子,像猴子手臂吊在木铲上一样。由于胶液量小,用木铲搅拌亦能混匀。如果胶液量多则需要"砸油"。"砸油"指胶液中加入豆油后,用出胶勺将加入油类的胶液舀起,再用力将其砸入锅中与锅中胶液混合。继续浓缩,加入黄酒,胶液表面会逐渐出现较大的泡,称为"发锅"。暂停加热,使锅内的热气自然逸出,胶液内无油泡、气泡,这个过程称之为"醒酒"。等胶体浓缩到"挂旗"时倒出,后面晾胶的工序相同。

5. 不同方法炮制阿胶直观比较

对比两种方法得到的阿胶的外观,发现不添加辅料的阿胶颜色呈暗青色,表面光亮。这种颜色正如明代倪朱谟《本草汇言·阿胶》记载:"其色深绿,且明亮轻燥而脆。"[①] 明代缪希雍《神农本草经疏·阿胶》亦载:"当以光如黳漆,色带油绿者为真。"此胶迎光照射,并不甚透亮。而添加辅料的阿胶颜色暗红色,表面油亮。迎光照射,以手指置阿胶背面可透见,非常漂亮。另外,不添加辅料的阿胶日久表面会有一些细小的裂纹,而添加辅料者则没有。

对比两种阿胶的质地,发现不添加辅料的阿胶的脆性要明显低于添加辅料者。即添加辅料的阿胶更脆而易断,一拍即碎。关于阿胶的质地,明代陈嘉谟《本草蒙筌·阿胶》载:"真者质脆易断,明澈如冰;假者质软难敲,枯黯似墨。"明代缪希雍《神农本草经疏》记载:"真者折之即断,亦不作臭气,夏月亦不甚湿软。"可见,如果以脆性为标准,添加辅料的阿胶显然要略胜一筹。

对比两种阿胶的气味。发现不添加辅料的阿胶的腥气要明显强于添加辅料者,这与后者用冰糖与黄酒去腥有关。

由上可见,阿胶熬制过程中添加冰糖的目的,一是增加阿胶的透明度,二是提高了阿胶的脆性。添加豆油的目的,一是防止阿胶表面日久出现裂纹,二是使阿胶表面油亮有光泽。添加黄酒的目的主要是去腥。总体看来,添加辅料对保持成品胶的外观色泽及矫味具有一定的作用。

6. 阿胶添加辅料的功效分析

《中华人民共和国药典》添加的三种辅料对阿胶的功效有何影响呢?

豆油作为烹饪用品,历来为医家所轻。《本草纲目》仅载:"涂疮疥,解发胍。"

---

① 倪朱谟. 本草汇言 [M]. 北京:中医古籍出版社,2005:661.

可见其并不能增添阿胶的养血滋阴之功效。但豆油作为日常食用之品，似也无碍阿胶的补养之性。

冰糖，本草书中鲜有单独论述，《本草纲目》记载在"石蜜"下，曰："甘寒，冷利，无毒。"单纯从性味记载看，冰糖并不能增强阿胶之性。冰糖亦是日常食用之品，称其"性寒冷利"似乎太过。

至于黄酒，阿胶如果严格按照《本草纲目》所记载的工序炮制，并没有多少腥气，且完全没有臭气。阿胶如果有腥臭气，无非如下几个原因。其一，皮的质量较差，使用了《本草纲目》所载的旧皮、鞋履类的下等皮；其二，皮浸泡时间短，清洗不干净；其三，焯皮后没有将脂肪腐肉等刮净。制取阿胶时添加黄酒，确有去腥作用。黄酒性温，有活血行血之功，也是日常饮品。因此熬胶过程中添加黄酒，从药性功效上看似乎有利无弊，又能去腥矫味，这可能是药家添加此辅料的主要原因。

可见，添加了冰糖、豆油、黄酒三种辅料后，可以提高阿胶的透明度、脆性、光泽，减少了裂纹，减弱了腥气，能改善阿胶的品相。各辅料又皆属饮品、食物，无碍药性功效。此举从商业来说是有意义的，但非医家所需。

阿胶制作添加这3种辅料的方法在坊间流传的准确时间尚难确定，但从药业至今仍流传着"吊猴""发锅""醒酒"等操作术语来看，肯定已经流传了较长的时间。这些操作过程不见于古代文献与仿单，其原因很可能是这些操作术语关系阿胶品相的商业"秘诀"。

值得引起重视的是，添加的冰糖与豆油会一直留在阿胶里，增加了阿胶中的非药用部分。非药用部分的增加，使商家有利可图，但却不是医疗所必需。笔者找到某企业按照1963年版《中华人民共和国药典》制定的阿胶生产工艺规程：驴皮（湿块皮）6 000kg，冰糖92kg，黄酒60kg。按该规程，6 000kg湿驴皮大约能产出阿胶600kg，其中冰糖的含量近15%。这个量是非常惊人的，如果按照1977年版《中华人民共和国药典》再加豆油，非药用部分所占比重还会增加，这显然是在经济上有益于商家，不利于病者的做法。

7. 结语

鉴于古代本草所载单纯阿胶（不含其他药物）制法未见添加辅料，因此，《中华人民共和国药典》亦应以不添加辅料法所制阿胶为正品。对出于商业目的添加的辅料的用量应加以限制，尽量避免出现非药用部分占比过大所带来的弊病。至于添加各种药物的阿胶，应当视为复合胶，不应与单纯阿胶制品混淆。阿胶的实验用药来源则应遵古法，不添加任何辅料，即不使用市售含辅料的成品，这样才能保证实验结果的准确性。

《本草图经》"牛皮胶制作不甚精"
古法重现求证

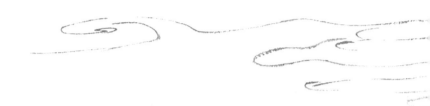

  阿胶最早是由牛皮熬制而成，东汉《名医别录》载："生东平郡，煮牛皮作之，出东阿。"但是，宋代苏颂《本草图经》记载："《本经》阿胶亦用牛皮，是二皮亦通用。然今牛皮胶制作不甚精，但以胶物者，不堪药用之。"指出虽然牛皮与驴皮均可以用于制作阿胶，但由于牛皮胶"制作不甚精"，所以不堪入药。至于为何"不甚精"，是由于牛皮胶的制作过程复杂，时人未能掌握工艺，还是牛皮的原料来源问题，众说纷纭，莫衷一是。本研究以古法还原的方法探究"牛皮胶制作不甚精"原因。

1. 煮胶方法的文献记载

古代文献记载煮胶方法最为详细的是北魏贾思勰《齐民要术·煮胶法》，该法为后世煮胶法的典范。其成书时间与南朝梁陶弘景《本草经集注》相近。根据《齐民要术》的记载，完全可以复原1 400余年前北魏时期煮胶的工艺。时代在不断发展，后世的煮胶法虽工艺改善，但总不出此藩篱。

《齐民要术》成书早于《本草图经》500余年。苏颂生活的北宋时期的煮胶工艺显然较北魏时期更加纯熟。因此，如果以北魏时期的工艺制作牛皮胶未遇到困难，那么"牛皮胶制作不甚精"的原因就不属于工艺问题。因此，本研究按照《齐民要术·煮胶法》制作牛皮胶。

2. 牛皮胶制作古法还原

（1）泡皮令极液

《齐民要术》载："法：于井边坑中，浸皮四五日，令极液。以水净洗濯，无令有泥。"[①] 取新鲜小牛皮一张重15kg，将牛皮上留有的血液、粪便、杂草、污泥等用水洗净。由于牛皮体积较大，故用刀将其分割为三部分，分别置于不锈钢桶中浸泡5天，每日换水。文中"令极液"的程度是要将牛皮泡透，有利于下一步煮胶。后世将其误解为易于去毛，将其浸泡程度理解为能用手拽掉毛即可。

（2）削毛费功无益

《齐民要术》载："不须削毛，削毛费功，于胶无益。"是否需要削毛是北魏时期与后世的最大区别。后世煮胶过程中削毛是最为复杂费力的工序。笔者曾经将牛皮浸泡透后用刮刀去毛，由于牛毛短而细，难以去除干净。采用民间用于熟皮子的双柄单刀长刮刀，可提高效率，但仍非常费力。

后世削毛要求用刀不能刮太深，即不能伤及毛囊，否则影响出胶率。笔者曾将削毛与不削毛的牛皮分别煮胶，发现得到的成品胶并无区别。可见，《齐民要术》中"削毛费功，于胶无益"确是经验之谈。因此，笔者采用未削毛的牛皮。

（3）凡水皆得煮

将浸泡好的牛皮用刀割成手掌大小块，置锅中，开始煮胶。关于煮胶之水，

---

① 贾思勰. 齐民要术 [M]. 北京：中华书局，2015：1184.

《齐民要术》载："凡水皆得煮；然咸苦之水，胶乃更胜。"可见书中对煮胶的水质无特殊要求，但是特别指出咸苦之水更好。因咸苦之水所含金属离子与煮胶过程中产生的杂质结合，生成络合物而漂浮在水液表面，易于去除。即咸苦之水可以使胶质更纯净，但并非必要条件。笔者使用普通自来水。

（4）煮胶防焦糊

《齐民要术》载："长作木匕，匕头施铁刃，时时彻搅之，勿令著底。"煮胶时用头部加铁刃的长柄勺子，不时搅拌，防止皮片粘锅底出现焦糊情况。后世将竹篓悬挂锅中，置皮片于竹篓中，皮片不与锅直接接触，减轻了搅拌的劳动强度。与北魏时期的搅拌法并无二致。本研究在锅底部放置一个铁圈，再将一个布满圆孔的不锈钢桶置于铁圈上（图9），将皮片置不锈钢桶中，将皮片与锅底隔离，防止焦糊。

（5）过滤与沉淀

将初步煮出的胶液过滤。《齐民要术》载："取净干盆，置灶埵上，以漉米床，加盆；布蓬草于床上。以大杓抒取胶汁，为著蓬草上，滤去滓秽。抒时勿停火。"当时在漉米用的架子上铺些蓬草用于过滤，以增加过滤网的密度，只要胶液是沸腾的，过滤可以反复进行。因此，一次过滤可能并不充分，但是反复操作可达到净化的效果。本研究采用100目筛网，上铺无纺布一次完成（图10）。

《齐民要术》中并无沉淀工序。后世一般会在胶液过滤后，加入少许明矾，搅拌均匀后静置一夜，再次过滤掉杂质。本研究未使用明矾。

（6）省去打沫

过滤好的胶液要进一步浓缩（图11）。"打沫"是浓缩过程中将少量冷水倒入

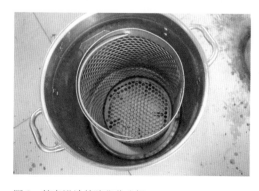

图9 笔者设计的防焦化皮桶

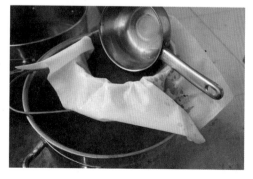

图10 胶液过滤

沸腾的胶液中，当胶液加热沸腾时会有杂质漂浮在胶液表面，用打沫拐子（图12）将杂质撇去，称"打沫"一次。其目的是使胶液更纯净。由于《齐民要术》中并无打沫的记载，本研究也省去了该工序，即待胶液表面有杂质漂起时用铲子撇去。

（7）成胶火候

《齐民要术》载："候皮烂熟，以匕沥汁，看末后一珠，微有粘势，胶便熟矣。为过伤火，令胶燋。"书中成胶的火候标准，是用勺子蘸胶液令沥下，仅最后沥下的部分稍黏即可，相当于后世的"挂珠"，远未达到"挂旗"的程度。因北魏时期要将煮好的胶置盆中，待凝固分层后有不同用途，如熬至"挂旗"则整盆胶品质相同，难以区分用途。本研究中的胶仅为药用，所以熬至挂旗（图13）。

（8）切割与晾晒

将煮好的胶液倒入盆中，待凝固后倒出（图14），将盆底的泥尘部分去掉。《齐民要术》记载"近盆末下，名为笨胶；可以建车。近盆末上，即是'胶清'；可以杂用。最上胶皮如粥膜者，胶中之上，第一粘好。"即近盆底的部分用作造车的黏合剂，中间部分可药用与食用，最上的胶皮部分是最优，可用于绘画与制墨。南朝梁陶弘景《本草经集注》进一步说明了胶的用途，"胶则有清浊。凡三种：清薄者，书画用；浓而清者，名为盆覆胶，作药用之，用之皆火炙，丸散须极燥，入汤微炙尔；浊黑者，可胶物用，不入药也。"即中间部分是作为中药使用的。

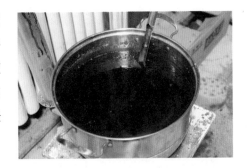

图 11　胶液浓缩

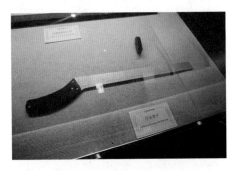

图 12　打沫拐子（拍摄于东阿中国阿胶博物馆）

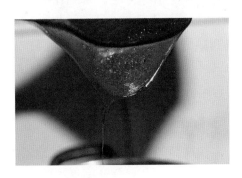

图 13　挂旗

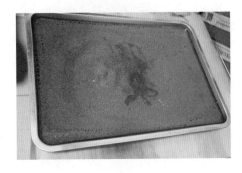

图 14　凝胶

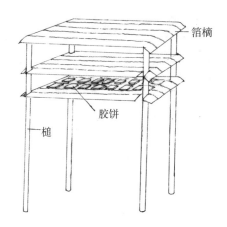

图15 郑金生教授手绘《齐民要术》晾胶法示意图

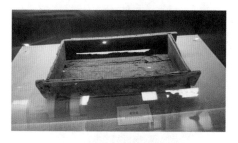

图16 凝胶箱（拍摄于东阿中国阿胶博物馆）

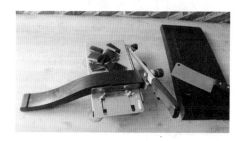

图17 放大条与开片

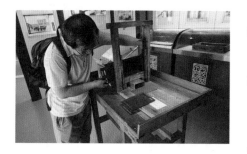

图18 近代切胶工具（拍摄于东阿中国阿胶博物馆）

除此之外，切割的厚薄与晾晒也有着密切的关系。《齐民要术》所载切的是薄片，所以晾晒的时间较短。后世切的是厚片，所以晾晒的时间较长。

胶片的晾晒方法，《齐民要术》载："先于庭中竖槌，施三重箔樀，令免狗鼠。于最下箔上，布置胶饼；其上两重，为作荫凉，并扞霜露。"这段话很难理解，于是笔者请教郑金生老师，看到郑老师手绘示意图（图15）才明白，即先在院子中竖些立柱，隔为3层，最下一层放胶饼，上面两层作遮阴，并能够隔断霜露。按照书中的方法，在晨起至早饭前卷起上面的帘子晾胶，由于早上温度低，所以胶饼不会融化，早饭后将帘子盖上遮阳，下雨则将架子放到敞亮的屋子里，不需盖帘子。4～5天后，胶饼半干半湿时，用绳子一片一片穿起，悬挂起来晒到极干后，收到屋内，用纸将其包起来，以避免苍蝇和尘土弄脏，但又要让纸内有空间，如灯笼一般，这是由于夏天温度高，湿度大，胶会变软，造成相互粘连。等到八月秋凉时，将胶放到阳光下晒，仍会变得坚实。

后世煮胶的浓度高，为了使胶易于切割整齐而使用了凝胶箱（图16），切割方式也从纯手工操作演变为利用一些工具操作（图17，图18）。由于胶切得比较厚，晾胶时间可达1个多月。此外，晾胶的方法也同样讲究，是先将胶块放到晾胶架上，将外部的水分散干，然后再将胶块装入密闭的箱子中，每日倒箱、立箱，使胶内部的水分向外散发，待胶块变软后再放到晾胶架上晾晒。如此反复进行，直至胶块完全干燥。

上述还原北魏时期《齐民要术》的煮胶法制作牛皮胶的过程非常顺利。首先从出胶率看，牛皮胶的出胶率非常高，15kg湿牛皮约能出胶5kg。而同等重量的湿驴皮仅能出胶1.5kg。其次从胶的质量看，牛皮胶呈琥珀色，色泽明亮（图19），拍之即碎，断面呈玻璃碴样特征，无腥秽气味。长年煮胶的手工业者，经验丰富，熬制胶的水平会更高，胶质量会更好。由此可见，"牛皮胶制作不甚精"的原因并不是煮胶工艺的问题。

3. 用鞣制过的牛皮制作牛皮胶

本研究收集旧牛皮鞋5双，去掉鞋带，剪去鞋底及内衬的非皮革部分。共得到牛皮1.5kg。将牛皮用清水洗净后浸泡一周，每日换水一次。一周后鞋的异味已经消失，但是牛皮并未变软。取一个不锈钢锅，在底部放置了一个不锈钢的篦子，距离锅底大约有2cm高，以免煮胶时牛皮接触到锅底发生焦糊。将牛皮置篦子上，加水煮胶（图20）。煮胶中发现旧牛皮不像前述鲜牛皮煮胶后会变软变薄，煮至第5天旧牛皮的形制仍无变化。锅中的水虽变成棕色，但仍然清澈，无杂质，亦无黏性。第5天滤出胶液（图21），丢弃旧皮，开始浓缩。由于胶液如清水并不黏稠，铲子上并无挂珠现象，所以并不需要持续搅拌，也无焦糊现象。浓缩到最后，胶液逐渐变稠，颜色逐渐变成棕褐色。这时，由于胶液较少，铲子才上出现轻度挂旗现象。此时将胶液倒入涂有香油的塑料模具中，质地粗糙。取少量加入冰糖、豆油，则质地光亮（图22）。

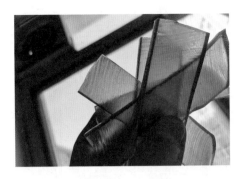

图19　黄明胶透光照

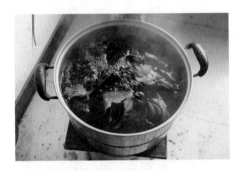

图20　煮制牛皮鞋

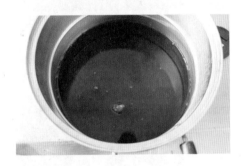

图21　皮鞋煮制5天后，过滤取汁

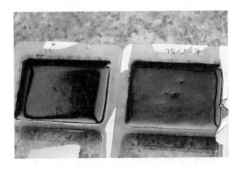

图22　胶液
左：添加冰糖豆油者；右：未添加者。

由于无杂质煮出，故不必打沫，其操作过程较使用鲜牛皮者简单。首先从出胶率看，鞣制过的牛皮出胶率非常低，1.5kg旧皮煮出的胶仅有12g，远远低于鲜牛皮。考虑到古代鞣制皮革的水平较现代低，其出胶率应该比现代高。

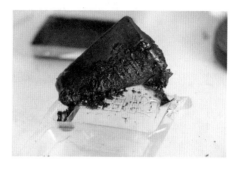

其次从胶的质量看，旧皮制作的胶呈黑褐色，色泽晦暗，不易干燥，拍之难碎，断面无玻璃碴样特征，有轻度腥秽气味（图23）。由此可见，《本草图经》记载"牛皮胶制作不甚精"，很可能就是针对这种胶而言。

图23　未添加辅料者成品外观

4. "牛皮胶制作不甚精"的原因分析

既然"牛皮胶制作不甚精"的原因不在于煮胶工艺，很可能与牛皮的质量有关。由于古代严格的耕牛保护制度[①]，要得到一张厚实油亮的牛皮并不容易。古人很可能使用牛皮制品，如旧的鞋履、马鞍、皮箱、箭套等来煮黄明胶。

《齐民要术》中煮胶用皮的分类为："沙牛皮、水牛皮、猪皮为上；驴、马、驼、骡皮为次。……破皮履、鞋底、格椎皮、靴底、破鞦靷，但是生皮，无问年岁久远，不腐烂者，悉皆中煮。"[②] 文中显然是以煮胶用皮的出胶率为分类标准，其中将鞋履等旧皮归为中等，但是特别强调要用"生皮"，即未经过鞣制的皮子。这是因为鞣制使皮胶原多肽链之间生成交联键，增加了胶原结构的稳定性，从而使皮革具有不易腐烂、柔韧、透气等特点。由于胶原结构的稳定，难以从鞣制过的熟皮中煮出胶质，所以《齐民要术》特别强调旧皮中的熟皮不能用来煮胶。"其脂肕盐熟之皮，则不中用。譬如生铁，一经柔熟，永无镕铸之理。无烂汁故也。"[③]

明代李时珍关于阿胶用皮的分类亦受《齐民要术》的影响。《本草纲目》载："时珍曰：凡造诸胶，自十月至二三月间，用牸牛、水牛、驴皮者为上，猪、马、骡、驼皮者次之，其旧皮鞋履等物者为下。"[④] 二书中诸皮的种类相同，但是上中下三等的分类方法不同。因《齐民要术》是一部农学专著，而《本草纲目》是一部本草专著，

① 魏殿金. 中国古代耕牛保护制度及其对后世的影响[J]. 南京财经大学学报，2007（06）：94-96.

② 贾思勰. 齐民要术[M]. 北京：中华书局，2015：1183.

③ 同②1183-1184.

④ 张志斌，郑金生. 全标原版本草纲目[M]. 北京：科学出版社，2019：2038.

二者重点不同，前者重在出胶率，后者重在临床疗效。

值得注意的是，同为鞋履等旧皮，《本草纲目》列为下等皮，而《齐民要术》则列为中等皮，令人疑惑。结合前述《齐民要术》强调鞋履等旧皮要用"生皮"的描述，笔者推测"牛皮胶制作不甚精"的原因很可能与皮革的鞣制工艺有关，即《本草纲目》记载的鞋履等旧皮为鞣制过的熟皮。为此，笔者考查了中国皮革的发展历史。

贾思勰所在的北魏时期，皮革的鞣制技术并未普及，当时的鞋履、马鞍、皮箱、箭套等多为生皮所制。宋代的科技发达，推动了皮革业的较快发展。苏颂所在的北宋初年，政府为管理皮革手工生产而设立了"皮角场"，将生皮鞣制加工成熟皮。以靴为例，当时就有朝靴、花靴、旱靴、钉靴等不同种类，式样的繁多得益于鞣制水平的提高，出现了手工制造的烟熏皮，并开始用硝石处理皮子。另外与女真、契丹、西夏等游牧民族的交往，也推动了宋代的皮革制作水平的提高[①]。明代政府专门设立管理皮毛皮革业的"皮毛细马局"。明代宋应星《天工开物·裘》载："麂皮去毛，熟硝为袄裤御风便体，袜靴更佳。"[②] 说明皮革业已经相当成熟。

可见，《齐民要术》成书的北魏至《本草图经》成书的北宋，相隔500余年，中国皮革业得到了迅猛的发展，尤其是皮革的鞣制水平与普及程度已经有了翻天覆地的变化。苏颂所见到的鞋履等旧皮，应该是经过鞣制的熟皮制成，而这种熟皮不仅在《本草纲目》中列为下等皮，在《齐民要术》中甚至不在煮胶用皮之列。因此推测苏颂所见到的黄明胶很可能是用熟皮熬制而成。

5. 结语

综上所述，以《齐民要术》记载的"煮胶法"为后世煮胶法的渊薮。后世的煮胶法虽工艺改善，总不出此藩篱。本研究基本遵循了《齐民要术》的煮胶法，其工艺流程清晰流畅，按法操作并不难掌握。得到的牛皮胶质量上乘，出胶率高，排除了牛皮胶制作不精的工艺流程问题。通过考察发现北宋的皮革业发展水平远远高于北魏时期，鞣制皮革的水平与普及程度大幅提高，生皮使用日益减少，导致两个时期的鞋履等旧皮的概念发生了变化。苏颂所见到的熬制黄明胶所用的牛皮很可能是用宋代鞣制过的熟牛皮。笔者仍然遵循上述煮胶方法，发现以牛皮鞋制作的牛皮胶存在胶质量差、出胶率低、味腥秽的缺点。因此，《本草图经》记载的"牛皮胶制作不甚精"真实原因可能是煮制过程中使用了充分鞣制的熟牛皮。

---

① 张淑华，徐水，苏超英. 中国皮革史 [M]. 北京：中国社会科学出版社，2016：16.
② 宋应星. 天工开物 [M]. 北京：人民出版社，2015：45.

六神曲

药物组成与炮制方法探讨

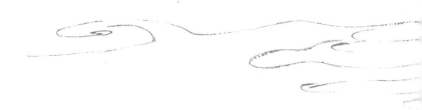

关于六神曲的组成，明代李时珍《本草纲目·神曲》载："叶氏《水云录》云：五月五日，或六月六日，或三伏日，用白面百斤，青蒿自然汁三升，赤小豆末、杏仁泥各三升，苍耳自然汁、野蓼自然汁各三升，以配白虎、青龙、朱雀、玄武、勾陈、腾蛇六神，用汁和面、豆、杏仁作饼，麻叶或楮叶包罯，如造酱黄法，待生黄衣，晒收之。"[1] 文中指出神曲由白面、青蒿、赤小豆、杏仁、苍耳、野蓼六味药物组成。叶氏《水云录》是南宋叶梦得所著，原书已经亡佚，距今已有近千年的历史。元代王好古《医垒元戎·三奇六神曲法》首次提出"六神曲"之名[2]。药物组成与《水云录》相同。六神曲中的药物基源、炮制方法有颇多值得探讨之处。兹分述如下。

---

[1] 张志斌，郑金生. 全标原版本草纲目 [M]. 北京：科学出版社，2019：1188.
[2] 王好古. 医垒元戎 [M]. 北京：中国中医药出版社，2015：180.

1. 何为野蓼

明代李时珍《本草纲目·神曲》记载造神曲需用野蓼自然汁。"野蓼"并非特指某一种植物，古代有青蓼、香蓼、水蓼、马蓼、紫蓼、赤蓼、木蓼等记载。蓼是古人常用的一种蔬菜。如《本草纲目·蓼》载："古人种蓼为蔬，收子入药。故《礼记》烹鸡豚鱼鳖，皆实蓼于其腹中，而和羹脍亦须切蓼也。后世饮食不用，人亦不复栽，惟造酒曲者用其汁耳。今但以平泽所生香蓼、青蓼、紫蓼为良。"说明蓼在明代就已经不再作为食材使用了，仅作药用，以香蓼、青蓼、紫蓼为优。

明清时期本草著作如《本草蒙筌》《太乙仙制本草药性大全》《神农本草经疏》《本草汇言》《本草洞诠》《本草述》等书中均沿用叶氏《水云录》的观点，笼统地在神曲制作中使用"野蓼"。《调疾饮食辩》则更简单地写为"蓼汁"。均包括了蓼科野生的多种植物。

但是，亦有具体到某一种蓼的记载。包括辣蓼、水蓼、红蓼、青蓼。

关于辣蓼与水蓼。清代汪绂《医林纂要探源》记载造神曲需用"辣蓼汁三升"。宋代寇宗奭《本草衍义·水蓼》载："水蓼大率与水红相似，但枝低耳。今造酒，取以水浸汁，和面作曲，亦假其辛味。"谢宗万教授在《本草纲目药物彩色图鉴》中考证水蓼即为辣蓼［原植物学名为 *Polygonum hydropiper* L. 现已修订为 *Persicaria hydropiper*（L.）Spach］[1]。参考酒曲中"辣蓼"的使用情况，宋代朱肱《酒经》中多次记载了辣蓼，如"玉友曲"载："辣蓼、辣母藤、苍耳各二斤，青蒿、桑叶各减半，并取近上稍嫩者。用石臼烂捣，布绞取自然汁。更以杏仁百粒，去皮尖，细研入汁内。"这个曲方与六神曲颇为相似。书中还在白醪曲中记载了蓼叶，金波曲中记载了水蓼。这两者均应是辣蓼。笔者野外观察时发现，水蓼往往夹杂在马蓼、酸模叶蓼、红蓼、两栖蓼等蓼科植物中间，所占比例很小。由于形态相近，未开花时，甚至需口尝才能分辨。水蓼在河北民间俗称"山辣椒"，取其叶少许于舌尖部嚼，很快咽喉部就有辛辣刺激感。由于水蓼难寻，采集水蓼往往是笔者每年制作神曲中最困难的工作。为了减少工作量，笔者曾在某药材市场购"辣蓼"2kg，口尝均没有辛辣感，确认为假货。

关于红蓼。亦有医家主张造神曲应使用红蓼。清代汪昂《本草备要·神曲》载："用白面百斤，赤豆末、杏仁泥、青蒿、苍耳、红蓼汁各三升。"清代黄宫绣《本草求真》亦持此观点。红蓼，在《本草纲目》中称荭草。即现代植物学的红

---

① 谢宗万. 本草纲目药物彩色图鉴 [M]. 北京：人民卫生出版社，2001：135.

蓼〔原植物学名为 *Polygonum orientale* L. 现已修订为 *Persicaria orientalis*（L.）Spach〕，其果实即为中药的水红花子。

关于青蓼。南朝梁陶弘景《本草经集注·蓼实》载："一是青蓼，人家常有，其叶有圆、尖者，以圆者为胜，所用即是此。干之以酿酒，主风冷，大良。"文中指出青蓼的叶以圆者为优，叶圆显然不是水蓼。《本草纲目》亦指出青蓼质优，但其植物基源仍待考证。

关于旱地上生的辣蓼。诸蓼一般均生长在平湖、沼泽。如《本草纲目》记载："今但以平泽所生香蓼、青蓼、紫蓼为良。"但是在宋代朱肱《酒经》书末附"神仙酒法"中对辣蓼的描述为："蓼曝干，捣为末，须旱地上生者，极辣。"指出这种辣蓼生长于旱地，其植物基源待考。

综上所述，古人造神曲所用野蓼为蓼科的多种植物，以辣蓼最为常用。应对造曲中使用的各种蓼进行研究，比较优劣。

2. 面曲、麸曲、麦曲

神曲的制作方法来源于酒曲，所以造曲原料亦有共同之处。明代宋应星《天工开物·酒母》载："凡曲，麦、米、面随方土造，南北不同，其义则一。"[1]可见酒曲的原料包括了麦、米和面，只是随着各地制作方法的不同而有所差异。

关于面曲。在北魏贾思勰《齐民要术》中记载的四种神曲均使用小麦磨成的细粉，后世则逐渐将药用的神曲从酒曲中分离出来。正如明代李时珍《本草纲目·神曲》载："时珍曰：昔人用曲，多是造酒之曲。后医乃造神曲，专以供药，力更胜之。"明代宋应星《天工开物·神曲》载："凡造神曲所以入药，乃医家别于酒母者。法起唐时，其曲不通酿用也。造者专用白面，每百斤入青蒿自然汁、马蓼、苍耳自然汁相和作饼。"文中"其曲不通酿用"一句明确指出医家的神曲与酒业的酒曲二者的制作方法不同。除了添加的辅料不同外，最重的一条就是"专用白面"。从本草文献记载看，绝大多数医家所用神曲为白面制作而成，是主流辅料。如明代陈嘉谟《本草蒙筌·神曲》载："其方用白面一百斤，以象白虎。"明代李时珍《本草纲目·神曲》载："用白面百斤。"这里的白面就是去掉麸皮的麦子，即面粉。

关于麸曲，指用麦麸造曲。古人制作麸曲有着悠久的历史，如宋代田锡《曲本草》载："麸曲，蓼汁拌造，假其辛辣之力。"笔者取麦麸加工成细粉，拌入辣蓼汁，抟成曲块，用纸包裹。发酵2周后取出，纸表面稍有潮湿。切块，疏松易碎，

断面丝窝较大（图24，图25），气味清香。麸曲亦入药用，明代孙一奎《赤水玄珠·治带下方》中麸曲与神曲同用，说明古代对于二种曲的功效认识是不同的。元代朱震亨《本草衍义补遗·神曲》载："麸皮曲性凉，入大肠，俱消食积。"文中指出麸皮曲性凉，与通常味甘辛温的神曲不同。亦有医家对麸曲的评价较低，如清代章穆《调疾饮食辩》载："今药肆所造，仅以麦麸少和曲，水调作饼，炒黄色。云苏州出者名吴曲，四川出者名峡曲。价比白曲数倍，医者受其欺而不悟，更不值一笑矣。"文中麸曲冠以吴曲、峡曲之名，比白曲（面曲）价格要高很多。药市亦有以麸皮制作的伪神曲出现。

关于麦曲，指用全麸麦造曲。如唐代韩鄂《四时纂要·夏令》载："小麦三石，一石生，一石蒸，晒干，一石炒，炒勿令焦。各别磨罗取面，其麸留取入曲使。"文中指出磨取的面粉，要与麦麸掺在一起造曲。明代宋应星《天工开物·酒母》载："造者将麦连皮，井水淘净，晒干。"文中明确指出小麦要"连皮"，即不去掉麸皮。据姜保生老药师传授的六神曲制作方法，特意强调要用全麸麦。指出用全麸麦造的神曲丝窝比较大，发酵充分。现行部颁标准中六神曲用的是白面加麦麸。江苏、江西、山东、湖南等地方中药炮制规范均使用了全麸麦。

3．奇怪的赤小豆炮制法

六神曲中的赤小豆本是一味普通的食材，其炮制方法归纳起来有三种，分述如下。

第一种煮软去汤法。如元代王好古《医垒元戎·三奇六神曲法》载："朱雀赤小豆三斤。煮软去汤，碾细。"这种将赤小豆煮软后再去汤的方法似乎有些浪费药材。而且煮软后再研，只能研成泥状，费力且研得不如生品细。另外，对于浸泡后

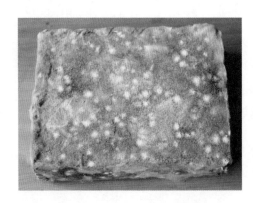

图24 《曲本草》所载工艺制备的麸曲外观

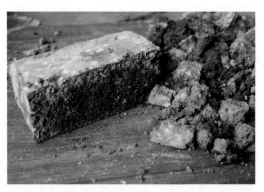

图25 《曲本草》所载工艺制备的麸曲切面

的赤小豆汁，古人并没有丢弃。如宋代朱肱《酒经·豆花曲》载："却将浸豆汁煎数沸，别顿放，候蒸豆熟，放冷，搜和白面并药末。硬软所得，带软为佳。如硬，更入少浸豆汁。紧踏作片子。"文中将浸过的豆汁拌入白面中，充分利用。可见，煮软去汤的方法有损药效。

第二种煮软去皮法。如明代陈嘉谟《本草蒙筌·神曲》载："赤小豆煮软熟，去皮三升，以象朱雀。"文中赤小豆煮至软熟后再去皮。笔者对此非常困惑，难道是因为赤小豆坚硬难碎的原因吗？笔者取赤小豆用药碾子很容易就碾成细粉。取赤小豆100g，清水煮20分钟后，用手捻，赤小豆已经变软，颜色变为浅红，水则变红褐色（图26）。取煮软的赤小豆用手去皮并不难，只是由于赤小豆较小，用手剥皮显得费力（图27）。笔者将煮软的赤小豆置于铁丝筛子上，用手向下平用力按且顺时针均匀滑动，种皮会比较容易地剥下来，工作效率会提高。后世如明代王文洁《太乙仙制本草药性大全》、明代张懋辰《本草便》、明代李中梓《删补颐生微论》、清代刘若金《本草述》等书均引述了《本草蒙筌》的方法。

第三种方法是磨粉法。明代李时珍《本草纲目·神曲》载："赤小豆末、杏仁泥各三升。"从原文内容看，李时珍的表述是赤小豆取末，杏仁取泥。可见，这里的"末"应该就是生赤小豆磨成粉。后世如赵南星《上医本草》、缪希雍《神农本草经疏》、卢之颐《本草乘雅半偈》等均引述了李时珍的方法。清代严洁等《得配本草·六神曲》更是明确地表述为："杏仁捣泥、赤小豆为末各三升。"

清代陈士铎的神曲制法，虽然与传统配方有异，但是对于赤小豆的炮制方法却与李时珍一致。其在《本草新编·神曲》载："再用赤小豆一升磨末，拌面匀，以前二汁拌之成饼。"文中明确指出了赤小豆不需要煮，只要磨成粉即可。

以上三种方法中，无论是煮软去皮还是煮软去汤法均损失药效，显然不如磨粉

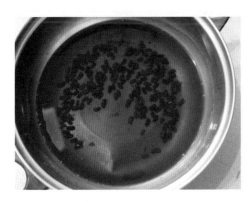 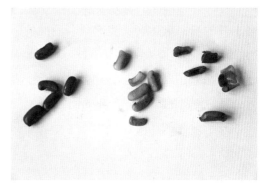

图26 《本草蒙筌》所载工艺制备的赤小豆煮至软熟　图27 《本草蒙筌》所载工艺制备的赤小豆去皮

法优，但是前两种方法在神曲制作中的应用并不比后者少。笔者在阅读本草文献中发现，赤小豆这种煮软去皮的方法竟然仅见于造曲法中，令人费解。对此，笔者在宋代朱肱《酒经》中找到了答案："曲用豆亦佳。神农氏赤小豆饮汁愈酒病，酒有热，得豆为良，但硬薄少蕴藉耳。"[1]文中指出造曲用赤小豆的目的是解酒热，但是其副作用是酿出的酒味硬而薄，缺少醇厚悠长的回味。为了解决这个问题，书中"豆花曲"中赤小豆的炮制方法是："豆须是煮烂成砂，控干放冷方堪用。若煮不烂，即造酒出，有豆腥气。"文中赤小豆煮烂的目的是去掉酒中的豆腥气味。

医家不明此理，如清代刘若金《本草述·神曲》载："用赤小豆象朱雀，取人身水火所属之心肾也。"是将赤小豆色红的特征简单地与心火相对应，竟得出心肾相交的结论，这与神曲健脾消食的功效相差太远。亦有从赤小豆淡渗利湿的功效立论，如清代汪绂《医林纂要探源·神曲》载："赤小豆之甘酸以收散行水。"这也偏离了神曲的功效。更有甚者，认为赤小豆易虫蛀，可舍而去之。如清代陈修园《神农本草经读·神曲》载："且有百草神曲，害人更甚！近日通行福建神曲，其方于六神本方中，去赤小豆，恶其易蛀。"神曲来源于酒曲，这些观点都是由于对赤小豆在酒曲中的作用不了解所致。

4．捣汁与煎汁

六神曲中野蓼、苍耳、青蒿三味药需要取汁，用来拌面、赤小豆、杏仁。取汁有两种方法，即捣汁与煎汁。

关于捣汁法。明代李时珍《本草纲目·神曲》记载的是青蒿、苍耳、野蓼三者自然汁各三升。这种自然汁，当然是捣烂得到的。笔者采取新鲜的水蓼若干，其虽生长于水塘，但是含水量并不多，故用榨汁机取汁亦很少，青蒿与苍耳的含水量就更少了（图28）。明代《补遗雷公炮制便览》中的造曲法彩图中，屋外左侧缸边站立者，即为捣汁的工人（图29）。由于鲜品直接捣出的汁很有限，文中取自然汁各三升的量很难达到。我们参考酒曲的取汁方法。宋代朱肱《酒经·金波曲》载："用水蓼一斤，道人头半斤，蛇麻一斤，同捣烂，以新汲水五斗揉取浓汁。"文中所示的方法是用鲜品捣烂，再加水混合，揉取浓汁。这种方法显然更优，既容易取汁，又对鲜药的重量有客观的记述。

关于煎汁法。唐代孙思邈《备急千金要方·酒醴·蓼酒》载："八月三日，取

---

① 宋一明，李艳. 酒经译注 [M]. 上海：上海古籍出版社，2018：12.

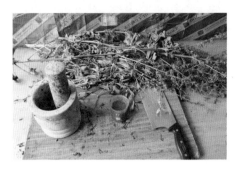

图28 水蓼、苍耳、青蒿捣汁

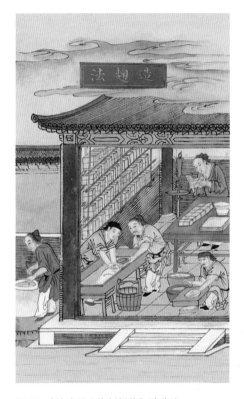

图29 《补遗雷公炮制便览》造曲法

蓼曝燥，把之如五升大，六十把，水六石，煮取一石，去滓，以酿酒如常法。"[1] 文中取汁的方法是将蓼晒干，再煮取汁。现行《中华人民共和国卫生部药品标准·中药成药制剂》第十九册中六神曲亦应用了这种方法。

5. 结语

综上所述，六神曲中药物组成的问题包括野蓼的基源与面麦、麸曲、麦曲的选择。在药物炮制方法方面的问题主要是赤小豆的煮软去皮、煮软去汤与磨粉的选择及诸鲜药取汁的方法。笔者认为，有以下几点需要在研究中予以注意。第一，野蓼的基源问题。虽然较多线索将野蓼指向水蓼，但是对于荭草作野蓼的记载亦应予以重视。对于青蓼与生长于旱地的辣蓼的基源要进一步考证；第二，比较面曲、麸曲、麦曲的优劣；第三，赤小豆的炮制方法。古人的煮软去汤法与煮软去皮法显然是从酒曲制作过程中得到经验，其目的是去除酒中的豆腥气并使酒味醇厚。这虽然是古人制酒曲的经验，但是不能轻易否定其在药曲中的价值，应进一步试验研究其他两种方法与磨粉法的区别；第四，辣蓼、苍耳、青蒿取汁的方法。笔者认为鲜品捣烂，加水，揉取浓汁的方法简单实用。后世由于批量生产，三者均取新鲜者不易，故改为干品煎煮取汁。这两种取汁方法对神曲质量的影响应进一步研究。

① 孙思邈. 千金方 [M]. 北京：华夏出版社，1993：118.

六神曲

传统制作工艺探讨

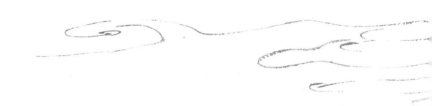

　　神曲之名，首见于北魏贾思勰《齐民要术》，是一种酒曲，制作方法为罨曲法。而六神曲之名，首见于元代王好古《医垒元戎》，由白面、青蒿、赤小豆、杏仁、苍耳、野蓼六种原料组成，当时亦是一首酒曲方，制作方法有罨曲法与风曲法。明代李时珍《本草纲目》收录的神曲配方来源于南宋叶梦得《水云录》，组成与王好古相同，而制作方法为造酱黄法。六神曲处方沿用至今已近千年，在流传过程中，其传统制作工艺亦不断发展。笔者在古代文献考证的基础上，对六神曲的制作方法进行了古法重现研究。主要内容包括：造神曲法与造酱黄法、造曲时间、曲饼干湿程度、包裹与覆盖、干燥与久陈等，兹将研究结果报道如下。

1. 造曲法与造酱黄法

总结古人六神曲的发酵方法，宋代以前均为造曲法。南宋叶梦得《水云录》记载的造酱黄法，经过明代李时珍《本草纲目》收载后，后世影响亦颇广。明清时期，造酱黄法与造曲法成为六神曲制作两大主流方法。

关于造曲法。由于神曲来源于酒曲，二者发酵方法确有共通之处。古人造曲的方法大致可分为罨曲法、风曲法、醵曲法。

第一种：罨曲法。元代王好古《医垒元戎·三奇六神曲法》载："全有前物为六神，少则非也。踏干先用，秆草铺地上，后用蒿铺之，排曲于上，曲上却用蒿草盖之，勿令透风，候一月取出。安在见风处，更四十九日可用。"[1] 文中三奇六神曲就是一种酒曲，制作方法为在地上铺秸秆，秸秆上铺青蒿，再铺曲饼，上覆蒿草。一月后取出，通风晾晒。罨曲法的制作工序与北魏贾思勰《齐民要术》中河东神曲中的卧曲法相近，《齐民要术·造神曲并酒》载："卧曲法：先以麦䴷布地，然后著曲。讫，又以麦䴷覆之。多作者，可用箔槌，如养蚕法。覆讫，闭户。七日，翻曲，还以麦䴷覆之。二七日，聚曲，亦还覆之。三七日瓮盛。后经七日，然后出曝之。"[2] 比较二者操作方法，六神曲在铺曲之后，省去了卧曲法中的翻曲、聚曲、瓮盛等工序。只待一个月后取出，晒干。可见，六神曲的制作方法，没有考虑到曲饼发酵过程中的温度湿度变化，较酒曲制作粗糙。

笔者按《医垒元戎》罨曲法制作三奇六神曲：取赤小豆50g，煮软去汤（图30），碾细（图31）。取赤小豆粉、杏仁、白面、青蒿汁、苍耳汁、水蓼，拌匀，至"握得聚，扑得散"程度，静置一夜。装入模具中，压实（图32）。将曲饼用纸包，透气处用糨糊封住（图33）。将曲饼上下覆青蒿，装箱（图34），盖棉被。两周后取出，纸的表面潮湿。打开纸包，曲块表面有霉斑。切块，横断面丝窝少而紧密（图35），酵香味淡。全麸麦造的神曲丝窝比较大，发酵充分，而现代工艺生产的白面显然较古代精细，古代舂米所得白面中仍有较多麸皮，故其横断面丝窝亦会较多。

第二种：风曲法。王好古《医垒元戎·三奇六神曲法》载："如作风曲才踏之，用桑叶纸裹发过，悬在风道中，亦须四十九日。每米一斗，不过十两。"文中将曲饼用桑叶纸包裹，悬挂通风处，发酵晾干。酒曲酿酒的效能为"每米一斗，不过十

---

① 王好古. 医垒元戎 [M]. 北京：中国中医药出版社，2015：180.
② 贾思勰. 齐民要术 [M]. 北京：中华书局，2015：823.

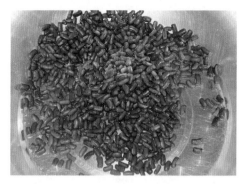

图 30　三奇六神曲：赤小豆煮软去汤

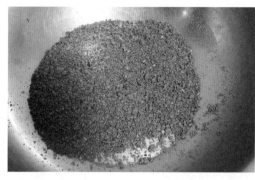

图 31　三奇六神曲：赤小豆碾细

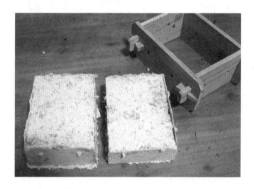

图 32　三奇六神曲：装入模具压实

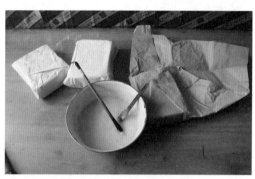

图 33　三奇六神曲：纸包曲饼，糨糊封口

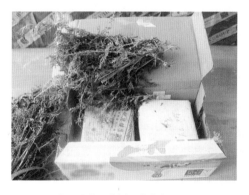

图 34　三奇六神曲：曲饼覆青蒿装箱

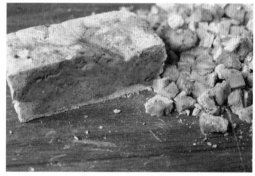

图 35　三奇六神曲：横断面丝窝少而紧密

两。"这点与《齐民要术》的卧曲法大致相同。这个用量在北魏时期较"笨曲"而言是神曲。"笨曲"粗笨形大，相较于"神曲"酿酒效率差。但是到了宋代，这个用量为宋代朱肱《酒经》中"滑台曲"用量的十倍。可见，六神曲在宋代作为酒曲已经算不上优质。明代李中梓亦推荐此方，其在《(镌补)雷公炮制药性解·神曲》中记载："一如造曲法，悬风处经年用。"

笔者按《医垒元戎》风曲法制作三奇六神曲：将曲饼悬挂于通风处（图36），1个月后取出。打开包装，曲饼表面有黄白斑，断面有裂隙（图37），酵香味淡。将曲饼继续悬挂于通风处1年，取出，曲饼表面及断面，几乎与1个月时相同，但是酵香味明显加重。

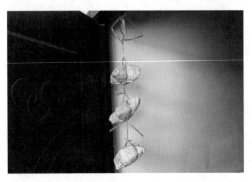
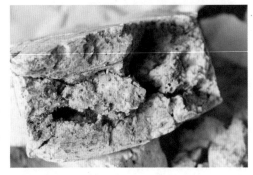

图36　三奇六神曲：曲饼悬挂　　　　　　图37　三奇六神曲：曲饼悬挂1个月断面

第三种：罨曲法。代表曲种为宋代朱肱《酒经》收录的"玉友曲"。制法为将抟好的曲饼以旧曲为衣，依次放到筛子里，上下铺干草，至净室中。候有白衣，取出稍晾干后，装篮子悬挂于通风处，一月可用。罨曲法的要点为："罨饼子须热透，又不可太过，此为最难。"这种将旧曲中的优良根霉菌种传给新曲的技术，极大地提高了酒曲的质量。该法在古代并未应用于六神曲的制作，但是在浙江温州著名地产三余神曲中就在曲饼内加入红曲，曲饼表面撒以白曲粉。《浙江省中药炮制规范》（2015年版）收载的六神曲中加入了米曲霉孢子，亦是罨曲法的延续。

明清医家对造曲法非常重视。如陈嘉谟《本草蒙筌》、王文洁《太乙仙制本草药性大全》、张璐《本经逢原》等均推崇造曲法，但是多未明确指出是罨曲法还是风曲法。多表达为"一如造曲法式"。医家神曲虽然取法酒曲，但是具体操作过程要简单得多。得到的神曲如果用来酿酒，显然并非优质的酒曲。

关于造酱黄法。李时珍有感于北魏贾思勰《齐民要术》中记载的四种造神曲法工序非常复杂。其在《本草纲目·神曲》中指出："贾思勰《齐民要术》虽有造神曲古法，繁琐不便。近时造法，更简易也。"从文中可见，改革后的简便造曲法在明代已经流行。这种方法就是造酱黄法。

造酱黄法的工艺，《本草纲目·神曲》载："用汁和面，豆、杏仁作饼，麻叶或楮叶包罯，如造酱黄法，待生黄衣，晒收之。"文中所谓造酱黄法，指造酱时需要首先将面粉发酵的方法。考《本草纲目·酱》中关于小麦面酱的造法记载："用生

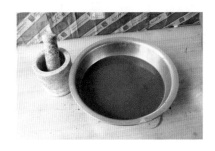

图 38 《本草纲目》：辣蓼、苍耳、青蒿捣汁

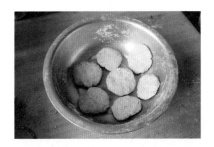

图 39 《本草纲目》：抟成饼状

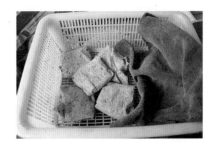

图 40 《本草纲目》：桑皮纸包裹于篮中覆屉布

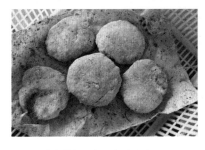

图 41 《本草纲目》：发酵后成品

面水和，布包踏饼，罨黄晒松。每十斤入盐五斤，水二十斤，晒成收之。"①可见，造酱黄法指的是造小麦面酱的前半部分。即将面粉制饼，覆盖发酵至有黄衣，晒干。并不包括后半部分的加盐加水的二次发酵。造酱黄法仅需将面饼罨黄即可，方法非常简单。李时珍所述的方法，其实来源于《齐民要术》的黄蒸制法，即将全麸麦磨细，加水抟成小饼，蒸熟摊冷。在架子上铺席，将小饼置席上，上覆苍耳叶。7 天后黄衣上遍，取出晒干即可。

造酱黄法在明代是药业的主流，如明代宋应星《天工开物·神曲》载："凡造曲所以入药，乃医家别于酒母者。法起唐时，其曲不通酿用也。造者专用白面，每百斤入青蒿自然汁、马蓼、苍耳自然汁相和作饼，麻叶或楮叶包罨如造酱黄法。待生黄衣，即晒收之。"文中造神曲法与《本草纲目》记载的方法如出一辙。文中"其曲不通用也"一句，提示着酒业酒曲与医家神曲的分离。

笔者按照《本草纲目》的造酱黄法制作六神曲：夏日伏天取辣蓼、苍耳、青蒿捣汁（图 38）。白面粉、杏仁泥、赤小豆粉，混匀，抟成饼状（图 39）。分别用桑皮纸包裹，装入篮子中，上覆屉布（图 40）。10 天后取出，桑皮纸包者表面白色菌丝短，发酵味稍淡（图 41）。

2．造曲时间

古人造曲的时间一般选在六月伏天。究其原因，宋代陈衍《宝庆本草折衷·神曲》载："续说云：古传六月六为神日，世用此日造曲，因以神称也。"明代陈嘉谟《本草蒙筌·神曲》载：

---

① 张志斌，郑金生. 全标原版本草纲目 [M]. 北京：科学出版社，2019：1192.

"谨按：六月六日造神曲者，谓诸神集会此日故也。所用药料，各肖神名。当此之日造成，才可以名神曲。倘或过此，匪但无灵，抑不得以神名也。"

以上观点均认为神曲之"神"字是为诸神集会的特殊时间，即"神日"。这种观点误解了神曲的本来含义。神曲之名，首见于《齐民要术》，是指酿酒所用的一种酒曲。"神曲"是与"凡曲""笨曲"相对而言。所谓凡曲与笨曲仍是块曲，只是制作方法不同。酿酒时神曲用量远低于"凡曲""笨曲"。如《齐民要术·造神曲并酒等》载："此曲一斗，杀米三石；笨曲一斗，杀米六斗。"从文中可见神曲与米的比例为1∶30，而"笨曲"与米的比例为1∶6，神曲用量少而效高，故称之为"神曲"。后世医家对于"神曲"之名妄自揣摩，以诸神聚会之日造曲的理解，距《齐民要术》的本义相差甚远，可谓以讹传讹。

亦有将时间定为农历七月七日，如宋代陈衍《宝庆本草折衷·神曲》载："而今诸处亦以七月七日依此法造之者。"还有文献记载具体到特定某几日，如元代王好古《医垒元戎·三奇六神曲法》载："子伏内上寅日踏极实为度。甲寅、乙卯、庚辰，乃三奇也。"即选取了伏天中的三个寅日造曲。明代李时珍《本草纲目》记载的造曲时间比较宽泛："叶氏《水云录》云：五月五日，或六月六日，或三伏日。"

用造酱黄法造神曲仍要选择六月伏天，与造酱的制作时间在冬季是不同的。如北魏贾思勰《齐民要术·作酱法》载："十二月、正月为上时；二月为中时；三月为下时。"

总之，六月伏天天气炎热潮湿，神曲容易发酵。但是南北有异，五运六气不同，并不一定局限于某一天。

3. 曲饼干湿程度

关于曲饼的干湿程度，元代王好古《医垒元戎·三奇六神曲法》载："拌匀，稍干为度，用大盆淹一宿，子伏内上寅日踏极实为度。"指出曲饼的标准为"稍干"，说明曲饼较松散，水分较少。这种"稍干"的曲饼才能"踏实"。所谓"踏实"，就是将混匀的神曲装入模具中，用脚踏实，这也是"踏神曲""踩神曲"的由来。如果曲饼中的水分过多，在后续踏神曲的工序中则会出现曲饼从神曲模具周边溢出的现象，最终导致神曲中间的空隙过小，发酵不充分，表现为神曲掰开后中间的丝窝较小，甚至是硬面团。清代杨璇《伤寒温疫条辨·造神曲法》载："于六月六日合一拌匀，干湿得所，握团以荷叶裹之。"文中"干湿得所"一句虽没有指出曲饼干湿的具体程度，但是指出了干湿的重要性。宋代朱肱在《酒经·顿递祠祭曲》中总结为："面拌时，须干湿得所，不可贪水。握得聚，扑得散，是其诀也。"

文中指出抓之成团，伸手能散的程度，这是神曲制作的核心技术。

亦有制曲饼时加水更少，特意使曲饼坚硬者。如宋代陈衍《宝庆本草折衷·神曲》载："《岁时广记》论造神曲云：以六月六日取河水和面作坚块，如砖样，纸裹，挂于风劲处，经月可用。或作小团，不裹；或以红印印其上。"文中将取河水和面制作的曲饼称为"坚块"，说明水分较少。另外，文中将曲饼悬挂于劲风处的风曲法会导致水分散失加快。笔者对这种仅一个月就能将曲饼发酵好的记载持怀疑态度。因为正常风曲法亦需一个月，而这种干硬的曲饼发酵时间会更长，而且刚发酵好的神曲还需久陈，至少是半年才可用。文中将曲饼仅发酵一个月即可使用的观点并不可取。

4. 包裹与覆盖

无论是造曲法还是造酱黄法，药饼均须包裹以提高发酵温度与湿度。《本草纲目》使用的是麻叶或楮叶，即现代植物学中的苎麻叶与构树叶。亦有用纸者，如宋代陈衍《宝庆本草折衷·神曲》载："如砖样，纸裹。"亦有用苘麻叶者，如清代杨璇《伤寒温疫条辨·造神曲法》载："握团以苘叶裹之。"

笔者在实践中发现，用植物叶片包裹容易有缝隙，接触空气的部位易生红色霉变。为了解决这个问题，明代卢之颐《本草乘雅半偈·神曲》载："麻叶、楮叶包罯，如造酱黄法，布帛密覆俟冷。"即在李时珍用麻叶、楮叶包裹的基础上，在外层进一步用布帛将药饼包紧，进一步缩减药饼与空气接触的空隙。

在明代刘文泰《本草品汇精要·曲》附图中（图42），可以看到屋中有两个人站在桌旁，一人用手揉神曲，一人用瓢添水。还有一个人蹲在地上将神曲放入木范（模具）中。房檐上悬挂着两串用纸包裹好的神曲。屋中还有一张桌子，桌子上有一沓纸和用纸包好的神曲，值得注意的是桌上还有一个碗。笔者推测这个碗中很可能就是浆糊。桌子

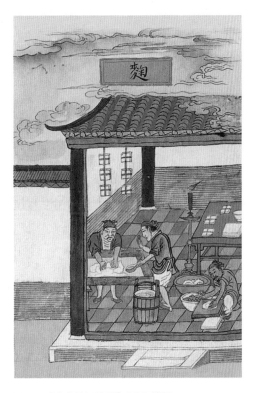

图42 《本草品汇精要》"曲"附图

旁边还有一个烛台，上面有点燃的蜡烛。《补遗雷公炮制便览·造曲法》附图，显然是根据《本草品汇精要》的药图重绘而成。其在烛台边上多绘了一个人，手持一包神曲，用蜡烛照看。笔者推测可能是借烛光观察用纸包裹神曲所余的缝隙，用糨糊黏合。药图中所示方法显然是风曲法，所用纸多为桑皮纸。纸的柔韧性较好，不像植物叶片那样容易裂开且可以用糨糊将缝隙封住，是一种优选的方法。

为了使药饼更容易发酵。往往在药饼上面覆以麦秸、黄荆、青蒿等物。北魏贾思勰《齐民要术·作菹、藏生菜法》记载的造女曲法就是将曲饼“以青蒿上下奄之。置床上，如作麦曲法”。后世如《医林纂要探源·神曲》载：“和作饼，罨以荆。”文中的“荆”一般指黄荆，也可用同属的牡荆。

山东省姜保生老药师传授的经验是用鲜荷叶包裹药饼。用鲜青蒿覆盖，一层青蒿一层药饼，依次平铺。发酵好的神曲带有一股明显的清香气味。

5. 干燥与久陈

神曲干燥的方法有两种。第一种是将发酵好的神曲置于阳光下晾晒干燥，发酵后表面密布黄衣、内部潮湿发软，需要进一步干燥。这种方法包括了造酱黄法与造曲法中的罨曲法。第二种是将抟好的曲饼包裹好，悬挂于通风处，属于造曲法中的风曲法。

实际操作过程中发酵好的神曲往往是如砖块大小的一整块，而入药时要用戥子称量，必须将神曲切成小块。笔者体会，刚发酵好的神曲质地柔软，用刀很容易切且形状规则，而整块干燥后的神曲非常坚硬，需要用锤子砸碎，得到的神曲大小不一，形状不规则。或用细锯锯成小块，会产生较多的粉末。

神曲要久陈效果才好。如明代李中梓《医宗必读·神曲》载：“陈久者良。”明代许希周《药性粗评·神曲》载：“以其陈久而可入药。”至于久陈的时间，多数医家倾向于1年，如清代刘若金《本草述·神曲》载：“经年用。”清代杨璇《伤寒温疫条辨·神曲》亦载：“悬风处，经年用。”

6. 实践体会

笔者按照山东省姜保生老药师传授的造神曲经验操作，在阴历六月伏天期间取杏仁、赤小豆各1kg加工成粗粉，加入全麸麦粉20kg中，混匀。取新鲜的水蓼（辣蓼）、苍耳草、青蒿各1kg，切成小段，清水浸泡1小时，文火煎20分钟。过滤，取汁。注意药汁的量不宜过多，过多则和面时会有所剩余而损失药效，而量不

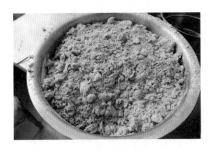

图43 姜保生老师：抓之成团，伸手能散

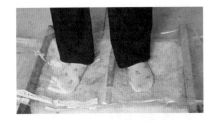

图44 姜保生老师：装模具中踏实

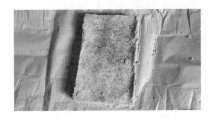

图45 姜保生老师：去掉模具后的曲饼

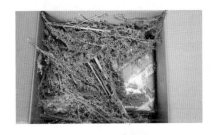

图46 姜保生老师：装箱，一层神曲一层青蒿

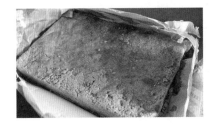

图47 姜保生老师：经过20天后取出

足则可以酌加水补充，不会损失药效。将药汁倒入药粉中，用双手拌匀，以"抓之成团，伸手能散"为度（图43）。将拌匀的药团置于特制的神曲模具中。神曲模具包括6块长条木块、2块楔子，其中4块凸凹相扣围成长方形，另外2块分别在两侧固定，用2块楔子卡住。在药团上铺塑料布，用双脚将药饼踏实（图44）。注意模具的边角部分不要留空隙，然后将楔子拔掉，取下模具，得到一块完整的曲块（图45）。由于笔者地处北方，找不到荷叶，故用牛皮纸严密包裹，置纸箱中平铺，注意一层鲜青蒿一层曲块，曲块的侧面也要放青蒿（图46）。将箱子表面覆以棉被，置密闭屋子中发酵，20天后取出。神曲气味香，曲味明显，表面有一层黄衣（图47），偶有神曲的边角部分包裹不甚严密，与空气接触，会出现白色的霉菌（图48），要用刀去除。将神曲用刀切成小块（图49），从断面看丝窝明显，发酵充分。置盖帘上，晾晒干燥（图50）。

笔者重复了《本草纲目》记载的制作酱黄的方法。腊月取黄豆100g炒出香味，磨成细粉，面粉300g，混匀。加水混合，干湿适宜，抟成窝头状，底部稍凹陷（图51），堆放于坛中，上覆屉布，置温暖处。约1周后，面团的表面出现一层青、白、黄混合的菌丝，长度约有5mm，嗅之有明显的曲味（图52）。将其取出，用软纸将长菌丝抹掉（图53），置阳光下晾晒，5天后完全干燥，再用小刷子将附着在曲团表面的菌丝去除干净。这就是李时珍所谓的"酱黄"。将酱黄碾成细粉，加入盐与水（图54），再发酵，就制成酱，酱香扑鼻（图55）。

《齐民要术》黄蒸法实践：取全麸麦粉200g，加水混合，抟成直径15cm，厚1cm的

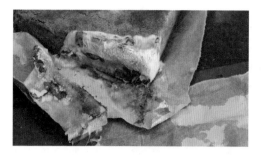

图 48　姜保生老师：边角处包裹不严处的霉斑

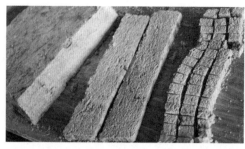

图 49　姜保生老师：切块

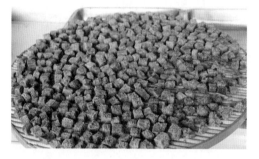

图 50　姜保生老师：晾晒

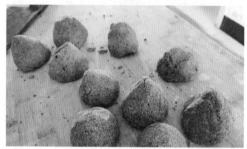

图 51　《本草纲目》：黄豆粉面粉混合抟成窝头状酱团

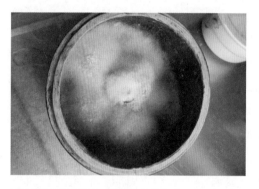

图 52　《本草纲目》：酱团长出黄白毛

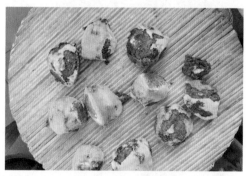

图 53　《本草纲目》：酱团去除长菌丝

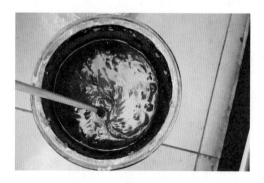

图 54　《本草纲目》：酱团粉碎加入盐与水

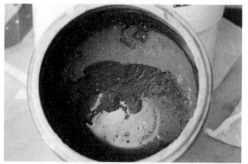

图 55　《本草纲目》：发酵 4 个月后

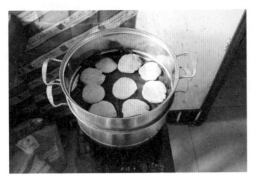
图 56 《齐民要术》：麦饼蒸熟

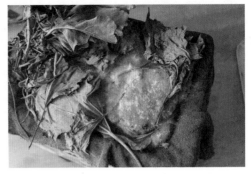
图 57 《齐民要术》：麦饼长出黄白毛

小饼，置笼屉上蒸熟（图 56），取出摊凉。竹篮倒置，将小饼铺于倒置的竹篮上，上覆新鲜的苍耳叶，4 天后小饼表面即长出黄白毛（图 57），取出晒干，即为黄蒸。

7. 结 语

综上所述，六神曲的造曲法与造酱黄法，在明清时期并行不悖。古人对造曲的时间、曲饼的干湿程度、包裹的材料、干燥久陈时间等均进行了深入的探讨。

六神曲的现代制作工艺，据《中华人民共和国卫生部药品标准·中药成方制剂》第十九册"六神曲"载："苦杏仁、赤小豆粉碎成粗粉，与面粉、麦麸混匀，另取辣蓼、青蒿、苍耳草加水煎煮 1 小时，滤过，滤液浓缩成清膏，趁热与上述药粉拌匀，保持适当温度和湿度，自然发酵至表面遍生黄白色或灰白色霉衣，取出，粉碎，干燥，即得。"文中所述的工艺过程与古人相比，过于简单。如没有指出药饼的干湿程度、药饼没有包裹与覆盖；没有指出是造曲法还是造酱黄法；神曲的干燥存放时间亦没有标准。

据《全国中药炮制规范·六神曲》载："将杏仁和红小豆碾成粉末或将杏仁碾成糊状，红小豆煮烂与面粉混匀。再将鲜青蒿、鲜苍耳草、鲜辣蓼等药料用适量水煎汤（占原料量 25%～30%），将汤液陆续加入面粉中，揉搓成粗颗粒状，以手握能成团，掷之即散为准，置木制模型中压成扁平方块，再用粗纸（或鲜苘麻叶）包严，放木箱或席篓内，每块间要留有空隙。一般室温在 30～37℃ 间，经 4～6 天即能发酵，待表面生出黄白霉衣时，取出，除去纸或麻叶，切成小方块，干燥。"从文中可见，所用方法为造酒曲法，其中赤小豆的煮烂与曲饼干湿程度均符合古代造酒曲的传统。但是，三种鲜药水煎取汁的方法显然与古人捣汁的方法不符。另外，神曲发酵过程中并没有覆盖任何材料，而覆盖材料的目的并不单纯是保温，还有一定的药效作用。笔者制作神曲时覆盖青蒿，发酵后，青蒿的香味是浸入神曲内部的，并非仅是有保温作用。

因此，需要对神曲的传统炮制工艺进一步研究细化，以补充现代神曲制作工艺的不足。笔者认为神曲在传统制作工艺方面有如下几点值得进一步研究。

第一是造曲法与造酱黄法的区别。两者最大的区别在于曲饼的干湿程度，造曲法以抓之成团伸手能散为度，而造酱黄法的湿度明显大于造曲法；两者由于含水量的不同，导致前者发酵时间长而后者短，曲饼中霉菌种类可能产生差异，最终导致得到的神曲的成分、疗效产生差异。

第二是罨曲法与风曲法的区别。《齐民要术》记载的神曲制法为罨曲法，宋代出现了风曲法。从明代制曲药图中可见，风曲法已经成为制曲的主流。现行《全国中药炮制规范》的方法显然为罨曲法。建议分别用罨曲法与风曲法制作神曲，比较两者工艺的优劣。

第三是包裹曲饼的材料比较。制作神曲时，分别用苎麻叶、构树叶、苘麻叶、荷叶、牛皮纸等包裹曲饼，比较所制神曲的成分，进行优选。

第四是覆盖曲饼的材料比较。《全国中药炮制规范》并没有提及覆盖物，仅强调发酵时的温度。而古人制作神曲时的覆盖材料有麦秸、青蒿、黄荆、牡荆等，并非单纯地保温，应研究这些材料对神曲成分的影响，尤其是青蒿。

六神曲

炮制探讨

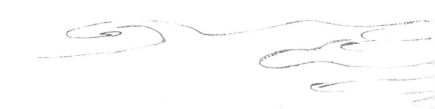

　　中药房中四方块状的神曲，已然成为同仁心中的固化形制，认为古代的神曲就是这个样子。笔者在神曲古代炮制文献的古法重现研究过程中发现，古人在神曲的切制、炒黄、炒焦与现代的认识有着明显的差异，而神曲糊丸及作为制药辅料的经验如今已近湮灭，兹论述如下。

1. 捣碎之疑

中药房中的神曲在调剂时并不需要再捣碎。但是，古人的记载是需要捣碎，如雷敩《雷公炮炙论》载："曲，凡使，捣作末后，掘地坑，深二尺，用物裹，内坑中至一宿，明出，焙干用。"文中指出曲要"捣作末"。宋代陈自明《妇人大全良方·识别修制药物法度》载："神曲、半夏曲、麦芽、谷芽，并捣碎炒黄用。"在明代万历内府彩绘本《补遗雷公炮制便览》中有一幅"制曲图"（图 58），图中对雷公炮制神曲的捣末、掘地坑、焙干三道工序均有体现。其中有一人站在一个大石臼旁，双手持一个木柄的石杵，用力地将石臼中的曲捣碎。石臼旁散放着 4 块似砖形的长方形曲块。可见古人所用曲确实是需要捣碎的。而曲的形制为长方块，与现代的神曲显然不同。

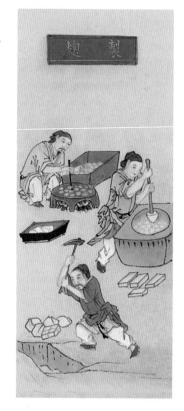

图 58 《补遗雷公炮制便览》制曲图

后世文献中亦能见到类似记载，如明代倪朱谟《本草汇言·曲》载："用陈久神曲一斤，捣碎微炒，磨为末。"文中"捣碎"一语，与《雷公炮炙论》相同。清代文晟《新编六书·药性摘录·神曲》载："陈久者，须炒过，或劈开煨用。"文中"劈开"一语，显然比捣碎更加用力。那么神曲块真的有那么坚硬，需要捣、劈，才能弄碎吗？

我们首先回顾一下神曲的制作过程的晾晒过程，古人制作神曲的常用方法有两种。

一种是造曲法，常用者为罨曲法、风曲法、醸曲法。罨曲法的晾晒方法，北魏贾思勰《齐民要术·造神曲并酒等》记载的神曲方："三七日，以麻绳穿之，五十饼为一贯，悬着户内，开户勿令见日。五日后，出著外许，悬之。昼日晒，夜受露霜，不须覆盖。久停亦尔，但不用被雨。"[①]文中将 50 个曲饼串在一起，这几乎是从屋顶到地的距离了，悬挂晒干，显然并没有直接切成小块。王好古在《医垒元戎·三奇六神曲法》中记载了风曲法的晾晒方法："如作风曲才踏之，用桑叶纸裹发过，悬在风道中，亦须四十九日。"晾晒的时间为 49 天。明代李时珍《本草

---

① 贾思勰. 齐民要术 [M]. 北京：中华书局，2015：815.

纲目·曲》中记载的风曲法中，大小麦曲法70日可用，白曲法50日成，米曲法49日晒收。宋代朱肱《酒经·用曲》载："新曲未经百日，心未干者，须擘破炕焙。"文中指出新曲的晾晒时间长达百日。醸曲法的晾晒方法与风曲法大致相同。

另一种是造酱黄法，如明代李时珍《本草纲目·神曲》载："如造酱黄法，待生黄衣，晒收之。"其具体工艺，明代方以智《物理小识》载："煮豆和面，覆楮，生毛，暴燥，曰酱黄。"清代汪灏《御定佩文斋广群芳谱》阐述了酱黄法的细节，原书载："细白面不拘多少，伏中新汲水和软硬得法。用模踏坚实，切二指厚片，放席上排匀。以黄蒿覆之三七后，遍生黄衣取出，晒极干。入水略湿刷去黄衣净碾为细末，名曰酱黄。"

以上两种方法，均在神曲表面生黄衣后，取出，开始晾晒。这时的神曲是比较软的。古人显然并没有趁软即将神曲切成小块，而是直接将其晒干。如明代倪朱谟《本草汇言·曲》亦载："黄衣生，取出日晒燥。"

为了验证古人神曲块直接晒干的情况，笔者试验如下：将黄衣上遍的神曲块，置通风处干燥。大约1个月后，神曲块完全干燥。这时的神曲块确实非常坚硬，用锤子砸，斧子剁，均难以破碎。这也证实古人切制神曲时用"捣""劈"等词语是准确的。

那么，古人为何不在神曲黄衣上遍时，将较软的神曲直接切成小块呢？这是因为，神曲发酵至黄衣上遍时，发酵并没有结束。在下一步的缓慢晒干过程中，神曲块中的发酵过程仍在进行，直至完全干燥时才终止。

可见，古人所用神曲是将神曲整块晒干后，再捣碎（图59）。后世药家过于注意神曲的品相，或是迎合患者。在神曲黄衣上遍时，就进行切制，得到的神曲大小一致，形

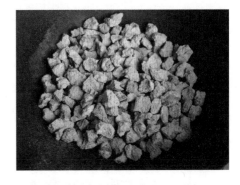

图59　神曲饼干燥后捣碎呈不规则块状

态规则，品相好看，但是，由于减少了后续的发酵时间，其神曲疗效显然不如神曲块晒干后再捣碎者。

2．炒黄与炒焦

神曲入药一般要求炒黄，从宋代王怀隐《太平圣惠方》中可以发现，神曲的炮制多表述为"微炒令黄色""炒令微黄""微炒令黄"，并没有炒焦的记载。明代李时珍《本草纲目·神曲》载："凡用须火炒黄，以助土气。"指出炒黄的目的是助脾

胃之气，即神曲炒黄入中焦脾土。清代刘若金《本草述·神曲》亦载："《药性赋》云：神曲养脾进食，使胃气有余。嘉谟曰：入药须炒黄，助人之真气走阳明胃经，即二说，以造神曲之义合之。"

另外，需要注意的是古代还有"熬令黄"的表述。如东晋葛洪《肘后备急方》载："术二斤，曲一斤，熬令黄，捣蜜丸如梧子大。"[①] 文中的"熬"字是炒的意思。《说文解字》："熬，干煎也。"《方言》："熬，火干也。以火而干五谷之类。"唐代王焘《外台秘要》亦有这种表述："曲末，五合，熬炒令黄。"[②] 亦为炒黄的意思。

关于神曲炒用与生用的区别，明代贾所学《药品化义·神曲》载："神曲，味甘炒香，香能醒脾，甘能治胃。以此平胃气，理中焦。用治脾虚难运，霍乱吐逆，寒湿泄泻，孕妇胎动抢心，下血不止。若生用力胜，主消米谷食积，痰滞癥结，胸满疟痞，小儿腹坚，皆能奏绩。"[③] 从文中可见，神曲生用的药力明显强于炒制者，与酒曲相近。故清代顾元交《本草汇笺·神曲》亦载："炒香则醒脾治胃，生用力胜。"

古代神曲以炒黄为主流，但是亦有炒焦的记载，如明代李中梓《删补颐生微论·神曲》载："陈久者良。研细炒至褐色用。……第须修造如法，收藏陈久，炒令焦色为善。"文中指出炒焦的标准为将神曲研细后，炒至焦褐色。焦神曲的应用主要在清代末期。清代徐大椿《药性切用·六神曲》则进一步指出炒焦的作用："消食炒研，炒黑则不损胃气。"即炒焦后药性和缓，不伤胃气，这点与神曲炒黄的作用相近。

笔者重现神曲炒黄的方法：取生神曲捣碎，大小分档，用铁锅小火清炒，至神曲表面逐渐变成浅黄色为止（图60）。

体会：神曲碎块越小越容易炒至浅黄色。相反，越大越不容易炒至浅黄色，颜色反而有些发黑（图61）。对火候的要求是一定要小火，勤于翻炒。

神曲炒焦的方法：笔者取市售神曲块，以中火炒至表面黄褐色，掰开里面呈深黄色为度。这种方法很难将神曲里外炒至一样的火候，不如先将神曲捣碎，再用小火炒至表面黄褐色为好。

① 沈澍农.肘后备急方校注[M].北京：人民卫生出版社，2016：172.

② 张登本.王焘医学全书[M].北京：中国中医药出版社，2006：302.

③ 贾所学.药品化义[M].北京：中国中医药出版社，2015：55-56.

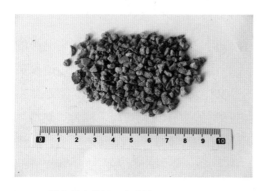
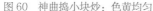

图60 神曲捣小块炒：色黄均匀

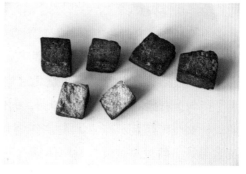

图61 神曲捣大块炒：外焦褐内黄白

3．"研细炒黄"与"炒黄研细"

古人在神曲炒黄、研细这两个步骤的顺序上有两种观点。

第一种是先研细后炒黄。如宋代《太平惠民和剂局方·消食圆》载："神曲，捣末，炒。"明代李中梓《医宗必读·神曲》载："研细炒黄，陈久者良。"

第二种是先炒黄后研细。如宋代王怀隐《太平圣惠方·菊花煎》载："神曲炒微黄，捣末。"清代顾靖远《顾氏医镜·神曲》载："炒黄，研。"

笔者取生神曲用药碾子轧成细粉，用铁锅小火清炒，与民间炒面的火候相近，炒至浅黄色。可见神曲"炒黄研细"与"研细炒黄"两种方法，均可得到浅黄色的细粉。但是以前者工作效率高，不易焦糊为佳。

神曲炒焦亦可分为"炒焦研细"与"研细炒焦"。笔者体会前者不易炒至里外一致，不如先将神曲研成细粉，用小火炒至黄褐色为佳。

4．神曲糊丸

古人有用神曲研成细粉，作为赋形剂制作糊丸的经验。其中最为著名的是磁朱丸。该方首载于唐代孙思邈《备急千金要方》，称为神曲丸，原为蜜丸。明代李时珍《本草纲目·慈石》载："慈朱丸：治神水宽大渐散，昏如雾露中行，渐睹空花，物成二体，久则光不收，及内障神水淡绿、淡白色者。真慈石火煅醋淬七次二两，朱砂一两，神曲生用三两，为末。更以神曲末一两煮糊，加蜜丸梧子大。"文中将四两神曲分为两部分，其中三两与磁石朱砂共为细粉，另外一两煮糊。宋代陈自明《妇人大全良方·六神丸》载："治赤白痢疾。神曲（别为末，留作糊）、麦芽、茯苓、枳壳、木香（煨，白痢倍之）、黄连（六味等分，赤痢倍之），上为末，用神曲末作糊为丸，如梧桐子大，每服五十丸。"文中所用神曲，并没有留在诸药粉中，而是全部用作糊丸。

用神曲作糊丸的目的，是取其消食化积的作用。如《本草纲目》对磁朱丸中的神曲解释为："而佐以神曲，消化滞气，生熟并用，温养脾胃发生之气，乃道家黄婆媒合婴姹之理，制方者宜窥造化之奥乎？"文中神曲"生熟并用"的含义："生用"指与金石药混合在一起的神曲，而作为赋形剂的生神曲经煮糊后称为"熟用"。明代杜文燮《药鉴·神曲》载："作糊丸痰药，治诸痰气如神。作糊丸嗽药，理诸咳嗽最妙。何也？盖痰与嗽，俱因气动上逆而致也，今用此剂为佐使，则气顺而脾胃之津液为之四布矣。气顺而不上逆逼肺，何嗽之有？脾胃之津液四布，而荣脉脉，何疾之有？"文中指出治疗痰嗽的药物亦制成糊丸，为补土生金之义。

神曲煮糊多用清水，但是亦有其他液体者，列举如下。

第一种是酒。如宋代王怀隐《太平圣惠方》载："焙干，捣细罗为末。以酒煮神曲末，和溲为丸如梧桐子大。"

第二种是姜汁。如《本草纲目·毕澄茄》载："脾胃虚弱，胸膈不快，不进饮食。用毕澄茄为末，姜汁打神曲糊，丸梧子大。"

第三种是醋。如《本草纲目·神曲》载："暴泄不止：神曲炒二两，茱萸汤泡炒半两，为末，醋糊丸梧子大。"《普济方》载："右为细末，神曲醋煮作糊丸。"

由于神曲糊的黏度要逊于面糊，为了解决这个问题，古人有两种方法。

第一种是加入蜂蜜。以蜂蜜增加黏度，如前述磁朱丸。

第二种是将神曲糊与药粉混合后再捣。如宋代王怀隐《太平圣惠方》载："右件药捣罗为末，用神曲末煮作糊，和捣三二百杵，圆如梧桐子大。"文中捣三二百杵，类似于紫金锭的制作方法，使神曲糊与药粉充分混合，黏度与柔韧性增加，更容易搓丸。

为了验证古人神曲糊丸的制作，笔者重复了《本草纲目·黄连》所载左金丸。原书载："左金丸：用黄连六两，茱萸一两，同炒为末，神曲糊丸梧子大。每服三四十丸，白汤下。"左金丸为朱丹溪所创，原方为水丸或蒸饼丸，文中改为神曲糊丸。取黄连300g，吴茱萸50g，混合后，置铁锅内，以中火炒至颜色加深，共研为细粉。另取生神曲少许，研细粉，加适量水搅匀，置不锈钢盆中文火加热，其间不断用小勺贴着锅底搅拌，以免焦糊。待锅中冒小泡，质黏稠时，神曲糊即已做好。将适量神曲糊倒入药粉中，搅拌，揉成团。醒发15分钟后，再次揉，用手拇指与示指将药团抟为梧桐子大小、色深黄的药丸。为了对比用炒神曲与生神曲制作糊丸的效果，笔者用生神曲捣碎，大小分档，炒黄，研细粉。加适量水煮神曲糊，混合药粉揉成团，制成梧桐子大小的药丸。与前述生神曲糊丸比较，药丸的黏度略差，比较松散。可见，生神曲煮糊的成型效果要优于炒神曲。

5. 制药辅料

古人有用神曲同他药同制的经验。如宋代朱佐《类编朱氏集验医方·如神汤》载："如神汤治痰证呕吐，连日不效。半夏子（炒）、神曲（不拘多少，炒黄色，去半夏，留神曲）、丁香。"[①] 文中治疗痰证呕吐，用神曲炒制半夏后，去半夏用神曲的方法颇有新意。同书"复元丸"载："治钓肠病。川楝子（二十五个，锉肉，作五份。一份茴香炒，一钱；一份陈皮炒，二钱；一份黑牵牛炒，二钱；一份神曲炒，二钱；一份巴豆五粒炒，除去巴豆）破故纸（二钱，代用）。"文中用神曲炒川楝子后，去神曲。

明代李时珍《本草纲目·神曲》载："闪挫腰痛者，煅过淬酒温服有效。……食积心痛：陈神曲一块烧红，淬酒二大碗服之。"文中神曲火烧酒淬后，神曲舍去不用，饮用温酒。笔者试验如下：取神曲两小块，置漏勺上，于火上烧，神曲颜色逐渐变黑，并燃烧。神曲的边缘会出现短暂的红色，没有出现全红的情况。将其放入黄酒中，神曲没有散开，黄酒颜色亦无改变。

6. 结语

综上所述，古代神曲的切制均是在晾晒后再捣碎，而非现代罨黄后直接切成小方块。古法显然发酵更充分，疗效更优。神曲的炒黄法为古代主流，炒焦法晚至明清才出现，二者均以捣碎再炒为佳。炒制的火候以小火为主，在此基础上，炒黄与研细的工序先后对成品的质量并无明显影响，但是前者生产效率更高。生、炒神曲均可煮糊制丸，但是前者煮糊黏度较高，成丸效果更好。古人治疗痰证呕吐用神曲炒制半夏后去半夏用神曲的方法值得借鉴。关于神曲的炮制，笔者认为有以下几点值得注意。

第一是神曲的切制时间。据《中华人民共和国卫生部药品标准·中药成方制剂》第十九册记载的六神曲的制作方法："自然发酵至表面遍生黄白色或灰白色霉衣，取出，粉碎，干燥，即得。"文中所载神曲黄衣上遍后即进行切制，然后干燥。其发酵时间较短，显然并不符合古法。而且其内部霉菌的生长环境发生变化，进而影响神曲的品质。因此，应对神曲的切制时间进行实验研究。

第二是神曲的外观。上述部颁标准中对神曲的外观描述为："本品为不规则细

---

① 朱佐. 类编朱氏集验医方 [M]. 北京：人民卫生出版社，1983：57.

小块状或粗颗粒状物。"而笔者在药房中未曾见过粗颗粒状的神曲，可能是药厂将生产中产生的碎神曲作为投料用了。实际上，粗颗粒状即古人捣碎后神曲的形制，这样的神曲才能炒黄。而市售块状的神曲并不能将其炒至里外一致的黄色，焦神曲的炒制亦是一样的情况。

第三是神曲炒焦。从大量的古代文献看，神曲炒黄一直是药界的主流，以其炒后色黄，与脾色相应。而炒焦法明代才出现。现代同仁开具神曲就写焦神曲，或简单地写焦三仙，甚至认为神曲只有这一种规格，显然对古人炒神曲的应用历史并不了解。

第四是麸炒神曲。现代甘肃、北京、河南、山东、江西等地的炮制规范[①]，均有麸炒神曲的规格。而现代神曲的配方（辣蓼、苍耳草、青蒿、白面、麦麸、苦杏仁、赤小豆）中已有白面与麦麸。用麦麸炒神曲，颇有做馒头馅包子的意思，没有实际意义。其实，古人鲜有麸炒神曲的记载。笔者实践操作发现，麸炒神曲掰开后，内部仍是灰白色的原色，说明仅是将神曲表面熏炒成黄色，内部并没有改变。笔者推测，麸炒神曲很可能是因为块状的生神曲清炒难以炒至均匀的黄色，药家为了迎合顾客对品相的要求，在不捣碎神曲的情况下，用麦麸熏染上色，并没有什么实际意义。

第五是神曲糊丸的应用。神曲煮糊为丸，神曲既作为药物亦为赋形剂，与现代制丸所用糊精不同。1990年版《中华人民共和国药典》"磁朱丸"载："以上三味，朱砂水飞成极细粉，磁石、六神曲分别粉碎成细粉；将上述粉末配研，过筛，混匀，用水泛丸，干燥，即得。"文中神曲作为药物研粉混于诸药中，水泛为丸。显然并没有用到神曲煮糊制丸，而朱砂、磁石均为金石类药物，并无黏性，所制水丸亦较困难，且不符合古法。

---

① 曹晖，付静. 全国中药炮制经验与规范集成 [M]. 北京：北京科学技术出版社，2017：993-996.

酒曲

入药源流考

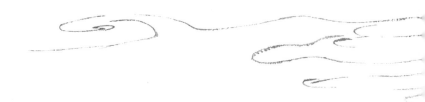

　　我国酒曲的历史源远流长，早在商代的甲骨文中就出现了关于酿酒、饮酒的记载。1973 年，藁城台西商代遗址完整酿酒作坊出土的酵母残骸，经鉴定为目前世界上保存年代最久（3 400 多年）的酒曲实物[①]。中医药在漫长的发展过程中，逐渐认识到了酒曲的药用价值。酒曲入药的历史源流非常曲折。古人早在汉晋时期开始借用酒曲入药，至唐宋时期广泛应用酒曲，改良酒曲的制作方法和配方，并产生了医家专用的六神曲。最终在明清时期出现酒曲与药曲分离。

[①]　河北省文物研究所. 藁城台西商代遗址 [M]. 北京：文物出版社，1985：175-176.

1. 汉晋——酒曲入药用的开端

用曲酿酒在我国有悠久的历史，而曲入药用，首见于东汉张仲景《金匮要略·血痹虚劳病脉证并治》所载的薯蓣丸。在晋代，已经有在酒曲中添加药物的记载。如嵇含《南方草木状·草曲》载："南海多美酒，不用曲蘖，但杵米粉，杂以众草叶，治葛汁滫溲之。大如卵。置蓬蒿中，荫蔽之，经月而成。用此合糯为酒。故剧饮之，既醒，尤头热涔涔，以其有毒草故也。"[①]文中草曲的制作是以众草叶加葛汁、米粉调和，抟成团，再置蓬蒿中发酵月余乃成。麦曲与草曲虽然均以米粉发酵而成，但是由于草曲掺杂了一些"毒草"，故服用后的反应比较明显。

东晋葛洪《肘后备急方》中收载含有曲的方剂共6首，可分为两类。一类是用中药水浸或煎煮取汁，渍曲，再酿酒。如治疗脚屈、积年不能行，腰脊挛痹，及腹内紧结者。"菝葜一斛，净洗之，锉之。以水三斛，煮取九斗，以渍曲。"[②]文中以菝葜煮汁，渍曲，酿酒，与后世用酒浸泡药材的渗漉法不同。另一类是将曲作为单独药物入药。如治疗腹中虚冷，不能饮食，食辄不消，羸瘦致之，四肢尪弱，百疾因此互生。"曲半斤，麦蘖五升，豉五合，杏仁三升。右四味皆熬令黄香，捣筛，丸如弹子大，服一枚，后稍增之。"文中曲入药用，与仲景薯蓣丸一脉相承。

东晋陈延之《小品方》还记载了应用女曲的方剂小女曲散："疗利后虚肿，水肿者，服此药。小便得利止，肿亦消方。女曲（一升，生用），干姜、细辛、椒目、附子（炮），桂心（各一两）。上六味为散，酒服方寸匕，不知，服二三匕，日三。"[③]女曲是蒸麦饭罨黄而成，与一般曲的造法不同，古人使用女曲入药的情况并不多见。

2. 北魏——首载神曲之名

汉代到北魏时期酒曲制造的最大特点是由散曲到块曲的飞跃，酒曲制造工艺逐渐成熟，酒曲种类多样化[④]。

南朝梁陶弘景《本草经集注》中收载了饴糖、大豆黄卷、豉、酱、酒、酢等发酵药物，但是其中并没有神曲[⑤]。

神曲之名，首见于北魏贾思勰《齐民要术》，书中的神曲专指酿

① 中国科学院昆明植物研究所. 南方草木状考补 [M]. 昆明：云南民族出版社, 1991: 133.

② 沈澍农. 肘后备急方校注 [M]. 北京：人民卫生出版社, 2016: 114.

③ 高文柱. 小品方辑校 [M]. 天津：天津科学技术出版社, 1983: 77-78.

④ 王政军. 中国古代酒曲制造发展简述 [J]. 酿酒科技, 2016 (1): 107-109.

⑤ 尚志钧, 尚元胜. 本草经集注辑校 [M]. 北京：北京科学技术出版社, 2019: 379.

酒所用的酒曲。"神曲"是指与"凡曲""笨曲"相对而言，所谓"凡曲"与"笨曲"仍是块曲，只是制作方法不同。酿酒用米与曲的比例，神曲用量远低于"凡曲""笨曲"。如《齐民要术·造神曲并酒等》载："此曲一斗，杀米三石；笨曲一斗，杀米六斗。"[①] 从文中可见，神曲较"笨曲"用量少而效高，故称之为"神曲"。

3. 隋唐——逐渐得到医家重视

雷敩《雷公炮炙论》载："曲，凡使，捣作末后，掘地坑，深二尺，用物裹，纳坑中至一宿，明出，焙干用。"这种将曲置坑中一夜后取出焙干的方法并没有被后世医家传承。

唐代甄权《药性论》中收载了神曲。虽然这本书已经亡佚，但是明代《本草纲目》中记载神曲的出处正是《药性论》，这也是本草学专著中首次收载了神曲。唐代陈藏器《本草拾遗》、孟诜《食疗本草》均将曲与神曲分列，这两本书均已亡佚。宋代唐慎微《证类本草·米谷部中品》中记载了曲与神曲。其引述的文字为掌禹锡等《嘉祐本草》补注："新补，见陈藏器、孟诜、萧炳、陈士良、日华子。"[②] 说明本条为掌氏糅合五家文字而成。这五位医家均为唐代医家，也说明了酒曲在唐代逐渐得到医家认可。原书载："曲，味甘，大暖。疗脏腑中风气，调中下气，开胃消宿食。主霍乱，心膈气，痰逆，除烦，破癥结及补虚，去冷气，除肠胃中塞，不下食，令人有颜色。六月作者良，陈久者入药，用之当炒令香。……又神曲，使，无毒。能化水谷宿食癥气，健脾暖胃。"从文中可见，相对神曲仅可化食健脾暖胃的功效，曲还可治疗霍乱，除烦逆，破癥结，显然曲的作用较神曲强。

从唐代开始，酒曲在医方中的应用日益增加。孙思邈《备急千金要方》中有大量含曲的医方。如有以原料命名者如面麦、麦曲、小麦曲、大麦曲，有以曲的质量命名者如好曲、上曲，有以曲的存放时间命名者如陈曲、陈麦曲、干曲，还有造法酒所需法曲等，而以神曲入药的方剂仅有八首。分析书中含曲的方剂，其分类仍是延续了《肘后备急方》的方法。如著名的磁朱丸即是以神曲、磁石、光明砂，研细，炼蜜为丸[③]，将曲作为单独药物入药。该书中还记载了曲衣的方剂，"治疗伤寒发黄：大黄（二两）黄连（三两）黄柏黄芩（各一两）

① 贾思勰. 齐民要术 [M]. 北京：中华书局，2015：806.

② 尚志钧. 《嘉祐本草》辑复 [M]. 北京：北京科学技术出版社，2019：500.

③ 孙思邈. 千金方 [M]. 北京：华夏出版社，1993：128, 154.

曲衣（五合）上五味为末，蜜丸，如梧子大，先食服三丸，日三，不知加至五丸"。文中的曲衣并不能从曲饼上扫下，所以只是曲饼表面的切下来的一层曲。

4．宋代——神曲广泛应用及改革造曲方法

宋代神曲的应用日益广泛，方书中收载了大量含有曲的方剂。以王怀隐《太平圣惠方》为例，书中收载曲的名称众多，如面曲、大麦曲、小麦曲、米曲、糯米曲、黍米曲、陈曲、六月曲、法曲等。当然，使用最多的名称还是神曲，这与唐代有着明显的区别。说明神曲已经被中医吸纳认可，并没有跟随酒业酒曲的发展道路。书中神曲入药的使用仍延续《肘后备急方》与《备急千金要方》的方法。并开始用神曲作为赋形剂制糊丸。书中还对神曲的炮制方法进行了探讨，主要是切制与炒制。切制的方法包括捣碎、捣末、捣罗为末，炒制的方法包括微炒、炒微黄、微炒黄色、炒令黄。

南宋叶梦得《水云录·神曲》载：五月五日，或六月六日，或三伏日，用白面百斤，青蒿自然汁三升，赤小豆末、杏仁泥各三升，苍耳自然汁、野蓼自然汁各三升，以配白虎、青龙、朱雀、玄武、勾陈、螣蛇六神，用汁和面、豆、杏仁作饼，麻叶或楮叶包罨，如造酱黄法，待生黄衣，晒收之。文中神曲由白面、青蒿、赤小豆、杏仁、苍耳、野蓼六种药物组成，即后世"六神曲"。虽然叶氏《水云录》原书已经亡佚，但是这段原文由于明代李时珍《本草纲目》收载而广为人知。

叶氏《水云录》所载的造神曲法并非传统的造酒曲法，而是造酱黄法。所谓造酱黄法，指造酱时需要首先将面粉发酵。如《本草纲目》中关于小麦面酱的造法记载："用生面水和，布包踏饼，罨黄晒松。每十斤入盐五斤，水二十斤。晒成收之。"可见，造酱黄法指的是造小麦面酱的前半部分。即将面粉制饼，覆盖发酵至有黄衣，晒干。并不包括后半部分的加盐加水的二次发酵。造酱黄法仅需将面饼罨黄即可，方法非常简单，相比之下，宋代的造酒曲法则颇为复杂。

如宋代朱肱《酒经》所记载的以顿递祠祭曲为例的造酒曲通用方法：拌面要求握得聚，扑得散。过粗筛，压实，一夜后入模子，用布包踏实。至净室，地面从下至上分别是木板、麦秸、帘子，帘子上面平铺曲，曲上面依次为麦秸、帘子。如此反复叠加。曲的最上面铺黄蒿，四周用麦秸塞满风道，每日两次测试曲的温度。如果温度高则四周的麦秸会微湿，需要减去曲上面与四周的麦秸，使其透气半日许，如果温度低则需要添加麦秸。经过十余日，需要将曲侧立，仍如前法铺麦秸与帘

子 ①。这种方法显然要比《齐民要术》的造神曲更加注重造曲过程中温度的变化情况。用这种工艺造的酒曲效率很高。如书中记载的滑台曲，酿酒时所需的量为"每一石米，用曲一百二十两，隔年陈曲有力，只可使十两"，即每石米用曲 120 两，这个用量与《齐民要术》用神曲用量相当。而隔年的陈曲仅需 10 两，是《齐民要术》用曲量的 1/12。可见，其效能更强。

5. 元代——首提六神曲

六神曲之名，首见于元代。王好古《医垒元戎·三奇六神曲法》载："白虎白面一百斤；朱雀赤小豆三斤，煮软去汤，碾细，与前件相伴和；勾陈苍耳汁三升；青龙青蒿汁三升，即黄蒿自然汁；腾蛇野蓼子汁四升；玄武杏仁四斤，去皮、尖，看面干湿用之。上一处拌匀，稍干为度，用大盆淹一宿，子伏内上寅日踏极实为度。甲寅、乙卯、庚辰，乃三奇也。全有前物为六神，少则非也。踏干先用，秆草铺地上，后用蒿铺之，排曲于上，曲上却用蒿草盖之，勿令透风，候一月取出。安在见风处，更四十九日可用。如作风曲才踏下，用桑叶纸裹发过，悬在风道中，亦须四十九日。每米一斗，不过十两。"② 文中神曲由白面、青蒿、苍耳、野蓼、杏仁、赤小豆等六种成分组成，称为"六神曲"。这个处方沿用至今近千年，影响颇大。

六神曲中赤小豆的炮制方法是"煮软、去汤、研。"而叶氏《水云录》的方法是与面粉、杏仁同研。前者的方法不见于任何一部本草学专著。究其原因，宋代朱肱《酒经》载："曲用豆亦佳。神农氏赤小豆饮汁愈酒病，酒有热，得豆为良，但硬薄少蕴藉耳。而酒以醇厚为上。"文中指出酒曲用赤小豆的目的是解酒热，但是其副作用是酿出的酒味硬而薄，缺少醇厚悠长的回味。为了解决这个问题，书中"豆花曲"中赤小豆的炮制方法是："浸豆一伏时，漉出豆蒸，以糜烂为度。豆须是煮烂成砂，控干放冷方堪用。若煮不烂，即造酒出，有豆腥气。"文中赤小豆须蒸烂的方法与六神曲煮炊的方法相近，目的是使造出的酒没有豆腥气。后世由于对神曲中的应用赤小豆的原理不了解，以至派生出奇怪的煮软去皮的加工方法，如明代陈嘉谟《本草蒙筌·神曲》载："赤小豆煮软熟，去皮三升，以象朱雀。"后世如《本草便》《删补颐生微论》《本草述》等书均引述了《本草蒙筌》的方法。这是对古人造酒曲的工艺不了解所致。

---

① 宋一明，李艳. 酒经译注 [M]. 上海：上海古籍出版社，2018：12，23，34，36.
② 王好古. 医垒元戎 [M]. 北京：中国中医药出版社，2015：180.

6．明代——酒曲与药曲的分离

与宋元时期造六神曲方法的不同。明代医家造神曲法出现两派，一派是按照王好古的造曲法，以陈嘉谟《本草蒙筌》为代表；另一派是造酱黄法，以李时珍《本草纲目》为代表。李时珍有感于"贾思勰《齐民要术》虽有造神曲古法，繁琐不便"，指出"近时造法，更简易也"。所以推荐改用更简单容易的造酱黄法。李中立《本草原始》、赵南星《上医本草》等书均赞同时珍之论。这种方法是明代造神曲法的主流。如宋应星《天工开物·神曲》载："凡造曲所以入药，乃医家别于酒母者。法起唐时，其曲不通酿用也。造者专用白面，每百斤入青蒿自然汁、马蓼、苍耳自然汁相和作饼，麻叶或楮叶包罨如造酱黄法。待生黄衣，即晒收之。"① 文中造神曲法与《本草纲目》记载的叶氏《水云录》的方法如出一辙。文中"其曲不通用也"一句，提示着酒业的酒曲与医家的药曲的分离。

这种分离还有一个重要的体现就是半夏曲的出现。明代韩懋《韩氏医通·药性裁成章》载："痰分之病，半夏为主。脾主湿，每恶湿，湿生痰，而寒又生湿。故半夏之辛，燥湿也。然必造而为曲，以生姜自然汁、生白矾汤等分，共和造曲，楮叶包裹，风干，然后入药。风痰，以猪牙皂角煮汁去渣，炼膏如饧，入姜汁。火痰黑色，老痰如胶，以竹沥或荆沥入姜汁。湿痰白色，寒痰清，以老姜煎浓汤，加煅白矾三分之一（如半夏三两，煅矾一两），俱造曲如前法。"② 文中指出用半夏造曲具有很好的化痰作用，并根据湿痰、风痰、火痰、寒痰等不同分别配方。这些配方显然是专为药用，甚至没有了传统酒曲的小麦、糯米，已经脱离了酒曲的内涵。

药曲配方由医家制定，宋应星《天工开物·神曲》载："其用他药配合，则听好医者增入，苦无定方也。"从文中描述可见，当时由医家拟定的药曲处方有一定的随意性。这种情况在清代有了进一步的发展。

7．清代——药曲过度添加药物之弊

清代汪昂《本草备要》总结并增补《韩氏医通》的造曲法为"韩飞霞造曲十法"包括治疗浅近诸痰的生姜曲、治疗清水痰的矾曲、治疗风痰的皂角曲、治疗皮里膜外结核隐显之痰的竹沥曲、治疗虚热劳咳之痰的麻油曲、治疗癫痫风痰的牛胆曲、治疗郁痰的开郁曲、治中风、卒厥、伤寒宜下由于痰者的硝黄曲、治积痰沉

---

① 宋应星. 天工开物 [M]. 北京：人民出版社，2015：276.
② 韩懋. 韩氏医通 [M]. 北京：人民卫生出版社，1989：26-27.

痼的海粉曲、治沉疴痼痰的霞天曲。文后还明确指出了制作方法为："以上并照造曲法，草罨七日，待生黄衣晒干，悬挂风处，愈久愈良"。① 方中完全是中草药，所谓"曲"，只是在制作过程中运用了造曲的方法而已，已经完全脱离了神曲与酒曲的概念。以上的药曲配方均有其针对性，提高了临床疗效。

但是，清代出现了一种随意添加药物的现象。如张仁锡《药性蒙求》记载的范志神曲："采百草罨成，又名百草曲，共药九十六味。平和配合，君臣佐使，另加十二味，亦五月五日，六月六日制造。"方中药物组成达近百种，令人咋舌。对这种现象，陈修园进行了严厉批驳，其在《神农本草经读·神曲》中指出："今人除去六字，只名神曲，任意加至数十味，无非克破之药，大伤元气，且有百草神曲，害人更甚！"

以清代流行福建神曲为例，组成药物达 50 余味。该方是以六神曲去赤小豆，加大黄、黄芩等苦寒药；加砂仁、白蔻、丁香、木香等理气药；加羌活、独活、苏叶、荆芥、防己等祛风解表药；加柴胡、青皮、香附等疏肝药；加三棱、莪术、桃仁、红花等活血药；加大腹皮、木通、茯苓等利水药；加干姜、大良姜、肉桂等温里药；加薄荷、蝉蜕、菊花等辛凉透表药。陈修园在《神农本草经读》中对该方的评价颇低："此方杂乱无序，误人匪浅。而竟盛行一时者，皆误信招牌上夸张等语。而惯以肥甘自奉之辈，单服此克化之品，未尝不通快一时，而损伤元气，人自不觉。若以入方，则古人之方，立法不苟，岂堪此杂乱之药碍此御彼乎？"② 指出这种杂乱无章的处方盛行的原因，是药商浮夸疗效的缘故。陈氏认为表散之品会失去其辛香之气，攻坚之品会失去其攻下的力量，补养之品会变为臭腐之物而伤脾妨胃。对于神曲的功效，陈氏中肯地指出："以药末合五谷，罨造发黄而为曲，只取其速于酿化，除消导之外，并无他长，何以统治百病？"在当时各种曲类泛滥之时，可谓振聋发聩。

清代亦有医家从临床实际出发，对神曲的配方进行了客观的调整。如陈士铎《本草新编·神曲》载："但世人所造神曲之法欠妙。予师传制法：择六月六日，用白面三斤，苍耳草捣烂取汁一合，以井水调匀，又桑叶十斤，捣研烂，取布沥出汁，再用赤小豆一升磨末，拌面匀，以前二汁拌之成饼，以野蓼盖之十四日，取出纸包之，悬于风处阴干。"③ 文中神曲组方由传统六神曲去青蒿、杏仁，加桑叶组

① 汪昂. 本草备要 [M]. 北京：人民卫生出版社，2017：30.

② 林慧光. 陈修园医学全书 [M]. 北京：中国中医药出版社，1999：805.

③ 陈士铎. 本草新编 [M]. 北京：中国中医药出版社，2000：234.

成。功能"止泻，开胃，化水谷，消宿食，破癥结，逐积痰。疗妇人胎动不安，治小儿胸腹坚满"。这种根据临床实际需要开发的神曲是值得提倡的。

8．中华人民共和国成立后——神曲类药物组方特点

目前神曲类药物的药品标准，均收载于《中华人民共和国卫生部药品标准·中药成方制剂》中。包括六神曲、建曲、闽东建曲、广东神曲、三余神曲、老范志万应神曲、漳州神曲等（表1）。

表1 《中华人民共和国卫生部药品标准·中药成方制剂》中的神曲类药物列举

曲名	药物组成	制作方法	功能与主治
六神曲	辣蓼、青蒿、苍耳草、赤小豆、苦杏仁、麦麸、面粉	以上七味，苦杏仁、赤小豆粉碎成粗粉，与面粉、麦麸混匀，另取辣蓼、青蒿、苍耳草加水煎煮1小时，滤过，滤液浓缩成清膏，趁热与上述药粉拌匀，保持适当温度和湿度，自然发酵至表面遍生黄白色或灰白色霉衣，取出，粉碎，干燥，即得	健脾和胃，消食调中。用于脾胃虚弱，饮食停滞，胸痞腹胀，呕吐泻痢，小儿食积
建曲	辣蓼、苍耳草、青蒿、苦杏仁、赤小豆、麦芽、山楂（炒）、陈皮、广藿香、苍术、厚朴、川木香、白芷、槟榔、枳壳（麸炒）、紫苏、薄荷、谷芽、官桂、香附、甘草、麦麸、面粉	以上二十三味，除麦麸、面粉外，其余辣蓼等二十一味粉碎成细粉，与麦麸混匀，过筛，再将面粉制成适量稀糊，趁热与上述药粉揉合均匀，以手捏成团，掷之即散为宜，制成方块，置发酵箱内，块间留有空隙，上盖麻袋或稻草，置密闭室内发酵至药块遍起白霉，有酒香气时取出，烘干	解表和中。用于寒热头痛，食滞阻中，呕吐胀满
闽东建曲	山姜子、高良姜、丁香、荆芥、青蒿、木香、羌活、佛手、甘松、白芷、甘草、艾叶、紫苏、草豆蔻（清炒）、吴茱萸（甘草汤泡）、稻芽（微炒）、麦芽（微炒）、半夏（煮）、苍术（麸炒）、徐长卿、广藿香、槟榔、山柰、香附（醋制）、枳实（麸炒）、厚朴（姜制）、山楂（清炒）、陈皮、茯苓、桔梗、枳壳（麸炒）、白曲、黄芩、红曲、防风、辣蓼	以上三十六味，辣蓼煎汤，丁香、木香、山姜子、草豆蔻、吴茱萸、红曲、白曲粉碎成细粉，其余高良姜等二十八味粉碎成粗粉，加入面粉714.29g，混匀，加入辣蓼汤，制成软材，发酵4～6天，压制成块，置60～80℃干燥，刷去表面霉菌，即得	芳香化湿，疏风解表，消食开胃。用于伤风感冒，夏令中暑，怕冷发热，头痛身痛，呕吐腹泻，消化不良，胸闷腹胀

曲名	药物组成	制作方法	功能与主治
三余神曲	茯苓、六神曲（炒）、白芍、前胡、甘草、桂枝、香附（制）、高良姜、厚朴（制）、防风、荆芥、丁香、柴胡、粉草薢、苦杏仁、黄荆子、山柰、红豆蔻、黄芩、香薷、白术（炒）、川芎、羌活、白芷、小茴香、乌药、泽泻、半夏（制）、甘粉、桔梗、肉桂子、木香、山药、槟榔、麦芽（炒）、青木香、山楂（炒）、吴茱萸（制）、麻黄、八角茴香、枳壳（炒）、细辛、陈皮、肉豆蔻（煨）、广藿香、鲜青蒿（或青蒿）、紫苏叶、生姜、秦艽、大腹皮、薄荷、鲜辣蓼或辣蓼	以上五十二味，鲜辣蓼（或辣蓼）、生姜、大腹皮、鲜青蒿（或青蒿）分次加水煎煮，滤过，合并滤液，浓缩至适量；其余茯苓等四十八味粉碎成粗粉，过筛，混匀。每100g粉末加麦粉25g、红曲粉6.2g，混匀，加入上述浓缩粉，搅匀，制成软材，在撒有少量白曲粉的印模中压制成块，发酵，干燥，刷净；或粉碎成细粉，制成颗粒，干燥，即得	疏风解表，调胃理气。用于感受风寒，伤食吐泻，胸腹饱闷，舟车晕吐
老范志万应神曲	砂仁、广藿香、青皮（制）、木香、乌药（炒）、青蒿叶、黄柏（炒）、枳实（炒）、麸皮、使君子、白曲、槟榔、甘草、柴胡（炒）、泽泻（炒）、苍术、车前子、诃子肉（炒）、黄芪（炒）、香薷、茯苓皮、枳壳（炒）、小麦、陈皮（制）、栀子（炒）、姜黄（炒）、香附子、防风（去毛）、山楂、薄荷、荆芥、赤小豆、白扁豆（炒）、泽兰、白芍（炒）、莪术（制）、苍耳草、葛根、延胡索（制）、芡实、厚朴（制）、麦芽（炒）、川椒（炒）、紫苏、辣蓼、羌活、白芥子、面粉、苦杏仁、桑枝（制）、大黄（炒）、高良姜（炒）	以上五十二味，除麸皮、面粉外，小麦加水浸泡发酵，青蒿叶、辣蓼、苍耳草加水煎煮，滤过，滤液备用；其余砂仁等四十六味粉碎成粗粉，混匀，加入麸皮、面粉、水浸发酵的小麦及上述备用滤液，捣制成软材，模印成长方形小块，蒸1小时，发酵，取出，晒干或低温干燥，刷去外表菌丝，包装，即得	疏风解表，消积化湿，醒脾开胃。用于伤风感冒，夏令中暑，食积腹痛，呕吐泄泻等症
广东神曲	前胡、甘草、大黄、使君子、高良姜、百合、苍术、栀子、莪术（醋制）、薄荷、防风、羌活、姜黄、陈皮、山楂、蒲黄、柴胡、麦芽、厚朴、白扁豆、紫苏叶、苦杏仁、葛根、车前草、槟榔、泽兰、薏苡仁、独活、荆芥、木香、麻黄、益母草、青皮、乌药、桔梗、诃子、大腹皮、香附、猪苓、三棱（醋制）、茯苓、广藿香、芡实、枳壳、草果、赤小豆、半夏（制）、花椒、山药、草豆蔻、木通、黄芩、枳实、黄柏、泽泻、青蒿、香薷、凤尾草、石菖蒲、辣蓼、木瓜、苍耳草	以上六十二味，青蒿、凤尾草、辣蓼、苍耳草分别粉碎成粗粉，其余前胡等五十八味共粉碎成粗粉，过筛；与上述粗粉混匀，加入适量小麦粉和沸水，制成曲团，印块，干燥，即得	祛风消滞，健胃和中。用于感冒发热，食滞，呕吐，泄泻。或供配方用

续表

曲名	药物组成	制作方法	功能与主治
漳州神曲	广藿香、赤小豆、苍术（炒）、香附（制）、防风、升麻、高良姜、干姜、黄柏、黄芩、枳壳（炒）、天花粉、紫苏、白术、猪苓、麦芽（炒）、白芷、柴胡、泽泻、葛根、三棱（醋制）、甘草、莪术（醋制）、赤石脂、栀子、槟榔、砂仁、苦杏仁、木香、茯苓皮、知母、羌活、大黄（酒制）、茵陈、诃子（炒）、桂枝、桂皮、麻黄、白扁豆、泽兰、五加皮、八角茴香、关木通、小茴香、桔梗、丁香、香薷、厚朴（姜制）、连翘、芡实、山柰、荆芥、赤芍、青蒿、石菖蒲、谷芽（炒）、柑枳、滑石、薄荷、独活、山楂、草果（去皮）、陈皮、前胡、地骨皮、桑枝、化橘红（橘红）、枳实（炒）、藕片、乌药、紫苏子、香茅、牡荆子、夏枯草、白茶、苍耳、墨旱莲、罗勒、生地、青皮、薏苡仁、菟丝子藤、大腹皮、土茯苓、山药、花椒、荞麦、使君子、肉豆蔻（煨制）、莱菔子（炒）、甘松、白牛胆	以上九十二味，粉碎成粗粉，加面粉535g混匀，加热水制成软材，模成块，蒸数分钟，发酵，晒干或低温干燥，取出。刷净表面，包装，即得	疏风解表，调和脾胃，消食导滞，止呕止泻。主治感冒，食积，腹胀，呕吐，泄泻等症

表1中六神曲的组成中添加了麦麸，由于现代面粉的加工技术远高于古代，几乎不含有麦麸。而传统六神曲记载的虽然是白面，但是其中所含有一定量的麦麸。因此，现代六神曲组方在白面的基础上加入少量的麦麸是符合传统的。如果将其直接改为全麸麦则更省事。

药物组成：除六神曲外，其余神曲类药物组成均较复杂，药味最少的是建曲也有23味，最多的是漳州神曲，达92味。这显然是延续了清代神曲药物过度添加的流俗。其中建曲、老范志万应神曲、广东神曲均保留了六神曲的药物，当然，这些药物已经不是方中主要成分。从药物组成看，建曲尚精练，而漳州神曲则过于复杂，其组成包括解表药、清热药、温里药、利水药、化湿药、理气药、活血药、止咳药、杀虫药等。由于方中药味庞杂，药力分散，难以厘清其主治功效。

制作工艺：均为罨曲法。多是用辣蓼、青蒿煮汁，拌和众药粉，并掺入一定量的面粉。面粉的用量多少不一，以老范志万应神曲用量最多，为药粉量的60%，闽东神曲用量最小。亦用加入陈曲者，如红曲、白曲、六神曲等。

功能与主治：六神曲功能消食调中，其余各种曲在六神曲的基础上仅增加了解表疏风的功效。

9. 结语

综上所述，汉晋是酒曲开始入药的开端。《肘后备急方》记载酒曲入药的方法除了直接入药外，还用来酿造药酒。北魏《齐民要术》首先记载了神曲之名。隋唐时期酒曲逐渐受到医家的重视。宋代酒曲入药得到广泛应用，神曲的地位逐渐确立。叶氏《水云录》所载神曲成为明清神曲的配本来源，改革造酒曲法为造酱黄法对后世影响深远。元代首次提出了六神曲的概念。明代酒曲与药曲开始分离，表现在造酱黄法的普及与半夏曲等药曲的出现。清代药曲出现了随意添加药物的现象，受到医家的批驳。笔者总结了历代酒曲入药的情况，见表2。

表2 历代酒曲入药简表

年代	曲名	出处	造曲法	组成
晋	草曲	《南方草木状》	罨曲法	米粉、葛汁。覆以蓬蒿
北魏	神曲	《齐民要术》	罨曲法	小麦生炒蒸、胡叶
	河东神曲	《齐民要术》	罨曲法	小麦生炒蒸、桑叶、苍耳、艾、茱萸或野蓼
	女曲	《食经》	罨曲法	秫稻米炊软。青蒿掩
宋	神曲	《水云录》	造酱黄法	白面、青蒿、赤小豆、杏仁、苍耳、野蓼
元	三奇六神曲	《医垒元戎》	罨曲法 风曲法	白面、青蒿、赤小豆、杏仁、苍耳、野蓼。秆草铺地，青蒿覆盖。桑叶纸包悬挂
明	神曲	《天工开物》	造酱黄法	白面、青蒿、马蓼、苍耳。以麻叶或楮叶包裹
	半夏曲	《韩氏医通》	罨曲法	半夏、生姜汁、白矾
清	白酒药曲	《本草纲目拾遗》	罨曲法	良姜、草乌、吴萸、白芷、黄柏、桂心、干姜、香附、辣蓼、苦参、秦椒、菊花、薄荷、丁皮、益智、杏仁、滑石、米粉
	建神曲	《神农本草经读》	罨曲法	白面、青蒿、杏仁、苍耳、野蓼、泽泻、肉桂、猪苓、白术、厚朴、陈皮、苍术、甘草、麦芽、谷芽、使君子、榧子、大黄、黄芩、大腹皮、砂仁、白蔻、丁香、木香、藿香、香附、良姜、芍药、防风、秦艽、羌活、独活、川芎、苏叶、荆芥、防己、党参、茯苓、莱菔子、苡米、木通、茶叶、干姜、干葛、枳壳、山楂、槟榔、青皮、木瓜、薄荷、蝉蜕、桃仁、红花、三棱、莪术、郁金、菖蒲、柴胡、菊花

通过深入考证酒曲入药的历史渊源，结合现代神曲入药的现状，笔者认为药曲的研究应注意以下几点。

第一是以药曲作为发酵剂的药酒的研究与开发。用中药（多为复方）水浸或煎煮取汁，渍曲，再酿酒，饮酒疗疾。在汉晋唐宋年间流行，至明清时期渐衰。这种从造酒开始就加入药物的方法与后世用酒浸泡药物渗漉法得到的药酒有着本质的区别。应该深入挖掘这一古老工艺。

第二是地方神曲类药物的研究。目前，最常用的是六神曲，其次是建曲。其他曲种的应用有其地域性，主要是在东南沿海地区，如温州的三余神曲，福建的老范志万应神曲，广东的广东神曲等。虽然这些组成复杂的地方曲方受到古人的批驳，但是，能在当地流传几百年而不衰，亦足以证实其临床疗效，值得进一步研究。

第三是曲衣与女曲的研究。曲衣并不能从曲饼上扫下，所以只是曲饼表面切下来的一层曲。这部分与曲饼的其他部位的功效是否有差异，需要进一步研究。女曲是蒸麦饭罨黄而成，与一般酒曲的造法不同。女曲在《齐民要术》中就有记载，唐代始入药用。后世医方虽有应用，但是较少，对其功效应进一步探讨。

论鹿角霜
炮制方法的变迁

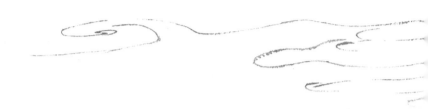

　　历版《中华人民共和国药典》关于鹿角霜的炮制方法的表述趋于一致:"本品为鹿角去胶质的角块,春秋二季生产,将骨化角熬去胶质,取出角块,干燥。"即鹿角熬去胶质所余为鹿角霜。这种观点目前已成为业界共识。但是,回顾鹿角霜炮制的历史,会发现古人对鹿角霜炮制方法的认识有着曲折的过程。特别是元代炮制方式的确立,清代的反思与理性回归,对现代鹿角霜的炮制方法有着重要的借鉴意义,兹分述如下。

1. 起源于隋

鹿角胶首载于《神农本草经》，称为"白胶"。鹿角的颜色是黄黑，鹿角胶的颜色是黄褐，都与"白"不相关。唯有鹿角刮去粗皮后煮制呈白色。这正是"白胶"之名的由来。《名医别录》记载："生云中，煮鹿角作之。"文中指出鹿角胶是用鹿角煮制而成，但是未说明煮胶所剩鹿角霜的用途。

在汉晋时期，方书中均无应用鹿角霜的记载。东晋葛洪《肘后备急方》中仅有一首方中使用了鹿角胶。南北朝时期，鹿角胶多用于制作角弓的黏合剂，医家很少用，而道家常用。如南朝梁陶弘景《本草经集注·白胶》载："今人少复煮作，惟合角弓，犹言用此胶尔。方药用亦稀，道家时又须之。"关于煮鹿角胶的方法，原书记载了两种："作白胶法，先以米泔汁，渍七日令软，然后煮煎之，如作阿胶法尔。又一法即细锉角，与一片干牛皮，角即消烂矣。不尔相厌，百年无一熟也。"文中第一种方法是先用米泔水浸泡鹿角7日后再煮，煮法同阿胶。当时阿胶的煮制方法，以北魏贾思勰《齐民要术·煮胶法》所述最为详尽。笔者曾按照书中所示工序，成功复制了1 400余年前的煮胶古法。该书所示诸胶均为动物皮，如牛、驴、猪、马、骡、驼等，并未提及鹿角。阿胶与鹿角胶二者的煮制方法还是有区别的，陶弘景所谓"如作阿胶尔"，只是言其大致工序。文中第二种方法是指取鹿角细屑与牛皮同煮。用鹿角细屑煮胶时间显然要较使用鹿角段煮胶的时间短，只要勤于搅动不焦糊，成胶是没有问题的。在各种动物皮中，牛皮的出胶率是最高的。以牛皮煮胶，将鹿角屑煮软成泥即可。鹿角胶与鹿角霜、牛皮胶均混在一起，成为一种混合胶。这也是鹿角胶与鹿角霜合用的最早记载。

雷敩是道家代表人物之一，其在《雷公炮炙论》中叙述了鹿角霜的详细制作方法。"注《乾宁记》云：其鹿与游龙相戏，乃生此异尔。采得角了，须全戴者，并长三寸，锯解之。以物盛，于急水中浸之，一百日满出，用刀削去粗皮一重了，以物拭水垢令净。然后用醋煮七日，旋旋添醋，勿令火歇。戌时不用著火，只从子时至戌时也。日足，其角白色软如粉，即细捣作粉，却以无灰酒煮其胶阴干。削了，重研，筛过用。每修事十两，以无灰酒一镒，煎干为度也。"①文中鹿角经过浸泡、刮粗皮、醋煮、捣细粉后，就得到了鹿角霜。后世多将其"醋煮"改为"水煮"。这是目前本草文献中关于鹿角霜炮制方法最早的记载。

---

① 唐慎微. 证类本草 [M]. 北京：中国医药科技出版社，2011：503.

2. 发展于唐宋

唐代的《新修本草》是我国第一部官修的本草专著，其中并无鹿角霜的记载。孙思邈《备急千金要方》中亦无鹿角霜的记载，该书中含有鹿角胶的方剂也仅有6首。当时鹿角的应用以散剂为主。如《备急千金要方·合和》载："凡汤中用麝香、犀角、鹿角、羚羊角、牛黄、须末如粉，临服纳汤中，搅令调和服之。"[①]

《备急千金要方·食治·鸟兽》载："角：锉取屑一升，白蜜五升溲之，微火熬，令小变色，暴干更捣筛。服方寸匕，日三。"即鹿角浸用白蜜浸泡后，用小火焙炒，再晒干，捣筛为末。这是鹿角制粉的方法，与鹿角霜无关。原书还收载了外用方"鹿角散"："令百岁老人面如少女，光泽洁白方。鹿角（长一握），牛乳（三升），川芎，细辛，天门冬，白芷，白附子，白术，白蔹（各三两），杏仁（二七枚），酥（三两）。上十一味，㕮咀。其鹿角先以水渍一百日，出，与诸药纳牛乳中，缓火煎，令汁尽，出角，以白练袋贮之，余药勿取，至夜取牛乳，石上摩鹿角。取涂面，且以浆洗之，无乳，小便研之亦得。"文中是将诸药汁煮渍入鹿角内，再用鹿角磨牛乳，取汁外用。此法可视为鹿角霜的外用法。

唐代陈藏器《本草拾遗》增补了大量《新修本草》所遗漏的药物。明代李时珍评价："藏器，四明人。其所著述，博极群书，精核物类，订绳谬误，搜罗幽隐，自本草以来，一人而已。"但是该书中并无鹿角霜的内容。

唐代王焘《外台秘要》中记载了一首鹿角入汤剂的处方"鹿角汤"，原书载："鹿角（一具屑），韭白（半斤），生姜（一斤），芎䓖，茯苓（各二两），当归，鹿茸（炙各二两），白米（五合）。上八味切。先以水五斗，煮鹿角，取一斗二升，去滓。纳诸药煮取四升，分服一升，日三夜一。"[②]文中鹿角加水五斗煮至一斗二升，时间虽较短，但是由于鹿角已经为屑，容易煎煮。故也可煮出一些胶质成分。将剩余鹿角霜称为"滓"，显然是要丢弃的，可见当时鹿角霜并不受重视。

由上可知，唐代并未沿袭《雷公炮炙论》中鹿角霜煮制的经验，文献中亦无鹿角霜的应用记载，甚至将煮过的鹿角视为药渣。

宋代鹿角胶在方书的使用频率增加，仅王怀隐编撰的《太平圣惠方》中就有128首含有鹿角胶的方剂，《圣济总录》亦有57首。鹿角霜此时开始进入医家视野，但是应用很少。以下可为佐证：含有鹿角霜的方剂，《太平圣惠方》中仅有

① 孙思邈. 千金方 [M]. 北京：华夏出版社，1993：9.
② 张登本. 王焘医学全书 [M]. 北京：中国中医药出版社，2006：421.

5首,《圣济总录》仅有3首,《太平惠民和剂局方》则未见收载。

宋代对鹿角霜的定义有二。

第一是煮鹿角为霜。如陈衍《宝庆本草折衷·鹿角霜》载:"此是鹿麋之角,已煮取脂液为胶。今其本质之白者,为霜也。"①明确指出煮鹿角胶后所余为霜。宋代方书中所列鹿角霜,多指此种。另外,该书中还介绍了另外一种鹿角胶的煮制方法:"用鹿角及麋角之有脂液者,并顶皮以米汁久渍令软,加干牛皮等料,煮浓汁重煎成胶,割为饼子。"这种方法显然是延续了《本草经集注》的方法,为鹿角胶、鹿角霜、牛皮胶的混合胶。

《圣济总录·麋角霜丸》载:"麋角一副,用水浸一七日,刮去皱皮,镑为屑。盛在一银瓶内,以牛乳浸一日。如乳耗更添,直候不耗。于麋角屑上,乳深二寸。用油单数重,密封瓶口。别用大麦一斗安在甑内,约厚三寸,上安瓶。更用大麦周围填实,露瓶口,不住火蒸一复时。如锅内水耗,即旋添热汤。须频取角屑看,烂如面相似即住火取出。用细筛子漉去乳,焙干。"②文中所用麋角,一般认为优于鹿角。如宋代苏颂《本草图经》载:"今医家多贵麋茸、麋角,力紧于鹿。"麋角霜丸是用乳浸,瓶装,大麦掩,笼屉蒸的方法,使麋角通过加热粉碎,是一种质优效高的方法。这种方法不仅需将麋角粉碎,更需通过加热将其中的胶质煮出,得到的麋角霜是胶与霜的混合物。虽然最后用细筛子漉去的牛乳中含有鹿角胶,但是留在鹿角霜中的鹿角胶更多,其效果远较煮鹿角所余之霜强。

笔者按《圣济总录·麋角霜丸》操作如下:取鹿角屑浸入牛奶中,装玻璃瓶,浸1日(图62)。将玻璃瓶埋于麦子中,露瓶口,置笼屉上不停火蒸1日1夜(图63)。取出,鹿角与牛奶分层(图64)。过滤去牛奶,滤渣呈泥状(图65)。过滤后的牛奶,由于含有鹿角胶成分,放凉后呈果冻状(图66)。从药效上讲,牛奶中的成分更好,可惜原书将这部分抛弃了。

第二是将鹿角粉碎称为霜。如《宝庆本草折衷》载:"亦有用鹿麋老角火煅成霜。"至于用火煅的方法,《太平圣惠方·鹿角霜丸》载:"鹿角一斤,以桑柴火及炭火烧,捣罗为末,又以浆水和作团再烧,如此九遍

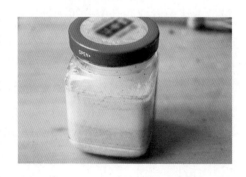

图62 《圣济总录》麋角霜丸:鹿角屑牛奶浸

① 郑金生. 南宋珍稀本草三种 [M]. 北京:人民卫生出版社,2007:542.
② 赵佶. 圣济总录 [M]. 北京:人民卫生出版社,2013:2098.

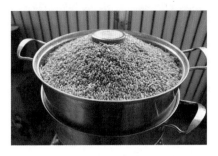

图 63 《圣济总录》麋角霜丸：埋麦中置笼屉蒸

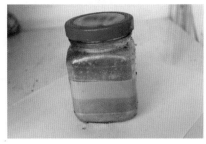

图 64 《圣济总录》麋角霜丸：鹿角与牛奶分层

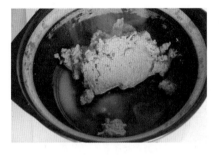

图 65 《圣济总录》麋角霜丸：泥状鹿角

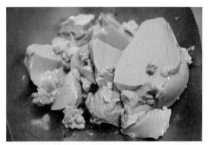

图 66 《圣济总录》麋角霜丸：过滤放凉后牛奶呈果冻状

成霜。"① 文中用火加热使鹿角碎裂，再用米泔水和成团后再烧。由于火直接烧鹿角会出现焦糊，损失药效，故这种方法并非优选的制粉法。

宋代鹿角胶的煮制方法已经普及。据《宝庆本草折衷·白胶》记载："或以红印印之，今处处皆得其法。"可见煮鹿角胶的作坊很多，而且用"红印印之"，即在鹿角胶上以红印为标记，说明鹿角胶的商业化进程进一步加快，作为鹿角胶的副产品的鹿角霜也开始进入医家的视野。

3. 确立于元

元代存续时间很短，只有近百年的时间。但元代医家对鹿角霜的煮制方法进行了开创性的探索。所涉文献为朱佐《类编朱氏集验医方》"煮胶法梁国佐传"与"又煮胶法"② 许国桢《御药院方》"固真丸"与"荣芝丸"③、危亦林《世医得效方》"地黄丸"④。综合以上三位医家所述，可以清晰地展现元代煮鹿角霜之法，具体如下。

第一是鹿角的切制。鹿角枝杈较多，不便直接入锅煮制，需要

① 王怀隐. 太平圣惠方 [M]. 北京：人民卫生出版社, 2017：404.

② 朱佐. 类编朱氏集验医方 [M]. 北京：人民卫生出版社, 1983：224-225.

③ 许国桢. 御药院方 [M]. 北京：人民卫生出版社, 1992：91-92.

④ 许敬生. 危亦林医学全书. 北京：中国中医药出版社, 2006：213.

先行切制。《御药院方·固真丸》载:"截作三寸长短,解作两镂。"即锯为三寸长,再从中劈开或锯开。《类编朱氏集验医方·又煮胶法》记载为二寸或三寸。

第二是鹿角的净制。鹿角的净制分为两步。第一是在切制后用水浸泡,如《御药院方》固真丸用河水浸七日,每日换新水。荣芝丸则要用"东流水"浸泡四十九日。第二步是在鹿角浸泡或煮软后去掉其表面的粗皮。如固真丸载:"煮得角软,削去黑皮。"

第三是煮胶时间。《御药院方》固真丸记载的时间是三伏时,即三昼夜。荣芝丸记载的时间是二昼夜。《类编朱氏集验医方·煮胶法·梁国佐传》记载的时间是二昼夜。同书"又煮胶法"则根据鹿角煮软的时间而定,通常为一至二昼夜。

第四是热水频添。在煮制鹿角的过程中,随着水分的不断蒸发,需要重新添水。《类编朱氏集验医方·煮胶法·梁国佐传》载:"常以铁瓶烧水在灶门口,如钵内水耗一寸,又添一寸,断不可添冷水。"文中强调一定要添加热水。当时没有保温瓶,为了保证随时有热水,用铁瓶烧开水置灶口保温,随时添加。《御药院方·荣芝丸》亦记载:"甜水煮两伏时,温汤添。"

第五是成霜的火候。由于煮鹿角的时间只是参考,还要有具体的成霜火候。《类编朱氏集验医方·煮胶法·梁国佐传》记载:"再入缸浸三日……用第二次所浸水入钵内和鹿角煮……以煮尽水为度。"文中指出要将浸泡鹿角的一缸水来煮制鹿角,要将这缸水用尽。其目的是恐鹿角的有效成分浸在水中,影响鹿角胶霜的质量。此并非成霜的火候标准,而且文中没有规定鹿角的用量及缸的大小,不具备可操作性。《御药院方·固真丸》记载的火候是:"煮得角软。"文中以角软作为标准更客观些。

第六是添加辅料。《御药院方》中固真丸中记载的辅料是黄蜡,荣芝丸中记载的辅料是大麻仁、黄蜡、青盐。《类编朱氏集验医方》中"煮胶法梁国佐传"中没有添加辅料,书中"又煮胶法"添加的辅料是桑白皮、楮实、硫黄、朱砂。

第七是胶霜同用。鹿角煮制成鹿角霜与鹿角胶往往同时应用。如《御药院方》固真丸与危亦林《世医得效方》地黄丸,均是将鹿角霜与他药共研粉,再用鹿角胶烊化后,与诸药粉混合制丸。明代李时珍《本草纲目》载:"时珍曰:按《澹寮方》云:昔西蜀药市中,尝有一道人货斑龙丸,一名茸珠丹。每大醉高歌曰:尾闾不禁沧海竭,九转灵丹都漫说。惟有斑龙顶上珠,能补玉堂关下穴。朝野遍传之。其方盖用鹿茸、鹿角胶、鹿角霜也。"这种鹿角胶与鹿角霜同用的方法,无疑增强了鹿角霜的功效。

以上诸条,共同构成了鹿角霜煮制的法式,对明清时期鹿角霜的炮制方法影响颇大。

4. 鼎盛于明

明代在继承元代鹿角霜炮制工艺的基础上，在防止焦糊、添加热水方法、成霜火候等方面进行了深入的研究，对炮制工艺进一步优化。主要体现在以下几个方面。

第一是首提木箅防焦法。在煮制鹿角霜的过程中，由于锅底温度过高，容易出现焦糊。北魏贾思勰《齐民要术·煮胶法》中记载的防焦方法为："长作木匕，匕头施铁刃，时时彻搅之，勿令著底。"这种用工具不断搅动的方法非常费力，且不适于鹿角这种质沉成块的材料。明代医家发挥了其聪明智慧。刘文泰《本草品汇精要·白胶》载："以大锅一口，用桑木箅子安锅底内，却用桑皮铺于箅子上，层层铺角。注长流水八分，再旋旋添水煮一日。"①文中提出在锅底置木箅，木箅上铺桑白皮，桑白皮上铺鹿角，加水漫过鹿角，可避免鹿角接触锅底产生焦糊。加桑白皮既可防止煮制鹿角过程中产生的碎渣落入锅底，又利用其黏性使胶质黏稠。

第二是改进热水频添的方法。元代添加热水的方法是用铁瓶置灶门处加热。缺点是温度较低且不方便，明代医家对其进行了改进。如韩懋《韩氏医通·异类有情丸》载："瓦缶水煮，每角一斤，入黄蜡半斤，缶口用露酒一壶掩之。别沸流水旋添，勿令下竭。"文中所示方法为用瓦缶煮鹿角，瓦缶口置一盛水的壶，利用瓦缶中的蒸气加热。瓦缶中需要添水时即用壶中热水。明代吴球《诸症辨疑·制鹿胶霜法》载："用二砂罐，一罐盛角，一罐盛药珠，皆入新汲水，以桑柴烧煨。如无桑柴，以白炭煨之。二罐俱沸，如角罐水干，则徐加入药水；药罐干，则加入新汲水，如法煮三昼夜。"文中所示方法为用两个罐子，一个煮鹿角，一个煮药汁。用热药汁频频加入煮鹿角罐中。由于添加的是药汁，所以要另设一罐来单独煮。以上两种热水添加方法均反映了古人的劳动智慧。

第三是成霜火候的探讨。对于鹿角霜煮制的火候进行了细致的描述。具体有三种，其一是角软如粉。陈嘉谟《本草蒙筌》载："直待角烂如熟羊，掐得酥软则止。"其二是角软可切。许希周《药性粗评》载："桑柴火煮七昼夜，以软可切为度，切片。"其三是角质酥松。倪朱谟《本草汇言》载："其角酥松，即成鹿角霜矣。"②

第四是复合霜类的种类增加。如刘文泰《本草品汇精要》添加了人参、茯苓、

① 刘文泰. 本草品汇精要 [M]. 北京：人民卫生出版社，1982：612.
② 倪朱谟. 本草汇言 [M]. 北京：中医古籍出版社，2005：671.

楮实子。吴球《诸症辨疑》添加了熟地黄、天冬、山药；陈嘉谟《本草蒙筌》添加了楮实子、桑白皮、黄蜡。这些处方中的药物均在煮鹿角时即已加入，虽主要成分会留在胶液中，但是仍有少部分会渍入鹿角霜里。后世罗周彦《医宗粹言》则是在将鹿角煮后取出，才添加了麦冬、熟地黄共煮，属于鹿角胶的复方。

第五是霜胶同用。明代李时珍《本草纲目·鹿》载："今人呼煮烂成粉者，为鹿角霜；取粉熬成胶，或只以浓汁熬成膏者，为鹿角胶。"文中"取粉熬成胶"一句的意思是将鹿角霜捣成粉，与胶液同熬成胶块。这个胶块中包含着鹿角霜与鹿角胶，与元代分别熬再制丸时混在一起不同，但是这种方法在当时并未引起重视。

明代还对鹿角霜的药性理论进行了完善。主要有以下两点。第一是鹿角霜功专滋补。如《本草纲目》载："时珍曰：鹿角，生用则散热行血，消肿辟邪；熟用则益肾补虚，强精活血；炼霜熬膏，则专于滋补矣。"第二是鹿角霜功弱于鹿角胶。如王文洁《太乙仙制本草药性大全》载："熬过角晒复研，又名鹿角白霜。主治虽同，功力略缓。"皇甫嵩《本草发明》载："主治虽与胶同，功力稍缓，与胶合为丸剂更妙。"

综上所述，明代对鹿角霜的炮制工艺进行了改进，完善了其药性理论，极大地推广了鹿角霜在临床上的应用。在一片盛赞声中，几乎听不到质疑声。可贵的是，清代医家对这种现象进行了反思。

5. 回归理性于清

清代医家对鹿角霜的炮制方式进行了反思。其核心问题是鹿角煮制后，其煮出的精华成为鹿角胶，剩下的鹿角霜是否还有疗效。如丁其誉在《寿世秘典》中指出："但粉霜似用其枯质，而胶乃取其精液。然诸方或各用之，亦或合用之，必其皆有补益，但恐霜逊于胶耳。"即鹿角霜为鹿角之枯质，鹿角胶为鹿角之精华。枯质之效当然不如精华。李熙和《医经允中》载："若以熬过膏之枯角用之，则滋膏已去，服之何益？"清代张璐《本经逢原》、黄宫绣《本草求真》、张仁锡《药性蒙求》均持相同观点。

清代医家在进行上述反思后，对鹿角霜的炮制方法进行了新的探讨。这种探讨实质上是对宋代炮制方法的"回归"，主要体现在两个方面。

第一是对胶霜同制法的回归。李时珍《本草纲目》引述宋代麋角霜丸中麋角霜的炮制方法受到重视。丁其誉《寿世秘典》载："水浸七日，刮去皱皮，镑为屑，以牛乳满浸，乳耗再添，直候不耗，以油单纸封口，隔汤蒸之，水竭即添，频频看角屑，粉烂如面，即住，细筛漉去乳，焙用。"文中所述方法实际上就是宋代麋角霜制法的简写。赵其光《本草求原》载："鹿角霜：取现年新角尚嫩者寸截，炭火烧过为末，水和成团，或牛乳和更妙，绢包再煅；或寸截置小缸中，酒和浸七日，刮去黄黑皮，盆盖泥包封，大糠火烧一日夜，研用。或生为屑，炒黄研细用。"文中鹿角霜的三种制法均为胶霜复合体。李熙和《医经允中》载："取嫩角截寸许，置小坛中，酒水相和，盆盖泥封，糠火煨三伏时，取出捣细如霜，名鹿角霜。"张璐《本经逢原》、严洁等《得配本草》均有引述。其实，该法是唐代孟诜《食疗本草》中记载的经验，原书载："但于瓷器中或瓦器中寸截，用泥裹，大火烧之一日，如玉粉。"[①] 文中所用方法为闷煅法，装入瓷器的鹿角并未接触水。而清代医家显然改良了孟诜的方法，其方法更接近于《本草求原》中的方法，所得为鹿角胶与鹿角霜的混合物。黄宫绣《本草求真》载："鹿角霜连汁煎干，书载能治脾胃虚寒便泄，取其温而不滞，若以煎过胶者代充，其胶既去，服之奚益。"[②] 文中所指为煮鹿角霜时，胶汁并倒出，与霜同煎至浓稠。这种方法与李时珍《本草纲目》所载"取粉熬成胶"同理。

第二是对鹿角霜的概念进行了新的定义。清代医家重新学习了唐宋时期鹿角制粉的方法，如章穆《调疾饮食辩》载："或细锉，炒黄色，碾为粉，名鹿角霜。"赵其光《本草求原》亦载："鹿角霜……或生为屑，炒黄研细用。"二文中均直接将鹿角粉称为鹿角霜，这也是对"霜"字的本义（像霜一样的粉末）的回归。

总之，清代鹿角霜炮制方法回归的主体思想是鹿角霜应制成粉状，且其含有胶质成分。在"厚古薄今"思想浓厚的清代，当时医家能够对明代流行的鹿角霜制法提出质疑，并回归宋代炮制古法，是非常难能可贵的。

6．结语

综上所述，鹿角霜产生于隋代，当时仅是煮鹿角胶的药渣，在唐代仍未引起重视。宋代，随着鹿角胶使用的增加，鹿角霜开始进入医家视野。元代创立了鹿角霜炮制的基本法式。明代进一步改进了炮制的工艺，完善了其药性理论。清代对鹿角霜的炮制工艺进行了反思，认为鹿角霜应该将胶质留在霜中，重新定义了鹿角霜的概念，炮制方法开始回归于宋。中华人民共和国成立以来，清代医家的反思与回归，并未影响到《中华人民共和国药典》。历版《中华人民共和国药典》关于鹿角霜的表述趋于一致，即鹿角霜为鹿角去胶质的角块，这与明代的炮制理念相同。

---

① 孟诜. 食疗本草 [M]. 上海：上海古籍出版社，2008：97.
② 张瑞贤. 本草名著集成 [M]. 北京：华夏出版社，1998：876.

综上所述，笔者认为，现代鹿角霜的研究应注意如下几点。

第一是鹿角霜应该是胶霜的复合体。即鹿角霜中应该含有部分鹿角胶的成分，完全除去胶质的鹿角霜入药并不符合传统中药学的认知。这种胶霜复合体应该有一个新的名称，如"鹿角胶霜""鹿角霜胶""新鹿角霜""全鹿角霜"等。

第二是胶霜合用工艺研究。可以尝试将成品鹿角霜与鹿角胶按比例混合；或先行将煮好的鹿角霜焙干研细粉，待鹿角胶浓缩至"挂旗"时将细粉倒入凝胶，比较二者工艺。对《圣济总录》中麋角霜制法应予以重视，该法不但被《本草纲目》予以收录，也是清代医家公认的鹿角霜主流制作方法，应予深入研究。

第三是重新定义鹿角粉与鹿角霜。从各种本草文献中可知，鹿角粉分熟制与生制。生鹿角粉制法不使用火力，而使用锉、刀、斧、刨子、镑刀等工具，将坚硬的鹿角制成粉状。熟鹿角粉的制法，使用火力，包括酥炙、火炙、闷煅、炭烧、酒淬等。严格地说，鹿角霜的制法使用了火力，属于熟鹿角粉的制法。为了使鹿角各种制粉法区分开，建议将鹿角未经加热处理成粉者称为生鹿角粉，将用火（不用水煮）加热处理成粉者称为熟鹿角粉，将用水煮过成粉者称为鹿角霜。

第四是鹿角霜应入丸散剂。以现代煮制鹿角胶的工艺水平，鹿角霜可谓胶质尽出。这种鹿角霜入汤剂先煎是没有任何意义的。鹿角霜即使有功效，其有效成分也不溶于水。在古代方书中，鹿角霜基本上均为入丸散剂。因此，现行《中华人民共和国药典》规定鹿角霜用法为"先煎"是值得商榷的。

鹿角胶

传统炮制工艺探讨

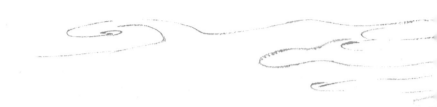

　　古人应用鹿角胶的历史悠久，早在汉代《周礼·考工记》中就记载了鹿角胶。《神农本草经》收载的白胶即为鹿角胶，《名医别录》载："生云中，煮鹿角作之。"南北朝时期，鹿角胶还主要用作角弓类的黏合剂，很少作为药品使用。如陶弘景《本草经集注·白胶》载："今人少复煮作，惟合角弓，犹言用此胶尔。方药用亦稀，道家时又须之。"直到宋代，鹿角胶的药用价值才逐渐被认可，明清时期应用逐渐普及。本章就鹿角胶的传统炮制工艺分述如下。

1. 截断与破碎

鹿角由于枝杈较多，难以整枝煎煮，需要先进行切制。切制又有截断与破碎之分。截断的长度不一。如雷敩《雷公炮炙论》载："采得角了，须全戴者，并长三寸，锯解之。"指出截断的长度为3寸。明代郑宁《药性要略大全·鹿茸》载："用新角成对者，以锯寸截。"指出截断的长度为1寸。明代罗周彦《医宗粹言·制鹿角胶霜法》载："锯为半寸长。"指出截断的长度为半寸。可见，鹿角截断的长度从半寸到3寸不等，并非固定规格，还要参考煮胶锅的大小，以提高煮胶效率。

亦有医家为了使鹿胶更容易煮出，提出还要进一步破碎。如南朝梁陶弘景《本草经集注·白胶》载："又一法即细锉角，与一片干牛皮，角即消烂矣。不尔相厌，百年无一熟矣。"文中"锉"为用刀斧等工具切、砍的意思。清代罗国纲《罗氏会约医镜·鹿角胶》载："造胶法，取新角寸截，水浸七日，洗净，焙燥，酒淬七次，捣碎。桑火煮三日，候滓浮起，滤干，为霜，入丸以为佐使。其汁入醋少许，再加酒熬成膏。"[1]文中用火焙、酒淬后再捣碎的方法是借用了鹿角成粉的方法，用于煮胶显然缩短了熬制的时间。

无论截断还是破碎，均是为了使胶质容易煮出。根据笔者的实践体会，鹿角坚硬，直接切砍的方法非常费力，火焙酒淬的方法虽省力，但是损失胶质。鹿角的切制只需截断即可。并不需要再行破碎。

2. 浸泡、刷垢

去除鹿角表面的污垢比较简单。经短时间的浸泡后很容易就能去掉。如明代涂坤《百代医宗·煮炼鹿霜胶法》载："取长流水浸三日，刷净垢土。"文中水浸后用刷子刷去泥垢，主要是指鹿角基部，这是符合实际情况的。明代吴球《诸症辨疑·制鹿胶霜法》载："却以新汲水浸一宿，次早洗剥，去角上尘垢。"亦明确指出浸泡后洗去尘垢即可。明代郑宁《药性要略大全·鹿茸》载："流水内浸三日，刷净腥秽。"以上为了祛除鹿角表面的污垢，只需简单浸泡刷净即可。但是要祛除鹿角的粗皮，就复杂得多了。

3. 去粗皮方法

从笔者煮制鹿角胶的经验看，并不需要刮去鹿角表面的粗皮。这是基于煮制的

---

① 罗国纲. 罗氏会约医镜 [M]. 北京：人民卫生出版社，1965：684.

目的，即得到鹿角胶，而鹿角霜只是副产品。在明代以前，煮制的目的往往是得到鹿角胶霜复合物，因此需要去粗皮。首先将鹿角表面的粗皮变软，然后用刀具、瓷片、竹刀等刮去粗皮。使粗皮变软的方法有四种。

第一种是水浸法。与清洗祛除鹿角表面的污垢不同，浸泡时间明显延长。如雷敦《雷公炮炙论》载："以物盛，于急水中浸之，一百日满出。"文中百日的时间太长了。可能有损药效。正如明代黄承昊《折肱漫录》载："闻善制此胶者，将角入竹篮内，置长流水中任其流涤，候净，尽煎之，则毫无渣滓。照之色如琥珀可爱。然渣滓涤尽，血气亦无存矣。亦何益于治病，徒为观美则可耳。"[①] 文中长流水久涤，得不偿失。为了减少浸泡时间，古人发明了利用米泔或蒸米水浸泡的方法。

第二种是米泔浸法。陶弘景《本草经集注·白胶》载："先以米泔汁，渍七日令软，然后煮煎之。"文中"米泔汁"即米泔。宋代陈衍《宝庆本草折衷·白胶》载："并顶皮以米汁久渍令软。"文中的"顶皮"，即鹿角表面的粗皮。笔者实践发现米泔浸鹿角粗皮确实会变软。

第三种是蒸米水浸法。唐代孟诜《食疗本草·鹿》载："以饙水浸七日，令软方煮也。"文中"饙水"指蒸米水。如《说文解字》"云饙，一蒸米也"，文中令软的标准同上。

第四种是水煮法。古人发现将鹿角稍煮后，粗皮变软。如明代刘文泰《本草品汇精要》载："再旋旋添水煮一日，候角软，乘热削去粗皮。"文中先将鹿角煮软后刮去粗皮。这也是最省时省力的方法。

4．木箅防焦

煮鹿角胶的方法，陶弘景《本草经集注》载："煮煎如作阿胶法耳。"文中指出鹿角胶的煮法与阿胶相同。参考同时代北魏贾思勰《齐民要术·煮胶法》一文，其主要论述的是用动物皮毛为原料的煮胶方法。

煮胶过程中由于胶质黏稠，如粘到锅底容易焦糊。《齐民要术》中记载的解决办法是："长作木匕，匕头施铁刃，时时彻搅之，勿令著底。"即用一个带有铁刃的长柄木勺，贴着锅底不停地搅拌。这种方法用于搅拌驴皮、牛皮等皮片固然有效，但是用于搅拌寸截的鹿角却不适宜。因为鹿角质地坚硬，搅拌困难且费力，而且鹿角在煮的过程中骨质逐渐疏松，搅拌会使骨质不断脱落，沉到锅底容易焦糊。

如何解决这个问题，明代刘文泰《本草品汇精要》给出了很好的办法，原书

① 黄承昊. 折肱漫录 [M]. 南京：江苏科学技术出版社，1987：50.

"白胶"载:"仍于锅内如前安桑木篦,勿令着锅底,篦子上铺桑白皮一层,却将鹿角层层铺,注长流水八分,以人参、茯苓、楮实子用夏布袋盛之,同入锅内,下用桑柴火,再旋旋添水。"[1]文中的方法是在锅底置一个桑木做的小篦子,篦子上面铺一层桑皮,桑皮上面铺多层鹿角,加水没过鹿角,这样将鹿角与锅底隔开。鹿角下面铺桑皮,使煮胶过程中出现的碎渣不至于脱落到锅底,避免了焦糊现象。郑金生教授根据《本草品汇精要》原书描述绘制了草图(图67,图68)。

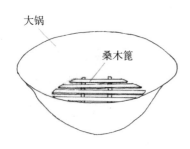

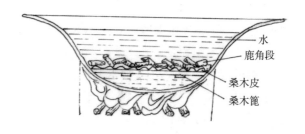

图67　郑金生教授手绘《本草品汇精要》煮鹿角胶桑木篦放置示意图

图68　郑金生教授手绘《本草品汇精要》煮鹿角胶剖面示意图

5．热水频添

鹿角在煮制的过程中,水分不断蒸发,需要频频加热水。添加的方法,如明代陈嘉谟《本草蒙筌》载:"炭火猛煮三日,如水耗渐添热汤。"明代许希周《药性粗评》载:"旋添热水,桑柴火煮七昼夜。"二书中均指出要添加热水,更有医家特意强调不可添加冷水。如明代涂坤《百代医宗·煮炼鹿霜胶法》则明确指出:"慢火煮,不断火候,常添热汤,不可添冷水。"由于煮胶时间较长,为了解决随时能够有热水的问题,古人亦有其智慧。如明代韩懋《韩氏医通》载:"瓦缶水煮,每角一斤,入黄蜡半斤,缶口用露酒一壶掩之。别沸流水旋添,勿令下竭。"文中"瓦缶"为一种口小肚大的瓦器。将水壶坐在瓦缶的口上,壶中加水,利用水蒸气将壶中的水加热,瓦缶中的水减少时,就从壶中倒热水添加到瓦缶中。

对于在添加药物的复合胶中添加药水,亦要求将药水加热。如明代吴球《诸症辨疑·制鹿胶霜法》载:"用二砂罐,一罐盛角,一罐盛药珠,皆入新汲水,以桑柴烧煨。如无桑柴,以白炭煨之。二罐俱沸,如角罐水干,则徐加入药水;药罐干,则加入新汲水,如法煮三昼夜,以鹿角酥为度。"文中盛药的罐中每次添加的

---

① 刘文泰. 本草品汇精要 [M]. 北京:人民卫生出版社,1982:612.

都是新汲冷水，而盛角罐中每次添加的均为煮沸的药汁，乃热药频添。

笔者在实践操作中发现，煮鹿角时杂质析出的很少，胶液比较干净，不需要像煮阿胶的"打沫"工序，热水频添也是煮制鹿角胶的特色。

6. 角软胶成

鹿角胶与阿胶的成胶火候是不一样的。阿胶煮法是尽量将皮中的胶质煮出，剩余的皮子胶性全无，弃用。而鹿角煮制后胶液浓缩为鹿角胶，骨质为鹿角霜。古人对鹿角胶熬制的火候大致分以下三种。

第一种是角软如粉，胶在霜中。雷敩《雷公炮炙论》载："日足，角软如粉，捣烂。"从文中可见，鹿角霜中的胶质并没有完全煮出去，煮的目的只是将鹿角煮软。

第二种是角软为度，霜胶分离。明代许希周《药性粗评·鹿角霜》载："桑柴火煮七昼夜，以软可切为度，切片，日干，研末收贮。其汤慢火熬成胶，以匙挑不断为度，谓之鹿角胶，亦谓之白胶。"文中鹿角煮制的火候为"软可切为度"，并没有考虑鹿角的枯荣与汤汁的稀浓，这种鹿角霜中仍有大量的胶质成分，所余胶汁浓缩为鹿角胶。

第三种是角质酥松，煮汁成胶。明代倪朱谟《本草汇言·鹿角胶》载："入大锅内煎，以水二大担，煎十去其七，滤出汁，其渣再用净水煎，如前法。其角酥松，即成鹿角霜矣。其汁合初次汁入砂锅内慢火煎熬，以桃柳枝不住手搅，以凝为度，即成胶矣。"文中鹿角煮至酥松的程度，其中的胶质成分已完全煎出。

7. 添加辅料

本草文献中鹿角胶的煮制大多没有添加辅料。如唐代苏敬《新修本草》载："但煮浓汁重煎，即为胶矣。"《齐民要述·煮胶法》中亦没有添加辅料的记载。但是，有些文献记载煮制鹿角胶的过程中会添加一些辅料，归纳起来有如下几种。

第一种是牛皮。南朝梁陶弘景《本草经集注》载："又一法即细锉角，与一片干牛皮，角即消烂矣。不尔相厌，百年无一熟也。"文中指出鹿角屑与牛皮同煎，则鹿角容易煮烂。添加牛皮的目的是增加鹿角胶的黏性，利于成胶，如同现在熬猪皮冻时加入少许食用明胶，并非故意用牛皮胶来冒充鹿角胶。至清代，出现了以牛皮胶冒充鹿角胶的现象。如赵其光《本草求原·鹿麋》载："今多以牛胶加楮实伪充，宜察。"曹炳章《增订伪药条辨·鹿角胶》载："市肆有以牛皮煮为胶伪充，一层白色，俗名白头，气味膻臭黏浊，服之有害。"[①] 这种造假的行为与古人煮鹿角胶添加一片牛皮的行为迥然不同。

第二种是无灰酒。无灰酒即黄酒的一种。在酿酒时，如酸度适中则无须再加草木灰中和，称无灰酒也，为优质的黄酒。明代李时珍《本草纲目·鹿》载："其汁，加无灰酒，熬成胶用。"无灰酒是煮制鹿角胶最常用的辅料，既可温通行气活血，亦可祛除胶中的腥气，这种辅料一直沿用至今。

第三种是醋。明代李时珍《本草纲目·鹿》载："以东流水、桑柴火煮七日，旋旋添水，入醋少许，捣成霜用。"文中加醋的经验可能是受《雷公炮炙论》的影响，后世少有传承。

第四种是黄蜡。明代韩懋《韩氏医通》载："每角一斤，入黄蜡半斤。"黄蜡即蜜蜡中之较粗糙者，常与桑白皮同用，明代罗周彦《医宗粹言》认为二药可以使鹿角胶更容易成胶。原书"制鹿角胶霜法"载："众妙方中加桑白皮、黄蜡，不过欲其成膏。"

8. 复合胶

古人在煮制鹿角胶时有添加药物的经验，以增强鹿角胶的功效。添加的药物有以下几种。

第一种是人参、茯苓、楮实子。明代刘文泰《本草品汇精要·白胶》载："以人参、茯苓、楮实子用夏布袋盛之，同入锅内，下用桑柴火，再旋旋添水。"方中人参大补元气，茯苓淡渗利湿，楮实子补肾益精，三者配伍增强了鹿角胶温补肝肾，益精养血之功。

第二种是熟地黄、天冬、山药。明代吴球《诸症辨疑·制鹿胶霜法》载："用二砂礶，一礶盛角，一礶盛药珠，皆入新汲水，以桑柴烧煨。如无桑柴，以白炭煨之。二礶俱沸，如角礶水干，则徐加入药水；药罐干，则加入新汲水，如法煮三昼夜，以鹿角酥为度……熟地黄四两、天门冬三两，脾胃不足入干山药三两。"文中以药汁加入胶汁中，增强了鹿角胶固肾益元阳，益精血，暖腰膝的功效，添加的方式也独具特色。

第三种是楮实子、桑白皮、黄蜡。明代陈嘉谟《本草蒙筌》载："用楮实子、桑白皮、黄蜡各一两，同煮，以桑叶塞罐口，勿令走气，炭火猛煮三日。"文中添加楮实子补肾益精，其煎液色红，桑白皮、黄蜡可能使胶液更容易成胶。这三种药

---

① 曹炳章. 增订伪药条辨 [M]. 福州：福建科学技术出版社，2004：116.

物的添加客观上改善了鹿角胶的品相，是否增加了疗效还须进一步研究。

第四种是麦冬、熟地黄。明代罗周彦《医宗粹言·制鹿角胶霜法》载："其角汁不退火，量加麦门冬、熟地黄入内，烹至三分过二之干，滤去二药，将胶倾取净器内，若不甚稠，再熬少刻，置土地上一日夜去火毒任用。"文中加麦冬、熟地黄添精补肾，与鹿角胶相伍达到阴阳双补的效果。

第五种是鹿茸。明代黄承昊《折肱漫录》载："世上通行鹿胶不甚效，须加毛角数枝方有力。"文中"毛角"指鹿茸，在煮制鹿角胶的过程中加入鹿茸，补肾精，壮元阳。

9. 实践体会

笔者准备整枝马鹿角 3 对，重量大约 10kg，用小锯截成 10cm 长的小段。凉水浸泡 2 天后，用鬃刷刷去表面的泥垢。取大号不锈钢桶，底部置一个旧煤气灶支架，上面坐一个不锈钢网桶，将截断的鹿角置网桶内，加水漫过鹿角。用蜂窝煤炉子开始加热煮胶。由于鹿角很干净，基本上没有什么杂质泛出。当水减少时，添加热水。白天煮，晚上封上炉子。这样煮到第 3 天，不锈钢桶中的胶液就比较浓了。将胶液倒出，趁热过 100 目网筛，滤去杂质。重新添加热水再煮，这样又重复 2 次，总计用了 1 周时间，胶液清晰，说明胶质基本煮出。剩下的鹿角霜表面颜色黑黄白相间，黄黑色是鹿角表面的粗皮，白色是部分粗皮脱落露出里面的骨质（图 69）。将滤出的胶液合并在一起，开始浓缩。待胶液浓缩至较少时，倒入不锈钢锅内继续浓缩，要不断用木铲搅拌，以免出现焦糊。待滴水成珠时，加入 10% 的黄酒。加大搅拌的频率，并将木铲立起，顺时针紧贴锅底，平行搅动，并将蜂窝煤炉子的火力减小。随着胶液的浓缩，"挂旗"的程度会越来越明显，这时要进一步降低火力。在不出现焦糊的前提下，"挂旗"越明显（图 70），胶中的水分越少。相应晾胶的时间越短。准备两个长方形不锈钢盘，内表面涂上薄薄一层香油。将煮好的胶液倒入盘中，静置一夜后，鹿角胶已凝固。取出，用刀切成三

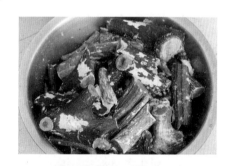

图 69　煮鹿角胶所余鹿角霜

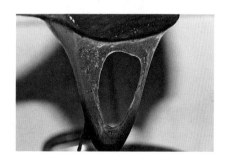

图 70　挂旗

大块，再切成厚约 0.5cm 的薄片。将切好的
胶片平铺在 6 个盖帘上（图 71），置阴凉通风
处开始晾胶。晾胶的方法与阿胶相同，即每日
翻 1 次，待胶片表面干燥，将其收集起来置箱
子中封好。每天要倒箱、立箱以改变胶片在箱
中的位置，防止粘连。大约过 3～4 天取出，
会发现胶片再次变软，将其摊在盖帘上继续晾
晒。如此反复操作，大约 1 个月，至胶片完全
干燥，制作完成。得到的鹿角胶透光明亮，质
脆，无腥气。

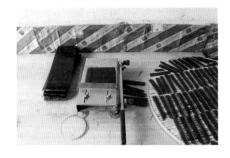

图 71　放大条，开片

10．结语

综上所述，古人在鹿角胶的炮制工艺如截断与破碎、浸泡与刷垢、刮粗皮、木
箅防焦、热汤频添、角软胶成、添加辅料等方面均进行了深入的探讨。现代鹿角胶
制作工艺的研究不能脱离传统，反而应从传统炮制中找到入手点，列举如下。

第一是刮粗皮问题。由于古人早期煮鹿角的目的是使其易于粉碎，所得为鹿角
霜与鹿角胶的复合物。刮去粗皮的本意是为了使鹿角霜品相更好，但是粗皮中是否
有对鹿角胶有影响的成分，应进一步研究。

第二是添加辅料问题。辅料添加历史最久的是黄酒，其温通活血通经之功也与
鹿角胶之功契合。所以《中华人民共和国药典》一直将黄酒作为鹿角胶的辅料，这
是有历史传承的。但是，1963 年版开始加入冰糖，1977 年版又加入豆油。自此至
今历版《中华人民共和国药典》均将二者作为添加的辅料，这种经验可能是根据当
时某些厂家生产的经验。虽然《中华人民共和国药典》表述为"或加""可加"，但
是现行市场上销售鹿角胶均添加了豆油、冰糖。笔者曾在研究阿胶辅料过程中，对
比试验过添加与不添加的区别，发现添加了冰糖者胶体的明亮度与脆性均增加，添
加了豆油者胶体油润久置无绺裂，二者均改善了阿胶的品相。鹿角胶的添加亦是如
此，而且豆油与冰糖会一直留在鹿角胶内。这显然是有利于商家而不利于患者。因
此，笔者建议《中华人民共和国药典》考虑标出添加辅料的量，对于科学研究使用
的鹿角胶，应使用未添加豆油与冰糖者。

鹿茸

传统炮制刍议

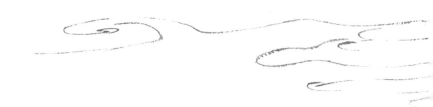

　　一般在药房中见到的鹿茸多为茸片，其实这种鹿茸并不能直接入丸散或水煎服，需要进一步炮制。如明代李时珍《本草纲目·鹿》载："时珍曰:《澹寮》《济生》诸方，有用酥炙、酒炙，及酒蒸焙用者，当各随本方。"古人在鹿茸炮制等方面积累了丰富的经验，兹分述如下。

1. 熏制与水焯

割鹿茸的时间在端午节后，天气已转热，鲜鹿茸容易腐败变质。唐代苏敬《新修本草》载："谨按：鹿茸，夏收，阴干，百不收一，纵得一干，臭不任用。"[1] 文中指出鲜鹿茸如果在夏季阴干，几乎都会腐败变臭。解决这个问题，古人有多种方法。

第一种是熏制法。如明代韩懋《韩氏医通·异类有情丸》载："熏干。"关于熏字，《说文解字》解释为"火烟上出也"。《尔雅》载："炎炎，熏也。"至于熏干的方法，明代李时珍《本草纲目》中记载了两种。一种是用烟熏，如原书"荞麦"载："壁虱蜈蚣：荞麦秸作荐，并烧烟熏之。"文中烧荞麦秸秆，使生浓烟。另一种是用火烤，如原书"蜈蚣"载："黄州岐亭有拘罗山，出大蜈蚣，袤丈尺。土人捕得熏干。"鹿茸熏干的方法，显然并不需要用烟。而且文中亦未指出用何物点燃烧烟。因此，鹿茸熏干的方法就是烤干。熏的火力较烤弱而柔和，与明火相距较远。

第二种是焯鹿茸法。这里的焯近似于烹饪的"焯法"，业内常称为"炸鹿茸"。如清代翁藻《医钞类编·炮制鹿茸法》载："余在边外蒙古，与射鹿者买得一茄茸来，即于锅内烧滚水二大碗，将茄茸炮于滚水之中，随即取出，迎风吹之。俟其稍凉，又入原锅滚水中再炮，半刻又取出，迎风吹之。如是七八次，其茸中之紫血方坚实如角。后带归京都，用以灌痘浆，其效如神。若不煮炮，生必臭烂。煮炮不得其法，则茸中紫血爆破流出。此乃蒙古收拾鹿茸之法，可称尽善尽美。"[2] 这段文献非常珍贵，其法将鹿茸反复用热水焯过，使鹿茸中的血液焯熟凝固。这样得到的鹿茸干燥后就不会腐败了。这种方法也是养鹿行业的通行方法。笔者在河北向养鹿师傅学习的方法是：在鹿茸的锯口对称钉两颗钉子，用两根细绳两端各拴一颗钉子，这样执细绳中部即可将鹿茸提起。取一个比较深的桶，水烧至响边即可，温度 70～80℃。将鹿茸用细绳提起放到热水中，注意锯口不要没入水中。时间持续5 分钟（图 72）。取出鹿茸，放稍凉。再将水烧至上述温度。上、下午各重复 3 次，连续 5 天。将焯好的鹿茸晾在阴凉通风处，晾干即可。笔者用此法处理多次花鹿茸与马鹿茸，均没有出现腐败的情况。且得到的鹿茸坚实饱满。养鹿师傅反复强调水温不可过高，水温过高，则鹿茸容易破裂、中空，影响品相。正如翁藻所云："若药肆中所售干茸，外有黑皮坚硬，中却无坚实之茸，皆因煮炮不得法。急于一次炮熟，火力煎熬太急，爆破流出紫血，故中空无茸，或间有半茸者。"文中正是指焯

① 苏敬等. 新修本草（辑复本）[M]. 尚志钧，辑校. 合肥：安徽科学技术出版社，1981：382.
② 翁藻. 医钞类编 [M]. 北京：中国中医药出版社，2015：1840.

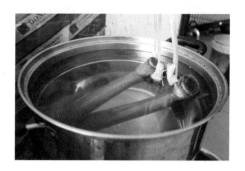

图72 焯鹿茸

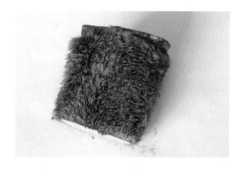

图73 马鹿茸

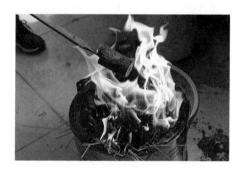

图74 《本草衍义》：烈焰灼毛

茸时温度过高，时间过久的弊病。这种焯茸的方法简单有效，文中"尽善尽美"之誉并不为过。直到现在，养鹿行业仍在沿有此方，只是在焯茸的细节上更加讲究，如鹿茸的老嫩，排血与窝血，是否鼓皮等，但总不出此古法之藩篱。

2. 烈焰灼毛

古人反复强调鹿茸必须去掉表面的茸毛。至于去毛的原因，笔者曾在炙马鹿茸时，用去毛与不去毛的鹿茸各一块，分别用火炙作对比。发现去毛者已经炙黄时，不去毛者竟只有茸毛稍有黄色灼烧痕迹。可见鹿茸不去毛，用火炙时热力很难透到里面。如同夏季用棉被覆盖的冰棍不易热化的原理一样，热力很难穿透浓密的茸毛。因此，去掉茸毛的原因并不是去掉非药用部位，而是为后续的火制法做准备工作。

去除茸毛的方法是用火燎，火有大小之分。有主张用大火者，如宋代寇宗奭《本草衍义·鹿茸》载："于烈焰中急灼之。"[1]文中"烈焰"为何种火候？宋代洪遵《洪氏集验方·苁蓉茸附丸》载："用草烧去毛。"[2]枯草见火即着，火势非常猛，但是火退亦快，仅能持续几十秒。笔者取马鹿茸一块（图73），由于个头较小，用铁棍尖部扎鹿茸骨松质内，持铁棍燎毛。取枯草少许置铁盆内，点燃。置鹿茸于火焰的最顶端（图74），亦为温度最高处。其间不断转动

---

① 寇宗奭. 本草衍义 [M]. 北京：人民卫生出版社，1990：105.
② 洪遵. 洪氏集验方 [M]. 北京：人民卫生出版社，1986：136.

鹿茸，使其受热均匀。很快就发现表面的茸毛开始受热卷曲，并逐渐变黑。这时用刷子将表面已经炭化的茸毛扫去。再次用草火灼烧。重复操作若干次。由于草火猛而持续时间短，每次火燎并不需要很多草，少放频放。最终，鹿茸表面的茸毛并不能完全去掉，会留有薄薄一层黄色的茸毛（图75），这么短的茸毛已经不会影响火力穿透。如果

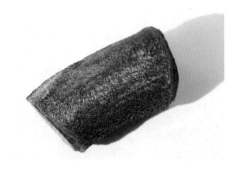

图75 灼毛效果

一定要将茸毛去净，可能火会烧到鹿茸的皮，表现是鼓起小泡或裂开。

亦有主张用小火者，如宋代陈衍《宝庆本草折衷·鹿茸》载："今以纸纤蘸麻油，点火渐燎去毛。"笔者取酒精灯燎茸毛，由于其火焰较小，如果不断移动鹿茸，茸毛并不会发焦。只有鹿茸静止，酒精灯火焰尖部持续加热，茸毛才会焦糊。这样局部鹿茸皮的温度显然较杂草火焰高，容易伤皮。杂草的大火不但不会损伤，反而能够保护鹿茸。正如明代陈嘉谟《本草蒙筌·鹿茸》载："制急燎毛。烈焰中急燎之，防伤茸也。"

可见，鹿茸去毛的方法应该是烈焰灼毛。如果以鹿茸贵重，用小火慢慢烧去茸毛，反而会损伤鹿茸。

在用大火灼毛时，宋代寇宗奭《本草衍义·鹿茸》还记载需要先涂一层酥油，原书载："茸上毛，先薄以酥涂匀，于烈焰中急灼之。若不先以酥涂，恐火焰伤茸。"这种观点在后世医家如明代张懋辰《本草便》、清代丁其誉《寿世秘典》、清代刘若金《本草述》等著作中均有引述。但是亦有医家认为并不需要涂酥，如明代陈嘉谟《本草蒙筌》、清代顾靖远《顾氏医镜》、清代徐大椿《药性切用》等。为了验证大火灼毛时是否需要涂酥，笔者进行了实验。取马鹿茸两段，一段涂的酥油较薄，另一段涂的酥油稍厚，仍用草火灼毛。结果发现，前者较后者去毛的效果优，但是二者去毛的效果均不如不涂酥油者。因此，笔者认为马鹿茸还是以不涂酥油为佳。如果是花鹿茸，由于茸毛短而稀疏，涂酥应该有保护作用。

3. 切得动与切得整

刚割下的鹿茸由于血液尚未凝固，不能切片。明代李时珍《本草纲目·鹿》载："用嫩鹿茸一两，去毛切片。"文中的嫩鹿茸应该是指刚用火熏或水焯过，还未晾干者。这种鹿茸的基部是可以直接切成片的。根据笔者经验，对于鹿茸的尖部，虽然已经用水焯过，但由于血液过多，用手摸仍是很软，有液体流动感。很难想象

切开不会流出血浆。而随着鹿茸逐渐晾干，尖部亦逐渐由软变硬，最终与基部硬度相同。古代在产地加工中鲜鹿茸片并不常见。近代有将鲜鹿茸置离心机中或用真空泵排出血液，所得鹿茸久存不易腐败变质。

在古代由于防伪及买卖的需要，绝大多数鹿茸是以整枝的形态进入市场。古代药工面对的多是这种已经晾干的整枝鹿茸。这种鹿茸切制的难点有二，首先由于鹿茸骨密质部分坚硬，特别是基部更难切；其次由于鹿茸的骨松质部分容易破碎，切得越薄越容易碎。鹿茸切制的要求可以归纳为"切得动，切得整"六个字。

"切得动"的方法，古人有丰富的经验。具体列举如下。

第一种是锯开。如宋代唐慎微《证类本草》载："锯解鹿茸作片子。"文中锯开的方法简单实用。但是只能锯成厚片，而且损耗太多。

第二种是火烤。如《宝庆本草折衷》载："今以纸纤蘸麻油，点火渐燎去毛，切片。"笔者用草火燎毛后，立刻用刀切鹿茸，确实可以切得动。但是切的茸片有些卷曲，压平后中间有破碎的情况。

第三是微蒸。如清代戴葆元《本草纲目易知录·鹿》载："安饭上微蒸，切片。"笔者将鹿茸置笼屉上蒸，圆气后 5 分钟取出，确实能切动，但是中间亦有破碎的现象。

"切得整"的方法，本草文献少有记载，多掌握在药工手中。山东省姜保生老药师传授的经验是：将鹿茸以布带缠紧，以防止鹿茸胀裂。自锯口面小孔不断灌入大约 50℃高度热白酒，灌满至润透，稍蒸。趁热横切，切时边松解布带边切薄片，置平底盘内，用宣纸覆盖，压平，阴干。这种方法亦为业内最为通行的方法。

笔者取马鹿茸一段，用纱布缠紧。将高度白酒加热后，自锯口面缓慢滴入。白酒很容易就渗入鹿茸骨松质内。姜老师的经验，灌酒要区分花鹿茸与马鹿茸，花鹿茸较细，丝窝小，酒要缓慢细细灌入，甚至是滴入。马鹿茸粗壮可以灌入，酒柱如筷子粗细，开始较快，逐渐变慢。热酒要分多次灌入。酒的用量比较大，笔者用一段 400g 的马鹿茸的尖部，灌入的白酒竟有 500g。灌酒后，鹿茸的锯口要向上放置，否则酒会流出来。将鹿茸静置 2 小时，使白酒进一步向外渗透，每隔半小时再次补充滴入热白酒。将润好的鹿茸置蒸锅中，圆气后 5 分钟取出。用菜刀切，从鹿茸的尖部开始。将缠绕的纱布条松解一圈后，横切鹿茸片。切时感觉鹿茸的骨密质与骨松质已经融为一体。尽量切薄些，但是过薄也会出现中间破碎的情况。接着再松解下一圈纱布条，依此类推。直至将整段鹿茸切完。将切好的鹿茸片平铺在平底盘上，上面覆盖上宣纸，用书本将其压住。姜老师传授切片法的原理：灌热酒将鹿茸骨松质部分变软，膨胀。而外面的骨密质有纱布束缚，二者紧密结合为一体。再用微蒸的方法使骨密质变软。所以在切片时感觉二者已融为一体。得到的鹿茸片薄、平整、中间无破碎，骨密质与鹿茸皮连接紧密。切好的鹿茸片要用宣纸压平，上面以书本稍压。每天换宣纸（图 76）。其目的是防止茸片在干燥的过程中变形。

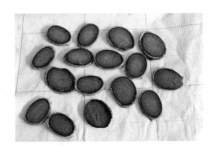

图 76　鹿茸压平

由于地域的不同，药工师傅切制的方法亦有区别。据姜老师讲，由于鹿茸贵重，药铺里有专门切鹿茸的师傅，一般人是不让动手的。但是其切制方法，总不出上述"切得动，切得整"之藩篱。

据郑金生老师回忆，早年见江西建昌帮老师傅切制鹿茸，将鹿茸置加工壶口加热（图 77）。每加热 1 次，立即切 3 片，再次加热后再切片，如此反复操作。

需要强调的是，将上述切好的鹿茸用药碾子碾，鹿茸的骨密质部分仍然难以碾碎，还需要进一步炮制。

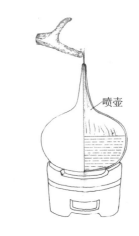

图 77　郑金生教授手绘传统鹿茸蒸壶示意图

4．破开与酥制

酥制法是鹿茸主流炮制方法，如宋代王怀隐《太平圣惠方》收载的鹿茸的炮制方法中，几乎是众口一词："去毛，涂酥炙，令微黄。"根据笔者酥炙鹿角的经验，坚硬的鹿角亦可炙透，研成细粉。由于鹿角坚硬，难以破碎，往往是整块酥炙。而鹿茸硬度远逊于鹿角，用酥炙透没有问题。但是，鹿茸酥炙前是否需要破开，古代医家是有争议的。

有医家认为不须破开，涂酥后直接炙。如东晋葛洪《肘后备急方·治卒患腰胁痛诸方》载："鹿茸（不限多少），涂酥，炙紫色，为末，温酒调下一钱匕。"[1]笔者取马鹿茸中上部 10cm 一段，用草火燎去茸毛，表面涂酥油。取烧烤炉，用机制木炭加热，炉子上覆铁丝网。将鹿茸置铁丝网上，用小刷子刷取少许酥油。由于酥油是固体，仅能刷取少许，小心涂到鹿茸上。刷的过程中，刷子也会变热，这样再次

① 沈澍农. 肘后备急方校注 [M]. 北京：人民卫生出版社，2016：164.

刷取酥油时就方便多了。如此重复操作。其间不断翻动鹿茸，使受热均匀。大约1个小时，鹿茸颜色呈紫红色，说明已炙好。用药碾子很容易就轧成细粉。

亦有医家主张应先将鹿茸破开后再酥炙，如明代陈嘉谟《本草蒙筌·鹿茸》载："破开涂真酥油，炙脆候黄褐色。"明代皇甫嵩《本草发明·鹿茸》载："凡用，破，酥炙。"文中的"破"字的本义，《说文解字》载："破，石碎也。"①后世对不同材质，有不同的理解。如《晋书·杜预传》载："今兵威已振，譬如破竹，数节之后，皆迎刃而解。"这里的"破"是砍、劈的意思。东汉张仲景《伤寒论》"通脉四逆汤"载"用大附子一个去皮生破八片"，这里的"破"是切的意思。具体到鹿茸，笔者认为要区别鹿茸的粗细程度。"花二杠"（系出生两年以上的成年雄鹿的幼角，且有一个分支者），"花三岔"（同前，具有两个分支者），马鹿茸的尖部，可以采用前述鹿茸切制的方法即可。对于花鹿茸怪角，马鹿茸基部，均很粗壮则须劈开。笔者这次实验用的东马鹿茸"三岔"，中部锯口的直径有6cm。这么粗壮的鹿茸如果切片困难，纵向劈开亦可。笔者锯取马鹿茸基部一段，用菜刀纵向劈成6小块。置烧烤炉上酥炙，方法同上。由于鹿茸的坚硬部分主要是骨密质，因此酥炙的重点也是在这部分。骨松质酥炙的时间较短。鹿茸破开后由于表面积增大，受热面积增加，酥炙的时间仅40分钟。效率明显提高。总之，破开的方法要因材制宜。

5. 酒蒸熟与微蒸

鹿茸的蒸制亦是常用炮制方法之一。关于蒸的方法，有蒸熟与微蒸之别。另外，蒸法往往要用黄酒作为辅料，称为酒浸蒸。黄酒功能行药势，通血脉，且能祛除腥味，为炮制鹿茸的常用之品。

关于蒸熟法。宋代朱佐《类编朱氏集验医方·茸附煎丸》载："火燎去毛，酒浸三宿，蒸熟焙干。"②文中"酒浸"应是浸泡之意。笔者取马鹿茸一段，用黄酒浸泡，酒要没过鹿茸。浸泡一夜，鹿茸变软，用手捏得动，从鹿茸锯口能渗出黄酒。文中酒浸需三宿的时间显然太长了。这可能与取鹿茸的部位与时间有关，鹿茸的下部骨化得较明显，花鹿"三岔"比"二杠"骨化明显，马鹿"四岔"（主支粗大，具四个侧支者）比"三岔"（主支粗大，具三个侧支者）骨化明显。因此，酒浸的时间并不固定。接下来"蒸熟"的火候亦颇令人费解。《礼记·礼运》载"熟治万物"，疏"谓烹煮"。由于鹿茸并不能直接嚼服，所以"熟"标准并不能用口感来

---

① 许慎. 说文解字 [M]. 北京：中华书局，2013：193.
② 朱佐. 类编朱氏集验医方 [M]. 北京：人民卫生出版社，1983：99.

衡量。家母过年煮肉，用筷子扎得动就是熟了。而鹿茸最坚硬的部位在骨密质，只要用筷子能扎透就应该是"熟"的火候。笔者取浸好的鹿茸，置笼屉上蒸，"圆气"（指在蒸制时，在蒸器口周围出现大量蒸气的现象）后半小时，用筷子就已经能扎透。取出，切片。由于鹿茸湿度较大，需晾1天。取扁平的砂锅代替瓦片，炉火加热焙鹿茸片。用筷子勤翻，以免焦糊，焙至深黄色即可，鹿茸片中央部分较边缘颜色深。炙好后用药碾子很容易碾成细粉。这种酒浸蒸焙的方法有两个问题：第一是浸泡鹿茸的黄酒由于要没过鹿茸，用量较大，鹿茸的有效成分不可避免要浸出一部分，有损药效。第二是蒸熟的时间过长，鹿茸中的黄酒会随蒸气流失，亦会损失药效。

关于微蒸法。微蒸很好地解决了上述两个问题，清代戴葆元《本草纲目易知录·鹿》载："又制鹿茸法，用线条点着燃其毛，新布拭净，器盛，安饭上微蒸，切片，好酒微拌匀，铺瓷盆中，饭上又微蒸，以受酒摊干，铜锅内微火焙干，勿焦，研末用。"[1]笔者取小米一捧煮至开花，捞出，置小盆内。将小盆置笼屉上，用砂锅盖盛马鹿茸一段坐在小盆内的小米饭上。上笼屉圆气后蒸5分钟（图78）。取出马鹿茸，用刀切成片，没有发生破碎。将鹿茸片用黄酒润半小时，再放到砂锅盖上，继续蒸，圆气后10分钟取出，晾干，用砂锅焙干，呈深黄色（图79）。这种方法的优点有三：第一是通过第一次微蒸，解决了生鹿茸直接切片容易破碎的问题。古人亦有生鹿茸直接切制的记载，如宋代严用和《严氏济生方·苁蓉丸》载："鹿茸，燎去毛，切片，酒浸，蒸。"笔者按文中示方法，用草火燎去茸毛，刚燎过的鹿茸表面很热，还烫手。此时用毛巾按住，趁热切片，鹿茸虽然会有些发卷，确实不会破碎。可见，严用和的方法确实是从实践而来。而戴葆元所示方法的优点则是不强调燎毛与切片的连续性，操作起来更从容。第二是趁热切片后再用黄酒润，使用的黄酒量少，且能充分润到鹿茸里。第三是切片后再进行第二次微蒸，使蒸的时间明显缩短也能达到《类编朱氏集验医方》所载蒸熟的效果。而且药效几乎不会流失。但是，微蒸的方法还是有一个弊病，就是在焙的过程中，鹿茸的骨密质部分不易焙透，在碾粉时会剩下，需要再次焙干再碾粉。这可能与蒸制的时间短有关。

总之，《本草纲目易知录》所载微蒸后切片再微蒸的方法，优于《类编朱氏集验医方》的一次蒸熟法。

---

① 戴葆元. 本草纲目易知录 [M]. 北京：中国中医药出版社，2017：636.

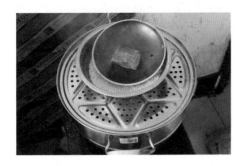

图78 《本草纲目易知录》：鹿茸器盛安饭上微蒸

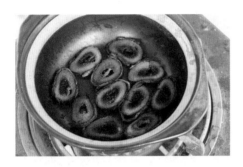

图79 《本草纲目易知录》：砂锅焙干

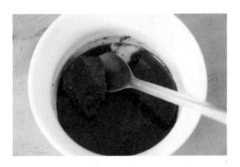

图80 《玉楸药解》：鹿茸膏

6. 熬膏法

鹿茸入药以丸散为主，亦有熬膏者，以酥炙酒煮熬膏法为代表。如清代黄元御《玉楸药解·鹿茸》载："酥炙用，研碎，酒煮去渣，熬浓，重汤煮成膏最佳。"笔者取马鹿茸一小段，大火燎毛，涂酥，炭火炙透。用药碾子将炙透的鹿茸碾成粉，使其置于砂锅中加黄酒小火熬2小时。随后用60目网筛过滤，由于前期酥炙得充分，鹿茸粉碎得非常细，有很多胶质样物留在网筛上，所以基本上没有文中所谓的"渣"。因此，放弃过滤将所有溶液均留在砂锅中，随后将煎液倒入小盆中水浴加热，1小时后取出，放凉，即制作完成。得到的鹿茸膏色黑暗，质黏稠（图80），而生鹿茸虽经酒煮去渣，水浴加热，却很难熬成膏。

古人在制作鹿茸膏时所得产品亦是此种黑暗色，如明代黄承昊《折肱漫录》载："鹿角胶人皆以透明者为佳，殊不知毛角制就者其色黑暗，品之优劣全不系明暗也。"[1]文中"毛角"即为鹿茸，以鹿茸熬制的胶颜色黑暗，效果远胜鹿角胶。原书还主张在鹿角胶中加入鹿茸："世上通行鹿胶，不甚效，须加毛角数枝方有力。"在用鹿角煮制鹿角胶时加入鹿茸，可增强药力。笔者认为，鹿茸为贵重细药，古人不会与鹿角同煎。应该是单独制作的鹿茸膏，待鹿角胶快出锅时再兑入。由于鹿茸膏色黑暗，所以得到的鹿角胶与鹿茸膏的复合体颜色亦发暗，质量虽优

---

① 黄承昊. 折肱漫录 [M]. 南京：江苏科学技术出版社，1987：50.

但品相不如纯鹿角胶。

明代高濂《遵生八笺》载："鹿茸麋茸各三两研为末，熬膏。"由于生鹿茸无法研成细粉，笔者取鹿茸粗粉水煎。煮2小时后，粗粉仍有一半没有溶解。煎液用水浴加热浓缩，得到的膏中仍有很硬的鹿茸碎屑（图81）。可见，这种未炙过的鹿茸难以熬成膏剂。因此，文中"研为末"的前期工序省略酥炙或酒炙，只有经过火炙的鹿茸才能熬成膏。

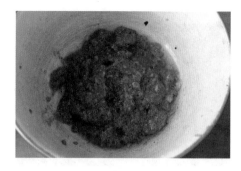

图81　生鹿茸难以成膏

7. 结语

综上所述，古人对鹿茸的防腐方法主要是用熏制与水焯，由于水焯法更容易掌握温度与火候，后世多沿袭此法。烈焰灼毛不但不会损伤茸皮，而且还有保护作用。灼毛是为下一步火炙作准备。鹿茸的切制彰显了老药工们的智慧。"切得动"的方法以微蒸与火烤为常，"切得整"的方法以灌热酒为优，并随地域不同而切制方法各异，其方法之巧令人叹为观止。鹿茸主要是入丸散剂，切制的鹿茸并不能碾成细粉。酥制法是鹿茸的主流炮制方法，既能保持鹿茸的性味，又能增强其疗效。对于较大的鹿茸还是要切开，最好是纵切，再酥炙。鹿茸用蒸法，一次蒸熟法时间过长有损药效，两次微蒸法效果最好。鹿茸熬膏要用炙好的鹿茸，生鹿茸很难熬出膏。

通过深入鹿茸的传统炮制工艺，结合现代研究，笔者认为鹿茸的研究应留意以下几点。

第一是酥炙法的研究。酥炙法是鹿茸炮制的主流方法，古人以鹿茸表面色紫为标准。由于鹿茸骨质疏松，酥油用量会比较多，应对酥油的用量进行定量研究。

第二是两次微蒸法的研究。两次微蒸法得到的鹿茸片，焙干后能仍不能研成细粉。应研究适当延长第二次蒸的时间或增加压力对成品性状的影响，是否容易使其成粉。这样既有利于药房的调剂工作，又方便了患者服用。

第三是鹿茸膏的开发利用。用黄酒将酥炙过鹿茸熬成膏，有利于鹿茸的吸收利用，药效更好，可用于高端补品的开发。

第四是鹿茸毛的有效利用。古人反复强调烈焰灼毛是为后续的火炙工序作准备。马鹿的茸毛密而长，能否利用现代技术去毛而不伤茸，且将毛完整保留下来，进一步开发利用，是一项值得探究的新课题。

生、熟鹿角

粉碎法与现代研究探讨

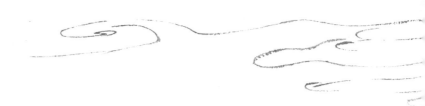

鹿角质地坚硬，一般入丸散剂，需要粉碎后才能入药用。鹿角有生熟之分，生鹿角指鹿角不假火力，仅用简单工具制成粉。熟鹿角则是假以火力制成粉。生、熟鹿角功效不同，明代李时珍《本草纲目·鹿》载："鹿角，生用则散热行血，消肿辟邪；熟用则益肾补虚，强精活血；炼霜熬膏，则专于滋补矣。"可见，生鹿角功能清热消肿，熟鹿角功在补肾强精。二者粉碎的方法有着明显的差异，而现代学者研究鹿角的过程中，很少注意到粉碎工艺差异所致的化学成分及药理变化。笔者在文献整理与实践中发现，古人在生、熟鹿角的粉碎方面有着丰富的经验，这些经验对鹿角的现代研究具有重要的借鉴意义，兹分述如下。

1．生鹿角粉碎法

（1）粉碎工具的选择

生鹿角粉碎的目的有二。一是临床需要生鹿角粉；二是为下一步炮制做准备。如宋代王怀隐《太平圣惠方》载："鹿角屑一两，炒令黄。"

鹿角质地坚硬，锯茸后翌年春季脱落的角基，习称"脱盘"或"鹿角盘"，更是坚硬异常，难以粉碎。笔者曾委托朋友用百吨的液压机挤压，结果仅呈扁块状，再用普通粉碎机仍难以粉碎，其坚硬程度可见一斑。中药传统切制的方法主要是运用各种刀具，多是借用或改造其他手工行业的工具，如木工刨、锉、斧、片刀、锯、铡刀等。当然也有中药炮制所独有的工具如雷公刨等。古人在这些刀具的使用方面积累了丰富的经验。

唐代孟诜《食疗本草·鹿》载："多取鹿角并截取尖，错为屑。"笔者取梅花鹿角，用锯截段。下一步是"错屑"，这个"错"字是"锉"的意思。《六书故·地理一》载："错，以钢铁交错为深理，以磨厉金石者也。"目前市场上的锉刀按功能分有两种，一种是平锉，体重纹理较浅，多用于锉铁器；一种是木锉，体轻纹理较粗，多用于锉木器或皮革。笔者先后用平锉与木锉处理鹿角，锉的粉末前者较细后者较粗。二者工作效率均很低，估计一支鹿角锉完得一个月时间。

宋代陈自明《妇人大全良方》载："以鹿角镑屑三分为末。"[①] 文中的"镑"是"削"的意思。中药传统炮制需要用镑法的药物往往比较坚硬，如宋代欧阳修《归田录》载："诸药之犀最难捣，必先镑屑，乃入众药中捣之。"与镑法相近的方法是"锉"，指用刀斧等工具砍斫药物。

对于"镑"与"锉"的工具，笔者先试了普通的片刀，一手扶鹿角，一手持片刀，仅能削下少许鹿角屑，片较小且厚。于是试用斧子，由于鹿角坚硬且表面光滑，斧刃难以用上力，削下的屑更少。笔者从安国药材市场找到了传统的刨刀（图82），其形为一块长方形的刀片，长20cm，宽5cm。刀的两端各有一个木柄，刀的上面固定一个U形的大号铁丝，用于控制切片的厚度。刨刀最大的优势是能够双手同时用力。双手握刀就需要将鹿角固定住。古人在没有现代工具（如台钳）的情况下将形状不规则的鹿角固定是个难题。笔者尝试过多种办法，如将鹿角锯成小段放入木槽中固定，用铁箍固定，取鹿角段用钉子固定，一人在台阶上用膝顶住

---

① 陈自明. 妇人大全良方 [M]. 北京：人民卫生出版社，2018：376.

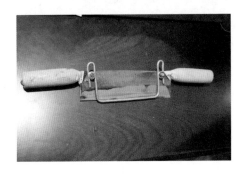

图 82　刨刀

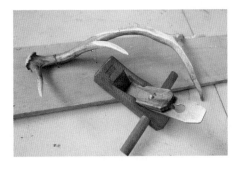

图 83　木工刨

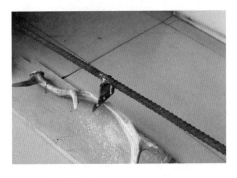

图 84　仿制的刨刀

鹿角同时双手用刀，一人持角另一人用刀等，均没有成功。经过反复的试验，最终采用的成功方法是：取一块木板，在上面钻透若干个小孔，用铁丝穿过，将鹿角固定，一支鹿角固定了四个位置。使用刨刀时要注意角度，角度太大则削不动，太小则刀容易滑动用不上力。削下的鹿角屑远较普通刀斧要多，但是厚薄不一，且刀片很容易卷刃。

为了解决这个问题，笔者找到了传统的木工刨（图 83）。木工刨可以通过设定刀片与楔木的位置，调整所切药物的厚度，由于刀片较厚而且有盖铁保护刀刃，操作时能任意转变角度，且双手用力。传统中药炮制方法中将刨刀固定，刀片朝上，手持药材通过往返运动来切割。笔者如法尝试，虽然可能刨下来一部分鹿角屑，但是由于要同时向下按压，总感觉向前推动的力量不够。于是笔者调整方法，将鹿角用铁丝固定在木板上，双手持木工刨向前推，感觉刨刀与鹿角卡得很紧，向前推时不需要分散太大的力量向下使劲，刨出的鹿角屑片大，薄厚均匀，而且效率很高。还有一种铁制的鸟刨，形似鸟头，两边各有一个手柄。底面与鹿角接触的面较小，较灵活。但是操作时有些发飘，用不上全力，并不适合刨鹿角。刨好的鹿角屑用药碾子很容易就能粉碎成细粉，可以直接服用。

另外，北京康仁堂于立伟先生曾在安国探访羚羊角的切制方法，发现老药工周先生自制的一种刨刀非常高效。其工具是将刀片焊在一个铁筒上，用木棍穿过铁筒固定。两人分别持木棍两端推拉，刮取固定于台钳的羚羊角。笔者按照图片复制了这种刨刀（图 84），刀片用电刨的刀片，用于切制同样坚硬的鹿角，效果亦很好。

无论使用何种刀具，将一枝完整的鹿角完全碎成屑，从技术讲是可行的。但是古人恐怕不会这样做，因为效率太低了，古代很可能是将相对较容易处理的鹿角尖部、主枝部分刨成屑。对于难于处理的鹿脱盘及分枝的根部用于熬制鹿角胶。

（2）外治痈肿用醋磨法

鹿角用于外科痈肿等治疗时一般需要醋磨外用。如宋代朱佐《类编朱氏集验医方》载："鹿角膏治一切痈疖方。治未成不可用膏药贴，宜此药涂。鹿角尖用砂钵内同老米醋浓磨。上时以鹅翎涂拂四围，当中留一口，遇干再涂，一二日即内消。"[①] 明代李梴《医学入门》载："诸恶疮、痈肿、热毒，醋磨敷之。或醋煮锉碎为末，或磨水，或烧灰，或炙黄色。"

笔者在乳钵中放入陈醋少许，取长度约 15cm 的鹿角尖，用断面仔细研磨。大约 5 分钟，倾斜乳钵，发现底部有非常微小像泥一样的碎末。鹿角的断面，骨密质光滑整洁，骨松质在陈醋的浸泡下颜色已经发黑。究其原因，鹿角坚硬的部分是骨密质，只要把四周的骨密质研下薄薄一层，中间大片的骨松质就都能研磨掉了。鹿角醋磨用醋的量要小，磨的时间要长，这样药的浓度会高些，有利于提高临床疗效。可随用随磨。

2. 熟鹿角粉碎法

（1）闷煅法不可取

明代李时珍《本草纲目·鹿》载："以角寸截，泥裹，于器中大火烧一日，如玉粉也"。[②] 文中将鹿角截成 1 寸左右的小段，先用泥包裹鹿角，再置于容器中，用大火烧一日。这种方法实际上是闷煅法，是先将鹿角用泥裹，再置于容器中烧的工序，与传统的闷煅法不同。考证这段文字是《本草纲目》转引自唐代孟诜《食疗本草》，原文是："但于瓷器中或瓦器中，寸截，用泥裹，大火烧之一日，如玉粉。"可以看出与《本草纲目》的不同之处是将鹿角先置于瓷器中，再用泥裹瓷器。可见是《本草纲目》的引文有误。按照《食疗本草》中记载的方法，笔者将鹿角用锯截成 5cm 左右的段，装入小玻璃瓶中，盖紧瓶盖（图 85）。取黄土细粉，加入少许苘麻和成泥，加苘麻的目的是防止黄土泥在烧制的过程中开裂。用黄土泥将玻璃

---

① 朱佐. 类编朱氏集验医方 [M]. 北京：人民卫生出版社，1983：187.

② 张志斌，郑金生. 全标原版本草纲目 [M]. 北京：科学出版社，2019：2073-2074.

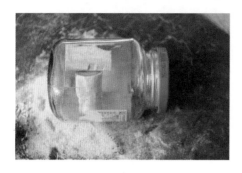

图 85 《食疗本草》：鹿角寸截装瓶

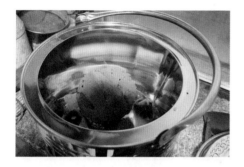

图 86 《食疗本草》：泥裹炭火煅

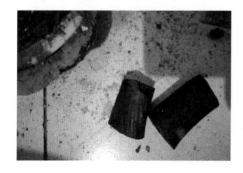

图 87 《食疗本草》：煅后炭化明显

瓶包严，置于有机制木炭火盆中开始闷煅（图 86）。《食疗本草》中规定的时间是"一日"，这个时间表述应该是指"一白天"，而古人表达一整天会用"一伏时""一昼夜""一日夜""一复时"。笔者将闷煅的时间定为 8 小时。泥的颜色由土黄色烧干后变为灰黄，颜色逐渐加深，最后变成黄黑色。其间将泥玻璃瓶的位置翻动了几次，以便使其受热均匀。由于在泥中掺入了苘麻，泥仅有一处开裂了有半公分长的细小裂缝。8 小时后，取出泥玻璃瓶，用斧子将其轻轻砸开，发现玻璃瓶破裂处为新痕，说明闷煅过程中没有破裂。从中取出鹿角段，色漆黑，完全炭化（图 87），用铜臼捣之立碎。可见这种方法炭化太过，没有达到中药的"存性"。笔者为了验证鹿角闷煅的火候，另外做了一尝试。将盛有鹿角的泥玻璃瓶，放置于家用蜂窝煤炉子中，炉子少放一块煤，正好放入泥玻璃瓶。由于空间狭小，其间没有翻动瓶子。8 小时后，取出泥玻璃瓶，其下部已经发红。用斧子将其轻轻砸开，发现里面的鹿角呈红色的火炭状。用钳子夹出鹿角，置凉后表面呈灰白色，稍动则裂开，里面焦黑色。

由上可见，用两种不同的火候闷煅，得到的鹿角都炭化了，均不符合中药闷煅法"存性"的要求。《食疗本草》记载的闷煅标准是"如玉粉"，这个标准显然是在闷煅时容器封闭不严，进入了空气，导致氧化充分，所以鹿角颜色会发白，且呈粉末状。笔者的实验显然没有达到上述标准。但是，即使达到了这个标准，也只是离中药的"存性"越来越远了！可见，用闷煅法炮制鹿角的方法是不可取的。

清代祁坤在《外科大成》中改变了闷煅的火候"泥固煅黄色"，这固然优于《食疗本草》的记载火候记载，是闷煅的理想状态，但是这种火候难以掌握。

（2）巧妙的炭烧酒淬法

宋代唐慎微《证类本草·鹿茸》载："产宝治娠卒腰痛方：以鹿角截五寸，烧令烂赤，纳酒一大升中浸之，冷又烧赤又浸，如此数过，细研，空心酒调鹿角末方寸匕服。"[①] 笔者取鹿角截成小段，于木炭上加热。鹿角本身色发黄，加热后颜色加深，呈暗深黄色，这就是"烧令赤"的火候。由于炭火的温度并不是太高，所以并不会将鹿角烧成红色，恐怕未成红色就已经炭化了，也就失去了"存性"的意义。将烧热的鹿角首次放在黄酒中淬，听到"刺啦"一声，鹿角沉入黄酒中，紧接着听到轻微的爆裂声，发现鹿角表面有裂纹（图88）。待鹿角凉时，再置于炭火上烧，其间不断用炭夹翻动以免焦糊，发现刚才的裂纹扩大成裂隙，个别部位翘起。再置于黄酒中淬，有部分鹿角的骨密质脱落（图89）。如此反复操作，骨密质不断脱落，骨松质逐渐变软。用手捏骨松质有丝瓜络样的感觉，富有弹性（图90）。这让笔者非常意外。随着酒淬的次数增多，骨松质及骨髓部分接触炭火的面积会不断增加，这时要加快用炭夹翻动的

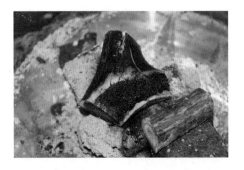

图88 《证类本草》：鹿角炭烤酒淬后出现裂纹

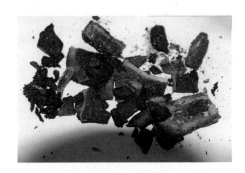

图89 《证类本草》：反复炭烧酒淬后骨密质脱落

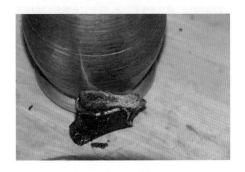

图90 《证类本草》：骨松质变软

---

① 唐慎微. 证类本草 [M]. 北京：中国医药科技出版社，2011：504.

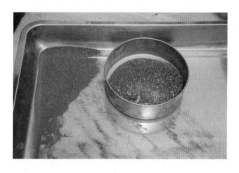

图91 《证类本草》：部分仍难成细粉

频率，以免焦糊。大约半小时的时间，鹿角就已经非常酥脆了，色泽深黄稍带焦色，脱掉的骨密质部分呈片状，骨松质用手即可撕开。所以原书"以角碎为度"的火候标准是碎成相对较小的块，并不是很细小的块。笔者经反复地炭烧酒淬后，将制好的鹿角用药碾子碾压，仍有三分之一的鹿角不能成细粉（图91）。用炭烧酒淬的方法利用了鹿角热胀冷缩的原理，工作效率很高，而且能够"存性"。

另外，《本草纲目》记载的崔行功《纂要方》中的鹿角粉法，虽然没有用酒淬，但是反复操作的过程类似。原书"鹿"载："以鹿角寸截，炭火烧过，捣末，水和成团，以绢袋三五重盛之，再煅再和，如此五度，以牛乳和，再烧过研用。"这种方法有明显的缺陷。首先，鹿角用炭火烧过一次，如果烧至色暗红而"存性"，是很难捣碎的。如果烧至炭化，虽然容易捣碎，但又不能"存性"。第二，捣碎后，加水用绢可以过滤掉细粉状的部分。较粗的部分再次用炭火烧，这种捣过的粗块由于数量较多，再次用火烧时，用炭夹很难照顾周全，容易焦糊。而原文说要经过5次，次数越多越容易焦糊。

（3）慢工出细活的酥炙法

唐代孟诜《食疗本草·鹿》载："（角）亦可炙令黄，末，细罗，酒服之益人。"锯取鹿角段，长约1寸。用酥油涂鹿角法：由于酥油是黄色的固体，可以提前将酥油加热化成液体，再用毛刷涂鹿角。这种方法的不足之处是：由于酥炙鹿角的过程漫长，酥油很容易凉，重新变成固态。而且液态的酥油涂到鹿角上有少部分向下流到炭盆中，造成浪费。因此，笔者采用的是常温固态的酥油，刚开始用毛刷刷取酥油时会比较费力，但是随着炙鹿角温度的升高，刷子上的酥油接触到鹿角就会液化，刷子的温度也会升高。再次用刷子刷取酥油时，酥油表面会呈半液态，刷取酥油就容易多了。笔者使用的是果木炭，上面放铁丝篦子。将涂有酥油的鹿角置于炭火盆上，酥油刚涂到鹿角上很快就化成液态，随着鹿角温度的升高，鹿角表面会有酥油受热后呈现的微小气泡，似乎在向鹿角内渗透。鹿角表面干后，需要再次涂刷酥油。随着温度的升高，刷油的频率也不断增加。半小时后，鹿角的黄色稍稍变深，一小时后，变成深黄色。随着时间的延长，颜色虽然还是会有些加深，但是变化已经不明显了（图92）。这也使书中"炙令黄"的火候掌控成为难题。时间仿佛静止了一样，笔者甚至感觉到是在烤石头，毫无变化。终于在酥炙到 2.5 小时后决定终止实验。鹿角没有任何酥脆征兆。

第 2 天，笔者用铜槌轻轻敲击酥炙的鹿角，惊奇地发现鹿角表面有明显的裂纹，用手竟然掰下一块（图 93）。发现鹿角内面呈黄灰色，而且这种颜色由外到里是一致的，说明酥炙火候的渗透之力是非常强的。将这小块鹿角用药碾子碾压，竟然完全粉碎成细粉了（图 94）。这太令人意外了！鹿角经过大火烧烤尚不能达到的效果，用炭火酥炙竟然达到了。

酥炙法同时解决了鹿角炮制的两个难题：一是药物的粉碎。其粉碎的程度是鹿角各种炮制方法中最细的。二是解决了炮制鹿角的"存性"问题。由于炭火温度较低，且有酥油的保护，使得酥炙过程中完全没有焦糊的情况。这也是所有鹿角熟制法中"存性"最好的方法。当然，酥炙法也有明显的缺点，就是酥炙时间太长。但是，能够同时解决鹿角炮制的两大难题，多耗费些时间也是值得的。

3．结语

综上所述，通过实践生、熟鹿角的各种粉碎方法，其特点可用"吃软不吃硬"5 个字来概括。例如在鹿角的粉碎刀具的选择方面，片刀、斧这些暴力性强的工具难以发挥作用。而用锉刀、木工刨慢慢地锉削，甚至用乳钵研磨，反倒有很好的效果。在用各种火制的方法中，用火力最强的闷煅法，反而使鹿角炭化失去药效。用火力较小的炭

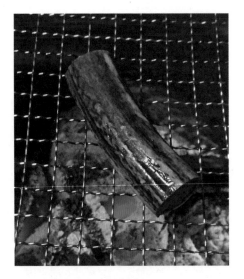

图 92 《食疗本草》：酥炙鹿角

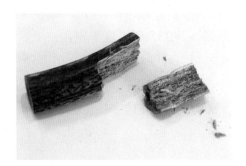

图 93 《食疗本草》：质地酥脆

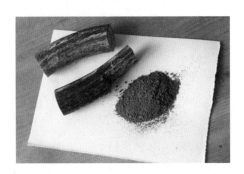

图 94 《食疗本草》：易成细粉

烧酒淬法粉碎与存性程度均有明显提高。而用火力最为温和的酥炙法在粉碎与存性方面均达到了最优。

笔者在研究生、熟鹿角粉碎法的过程，结合现代研究，认为有以下几点值得注意。

第一是生、熟鹿角粉碎工艺的现代研究。现代机械已经可以将鹿角粉碎成普通粉，而且能进一步粉碎成超微粉（过300目筛）。甚至最为坚硬的鹿角盘亦可粉碎，这无疑已经超越了古人用简单机械破碎的水平。诚然，鹿角超微粉确实能分离出更多的化学物质。但是，这些物质并非越多越好，而是要与鹿角的药效相对应。选择有利于提高鹿角临床疗效的粉碎方法，对于无益于甚至有损鹿角临床疗效者，要舍去。

第二是生鹿角与熟鹿角的区别。明代李时珍《本草纲目》记载的熟鹿角温肾补虚强精，生鹿角散热行血消肿，二者功效主治完全不同。据2020年版《中华人民共和国药典》记载鹿角炮制："洗净，锯段，用温水浸泡，捞出，镑片，晾干；或锉成粗末。"文中锯段、镑片、锉末等切制法，所得均为生鹿角。而《中华人民共和国药典》中记载鹿角功能与主治："温肾阳，强筋骨，行血消肿。用于肾阳不足，阳痿遗精，腰脊冷痛，阴疽疮疡，乳痈初起，瘀血肿痛。"文中温肾阳强筋骨的功效，显然是指熟鹿角。而行血消肿之功则指生鹿角。可见，《中华人民共和国药典》中记载的鹿角的功效包括了生鹿角与熟鹿角，而所列炮制方法所得均为生鹿角，容易使学者误认为生鹿角具有补肾温阳之功。故应在《中华人民共和国药典》中将生、熟鹿角的功效区别开。

第三是炙鹿角与鹿角胶霜混合物的区别。熟鹿角的炮制方法均为火制，所得为熟鹿角粉，而鹿角经水煮后所得为鹿角胶与鹿角霜，为水火共制法。宋代《圣济总录》收载的名方麋角霜丸中的麋角经过镑屑、牛乳浸泡、瓶装、大麦覆盖、笼屉蒸、过滤、焙干等工序，最终得到麋角胶与霜的混合物。这种胶霜混合物与生、熟鹿角的功效显然不同。现代学者并未注意到这种不同，中成药说明书中标注的是鹿角，但是仔细看整方的制备工艺，或是鹿角胶与霜的混合物，或是鹿角胶。如《中华人民共和国卫生部药品标准·中药成方制剂》"强肾镇痛丸"由桑寄生、续断、制附子、鹿角、核桃仁、党参、猪脊髓共7味药制成蜜丸。其制备工艺中鹿角与猪脊髓加黄酒装罐蒸24小时。该法显然巧妙地解决了鹿角质硬难以粉碎的问题。但是，最后入药的并非处方中的鹿角，而是鹿角胶与鹿角霜的复合物。再如2020年版《中华人民共和国药典》收载的"十一味参芪片"由人参、黄芪、天麻、当归、熟地黄、泽泻、决明子、菟丝子、鹿角、枸杞子、细辛共11味药组成。其制备工艺为："人参、细辛、当归及部分黄芪分别粉碎成细粉；鹿角锯成小块，加压煎煮，煎液备用；鹿角砸碎，和剩余诸药加水煎煮二次，合并煎液及鹿角煎液，滤过，滤液减压浓缩至适量，喷雾干燥，粉碎成细粉，与上述细粉混匀，制颗粒，压制成1 000片，包糖衣或薄膜衣，即得。"从文中可见，鹿角经加压煎煮后，得到鹿角胶。而剩余的鹿角霜进一步煎煮后舍弃，说明最后入药的仅是鹿角胶。故其配方可以直接应用鹿角胶，制备工艺也会简化很多。

　　第四是熟鹿角粉与鹿角霜概念的混淆问题。古人有将熟鹿角粉称为鹿角霜的习惯，如清代章穆《调疾饮食辩》载："或细锉，炒黄色，碾为粉，名鹿角霜。"[①] 赵其光《本草求原·鹿角》载："或寸截置小坛中，酒和浸七日，刮去黄黑皮，盆盖泥包封，大糠火烧一日夜，研用，名鹿角霜。"[②] 二文中均直接将熟鹿角粉称为鹿角霜。这种情况在阅读古代文献时应予注意。

① 章穆. 调疾饮食辩 [M]. 北京：中医古籍出版社，1999：291.
② 赵其光. 本草求原 [M]. 北京：中国中医药出版社，2016：437.

干姜
炮制刍议

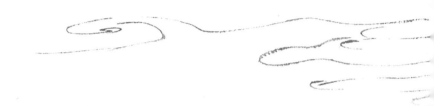

　　古人对干姜的炮制工艺进行了深入的研究。起源于南北朝，盛行于明清的汉州干姜制法，由于方法烦琐，现在已经淡出了学界的视野。在干姜的切制方法、姜炭与炮姜的炒法等方面古人亦积累了丰富的经验，重新温习这些传统的炮制方法，对现代干姜炮制工艺能够提供有益的借鉴，兹报道如下。

1. 汉州干姜之疑

古代干姜的制作方法有两种：一种是将生姜洗净，切片，晒干。如明代刘文泰《本草品汇精要》载："干姜乃秋取生姜，于长流水洗过，日晒为之。"另一种是生姜水浸去皮，晒干发酵。这种方法首见于南朝梁陶弘景《本草经集注》，原书载："凡作干姜法，水淹三日毕，去皮置流水中六日，更去皮，然后晒干，置瓮缸中，谓之酿也。"文中所示方法显然与通常将生姜晒干的方法不同。这种方法宋代苏颂称为汉州干姜，如《本草图经》载："颂曰：造法：采根于长流水洗过，日晒为干姜。以汉、温、池州者为良。陶说乃汉州干姜法也。"文中提示两点：一者生姜洗过晒干即为干姜，是干姜的通用制作方法；二者汉州干姜法为汉州当地的制作方法，并非通用方法。温州、池州所产干姜亦佳，其中温州所产称为"温州白干姜"亦颇具盛名。

后世本草如《证类本草》《本草品汇精要》《本草纲目》《本草发明》《上医本草》等均记载了汉州干姜。明清医家对此颇为重视，如《本草乘雅半偈》为了区别普通干姜与汉州干姜，将前者称为"干生姜"，后者称为"干姜"。原书载："霜后则老而多筋。干之，即曰干生姜。干姜者，即所取姜种。水淹三日，去皮，置流水中漂浸六日，更刮去皮，然后晒干，入瓷缸中覆酿三日乃成。"[1]文中所示干姜制法即为汉州干姜法，将两个名称相对应，说明汉州干姜在当时已经成为主流。据王家葵教授[2]考证，为了在读音上区别二者，古人可能将汉州干姜称为"乾姜"，而将生姜晒干者称为"干姜"。

汉州干姜与干姜的功效区别，唐代陈藏器《本草拾遗·生姜》载："需热即去皮，要冷即留皮。"文中去皮者即为汉州干姜，留皮者为晒干的生姜。所谓"要热"与"要冷"并非指生姜的冷热，而是指汉州干姜的温里散寒功效强于晒干的生姜。

基于汉州干姜在历史上的重要地位，笔者重现了陶弘景的制作方法：取生姜半斤，用清水浸泡3天，其间不用换水。用菜刀刮去皮，刮皮的方法是将刀刃与姜的表面垂直，轻轻刮，很容易就能去掉姜皮。原书要求将去皮的生姜置流水中，由于条件所限，笔者将其置盆中，每日上、下午各换两次水。6日后取出，再次刮去生姜表层，切片后晒干，直至色泽发白。置于瓷罐中，3日后取出，观察外观与气味

---

① 卢之颐. 本草乘雅半偈 [M]. 北京：人民卫生出版社，1986：325.
② 王家葵."乾姜"音义考 [C]// 中国药学会. 第二十届全国药学史暨本草学术研讨会学术论文集. 珠海，2019：371-373.

无变化，发现并没有出现发酵的现象。

《本草经集注》载："然后晒干，置瓮缸中，谓之酿也。"文中的"酿"字在许慎《说文解字》载："醖也，作酒曰酿。"《汉语大字典》载："酿造。原专指酿酒。后亦指利用发酵作用制造醋、酱油等。"《本草经集注》中指出生姜晒干后，再置瓮缸中发酵。但生姜晒干后，没有水的参与显然难以发酵。笔者尝试改变发酵的工序，如前法，生姜水浸去皮，切片后即置于瓷罐中（图95）。3日后，打开盖子即闻到一股发酵的味道，取出姜片晒干。与前者比较，辣味减轻，颜色发黄（图96）。笔者认为，这种经过发酵的生姜才是陶弘景所述的汉州干姜的真实状态。但是，令人疑惑的是历代医家均未对汉州干姜的发酵工艺提出过异议。

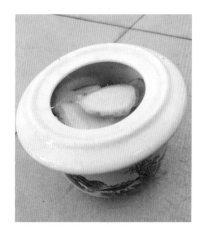

图95 《本草经集注》汉州干姜：发酵

2. 姜炭炮制重在切制

干姜炒炭主要是为了止血。如元代朱震亨《本草衍义补遗·干姜》载："凡止血须炒令黑用之。"[1] 李时珍《本草纲目·干姜》载："止唾血、痢血，须炒黑用之。"

笔者由于前期对干姜的切制方法不重视，造成姜炭的炮制变得困难。如清炒法，宋代唐慎微《证类本草·干姜》载："干姜炒令黑色，捣为末。"[2] 文中将干姜直接炒黑。笔者实践，取药房中的干姜片，清炒，用小火慢慢炒至姜片表面鼓起，逐渐变成黑褐色，掰开里面呈棕黄色。姜片的边缘部分很容易发生焦糊，加大翻炒的频率仍然很难炒匀。炒姜炭的火候，清代罗国纲《罗氏会约医镜·干姜》载："黑干姜：干姜切片，炒红，以器闷息为炭。"[3] 文中指出姜片炒炭的火候为炒红。所谓炒红，笔者体会是指干姜表面的姜皮遇热后会燃烧而出现火星，较多时会呈现小片红色。

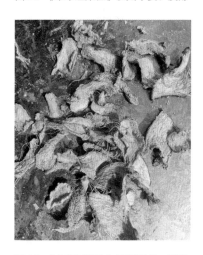

图96 《本草经集注》汉州干姜：晒干

① 朱震亨. 本草衍义补遗 [M]. 天津：天津科学技术出版社，1994：968.

② 唐慎微. 证类本草 [M]. 北京：中国医药科技出版社，2011：225.

③ 罗国刚. 罗氏会约医镜 [M]. 北京：人民卫生出版社，1965：656.

此时姜片多已呈黑褐色。但是，干姜的中间部分与边缘很难同时炒至相同火候。往往是边缘部分出现火星即将发生炭化时，中间的部分还是棕黄色。笔者尝试过多次，均告失败。

据山东省姜保生老药师传授，民国时期炮姜炭的炒制方法，干姜并非切片，而是切成边长6~7mm的小块，如茯苓丁大小。笔者将整块干姜，用水稍润，切成小块。由于干姜形状不一，且中部厚边缘薄，导致切出的小块大小有差异，需大小分档，再将其置于盖帘上晾干。用中火将铁锅烧热，入干姜小块，勤翻炒。干姜表面没有出现红色的火星，颜色逐渐变为深黄，再变为黄褐色，并有少许焦斑。表面会出现一些裂纹，姜块的角部由于膨胀会变得圆润，使部分姜块呈球状（图97）。由于干姜块大小厚薄不一，难以精确分档。所以在大部分姜块炒成炮姜时，有些较薄较小的姜块的表面会出现黑褐色，掰开后里面呈棕黄色。将这部分拣出即为炮姜炭（图98，图99）。据姜老师讲，民国时期中药铺中的姜炭并不是单独炮制，而是在炒炮姜时将呈黑褐色的部分拣出，即为姜炭，确是实践经验之心得。

古人还有将炮姜研成粉，再炒成姜炭的方法。如明代梅得春《药性会元·干姜》载："干姜炮为末，再炒黑。"[1] 笔者将炮姜用药碾子轧成细粉，置铁锅中，用小火清炒。姜粉逐渐变成黄色，出现辛辣味，刺激鼻腔与咽喉，随着姜粉颜色加深呈棕褐色，刺激

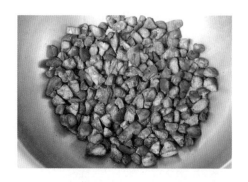

图97　生姜切丁清炒

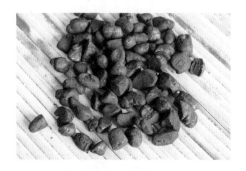

图98　传统姜炭

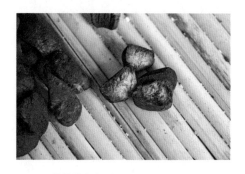

图99　传统姜炭断面

---

① 郑金生. 海外回归中医善本古籍丛书：第九册 [M]. 北京：人民卫生出版社，2003：590.

气味更加明显，这时姜粉出现板结的现象，即部分姜粉粘在一起成块，整个过程与炒蒲黄炭相近。这种方法的缺点有二，一是容易出现焦糊，二是辛辣刺激性过强。因此，并不是一种优选的方法。

再如干姜煨法，明代贾所学《药品化义·炮姜》载："用老姜，以湿粗纸包裹煨黑。"[①] 笔者取干姜片，用湿桑皮纸包裹，埋于炭火中，5分钟后取出，煨黑的效果不理想，桑皮纸大部分炭化，干姜中央部分呈棕黄色，边缘部分呈黑褐色，少许炭化。古人还有将干姜润湿，再用湿纸煨黑的经验。如明代刘文泰《本草品汇精要·干姜》载："制：洗净以湿纸裹，入灰火中炮之，令热透，取出锉碎用。"[②] 笔者取干姜片，洗净，用湿桑皮纸包裹，埋于炭火中，5分钟后取出，发现干姜片周边炭化的程度要低于前者。文中"洗净"的目的并非净制，而是使干姜的表面湿润，这样在煨的过程中，温度上升缓慢，可以防止炭化不均。显然，将干姜片与纸均润湿的方法较单纯用湿纸者优。笔者取整块的干姜操作，润湿后用湿桑皮纸包裹，置炭火中，用灰埋，很快取出，湿纸还没有炭化。打开发现干姜稍胀大，表面呈深黄色。重新包裹，继续埋于灰中加热，待桑皮纸炭化时打开，发现干姜表面有裂纹，呈棕黄色。可见，湿姜块用湿纸包裹是煨姜炭的优选方法。

总之，干姜炭炮制的关键在于切制。切成片状，无论是炒法还是煨法，均不成功。而研成粉状亦非良策，唯有用干姜块，才能达到姜炭的炮制要求。另外，古人炒炭所用干姜为晒干的生姜，而非汉州干姜。亦未见用汉州干姜炒炭止血的记载。

3. 黑姜非姜炭

黑姜与姜炭，从字面上很容易理解为同一药物。但是，清代汪绂《医林纂要探源·姜》载："炮姜：辛苦大热。湿纸包，微煨。……黑姜：辛苦温。煨至黑。……姜炭：苦辛平。煨成炭存性。"从文中可见，炮姜、黑姜、姜炭显然是干姜的三个炮制品种。三者均为用湿纸包裹煨，其中炮姜为微煨，黑姜为煨至黑，姜炭为煨成炭，三者炮制的火候逐渐加重。

笔者将干姜块润湿，用湿桑皮纸包裹，埋于炭灰中。待干姜表面呈棕褐色时切开，内部呈棕黄色。表面呈黑褐色时切开，内部已经炭化。采用清炒法所得结果亦相同。这是由于干姜质地疏松，表面容易受热变黑。即便是在炒炮姜时，表面亦会有明显的焦斑。

---

① 贾所学. 药品化义 [M]. 中国中医药出版社，2015：109.
② 刘文泰. 本草品汇精要 [M]. 北京：人民卫生出版社，1982：868.

笔者认为，并不能仅靠干姜表面的变化作为姜炭炮制火候的标准。如古人有将干姜烧黑的方法，宋代唐慎微《证类本草·干姜》载："干姜急于火内烧黑，不令成灰，瓷碗合，放冷，为末。"笔者取干姜片，置漏勺上，置木火上烧，姜片的边缘很快出现红色火星，迅速变黑，炭化。急取出，置瓷碗中，扣上盖以阻断空气，使炭化终止，取出，发现有部分姜片炭化过度。笔者取整块干姜，用铁夹子夹住，置于木火上，其间不断翻转使干姜受热均匀（图100）。很快干姜表面就变黑，最外层的姜皮有时会燃烧，干姜的体积也很快胀大，表面出现一些裂纹。这时姜的表面已经完全变黑。将其掰开，发现里面呈白色（图101），显然并没有达到姜炭的标准。这种用火急烧的方法，使干姜表面的温度急速升高，出现炭化的现象，但是内部温度仍然相对较低。

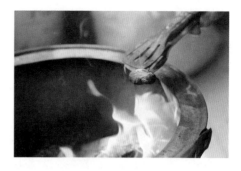

图100 《证类本草》：干姜烧黑

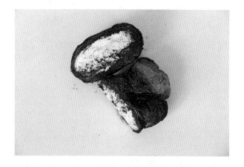

图101 《证类本草》：干姜烧黑断面仍为白色

古人炮制姜炭还有煅法。如清代张璐《本经逢原·干姜》载："炮法：厚切，铁铫内烈火烧，勿频动，俟铫面火然，略噀以水，急挑数转，入坛中勿泄气，俟冷，则里外通黑，而性不烈也。"[①]笔者取一铝壶，不用壶盖，装入干姜厚片约少半壶，置煤气灶上加热。壶中慢慢冒出清烟，随着温度的升高，烟的颜色逐渐变成黄色（图102），气味亦逐渐辛辣刺喉。吹去烟发现壶中干姜表面有火星，火星逐渐连成小片，但并非燃烧，正如文中所谓"铫面火然"的现象。口含冷水喷入壶中降温，执壶抖动几下，再喷

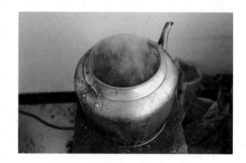

图102 《本经逢原》：干姜置铫中加热后冒出黄烟

---

① 张璐. 本经逢原 [M]. 北京：中国中医药出版社，1999：860.

入冷水。将姜炭倒出，置盆中，再次喷入冷水少许，置于坛子中，扣上盖以隔离空气。最终得到的干姜炭确如文中所谓"里外通黑"（图103）。但是姜性全无，已经失去古人"炒炭存性"之旨。正如《本草崇原·干姜》载："若炮制太过，本质不存，谓之姜炭。"清代赵其光《本草求原》载："姜炭全失姜之本性。"

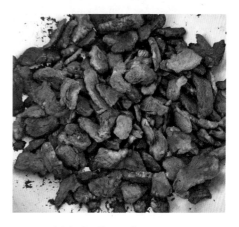

图103 《本经逢原》：里外通黑

可见，古代黑姜的炮制标准为表面黑褐色，切开里面棕褐色。而姜炭的炮制标准为里外通黑。

4．结语

综上所述，汉州干姜在明清时期颇受医家重视。经过发酵的干姜辛味大减，解表发散之力减，但温里散寒的功效增强。干姜的切制是姜炭炮制的关键，切片会导致炮制过度，切块才是正途。可见药物的切制在中药炮制工艺中的重要作用。古人对姜炭的理解与现代不同，现代人理解的姜炭在古代称为黑姜，而古人所谓里外通黑的姜炭现代则属于炮制过度。笔者认为干姜的研究有以下几点值得注意。

第一是汉州干姜发酵工序的研究。《本草经集注》记载的汉州干姜发酵法，是将生姜两次去皮浸泡，晒干后再于瓮中发酵。后世医家多遵此法。但是，笔者经过实践发现生姜晒干后，置瓷罐中并不能发酵。而将浸泡过的生姜，直接置瓷罐中则能发酵。目前，还未见有汉州干姜的相关实验研究报道。因此应对汉州干姜的发酵工序进行研究，比较优劣。

第二是汉州干姜与干姜功效的比较研究。明清医家将经发酵的汉州干姜与生姜晒干的干姜区别开，将汉州干姜称为干姜，而将生姜晒干者为干生姜。这种表述形式在明清时期很常见，阅读古籍时须非常注意。应对汉州干姜这一古代炮制品种与干姜的功效进行对照研究。

第三是炮姜清炒法与砂烫法的比较。炮姜的传统炮制方法主要是清炒或煨法，亦有添加辅料的方法。如《圣济总录·雌黄丸》载："干姜半两锉，入盐四钱匕，同炒黄色。"[①] 朱佐《类编朱氏集验医方·姜桂汤》载："败姜，用灶心土

---

① 赵佶. 圣济总录 [M]. 北京：人民卫生出版社，2013：1141.

炒。"[①] 文中以盐、灶心土为辅料的炮姜制法并不常用。据国医大师金世元教授与山东姜保生老药师回忆，民国时期中药铺中的炮姜均为清炒。1963 年版《中华人民共和国药典》记载了炮姜的炮制方法："取姜块，置锅内用武火急炒至发泡鼓起，外皮呈焦黄色，内呈黄色，喷淋清水少许，取出，晒干即得。"从文中可见，并没有添加辅料，这种清炒法也是当时药厂的经验。从 1977 年版至今，历版《中华人民共和国药典》对炮姜的炮制方法均表述为："用砂烫至鼓起。"笔者用武火将河砂炒至滑利状态（指土、砂、蛤粉等固体辅料受热后水分蒸发摩擦力减小所呈现的流动状态），加入干姜块，不断翻动，炒至表面鼓起，有部分裂开即可，筛去河砂，取出，放凉。炒制的过程中，干姜表面呈均匀深黄色，没有出现焦斑，部分表面有裂纹。这种方法的优点是干姜炮裂均匀，容易掌握火候，不易出现焦糊，没有姜味刺激。确实是一种很好的炮姜制法。但是，笔者在古代文献中并没有见到相关记载。需要进一步比较清炒法与砂烫法对炮姜成分的影响。

① 朱佐. 类编朱氏集验医方 [M]. 北京：人民卫生出版社，1983：59.

"干生姜"
含义琐谈

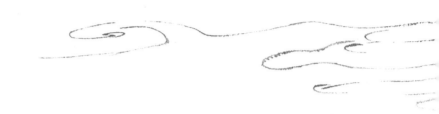

　　在阅读中医文献时，经常会遇到"干生姜"这味药。从字面上很容易理解为生姜晒干，即干姜。但是，亦会遇到同一张方剂中同时出现干生姜与干姜的情况。如宋代陈自明《妇人大全良方·醒脾饮子》载："后人去橘皮，以干生姜代干姜。"元代李东垣《兰室秘藏·扶脾丸》载："干生姜、肉桂（以上各五分）、干姜。"从文中可见，干生姜与干姜又并非同一种药物，令人困惑。为了厘清二者的关系，笔者进行了初步的考证，兹分述如下。

1. 古代干生姜简述

宋代《太平惠民和剂局方·生姜汤》中首次记载了干生姜。《圣济总录》中有4首方剂中应用了干生姜，《太平圣惠方》中没有记载。上述宋代三本主流方书中仅有5首方剂含有干生姜，说明干生姜的名称当时并不常用。北宋医家所著方书，如《博济方》《史载之方》《苏沈良方》《千金宝要》等，均没有收载干生姜。

元代王好古在《汤液本草》中指出干生姜为姜屑[①]。沙图穆苏《瑞竹堂经验方》"透骨膏"载："败姜屑各四两，干生姜是也。"[②]亦指出姜屑即干生姜。

明代方书中收载干生姜的方剂明显增多，如《普济方》中收载了80首，《证治准绳类方》中收载了12种，《奇效良方》中收载了22首。李时珍在《本草纲目》中将干生姜作为生姜的子药，并列举了孟诜用姜屑末和酒服治疗偏风的经验。

明代开始，医家对干生姜的概念发生了混乱。其原因有两点：第一是对陶弘景所述的汉州干姜开始重视。有医家将汉州干姜定义为干姜。由于汉州干姜需要去皮，有医家为了区别，将干姜称为干生姜。第二是对李东垣"干姜生辛炮苦"的理解的差异，有医家将与炮姜相对的干姜称为干生姜，亦出现了干姜生用的名称。

清代干生姜概念更加混乱，如刘若金《本草述·姜》载："然须知其性味，即一物而殊，有留皮去皮之异。生姜、干生姜，留皮者也。制干姜，去皮者也。留皮者，从表而之里。去皮者由中而之经。干姜又有生用、炮用之异。"文中干生姜、生姜、制干姜、干姜生用、干姜炮用、留皮、去皮等名词令人眼花缭乱。这需要在清晰了解干姜略晒、姜屑、汉州干姜、炮姜等概念的基础上进行分析。文中干生姜指略晒的生姜，制干姜指汉州干姜，干姜生用指干姜，干姜炮用指炮姜，留皮者有干姜、干生姜、生姜、炮姜，去皮者有汉州干姜、生姜去皮。明清时期著述中这种情况很多，但总体来说医家本身概念是清楚的，出现混乱的往往是读者。

2. 干生姜的四种解释

中医古籍中，元代以前没有干生姜的定义。从元代到清代，干生姜的定义归纳起来竟有4种之多。但是仔细分析，会发现医家观点不同多是因为其时代及语境不同所致，分述如下。

---

① 张瑞贤. 本草名著集成 [M]. 北京：华夏出版社，1998：47.
② 沙图穆苏. 重订瑞竹堂经验方 [M]. 北京：人民卫生出版社，1982：20.

（1）干生姜为姜屑

元代王好古认为干生姜就是姜屑。其在《汤液本草·生姜》中指出："姜屑比之干姜不热，比之生姜不润，以干生姜代干姜者，以其不僭故也。"从文中可见，干生姜与姜屑相对应。这部分生姜由于含水量较生姜少，所以原书谓"比之干姜不润"。明代李时珍《本草纲目》亦支持此观点，清代杨友敬《本草经解要附余·考证》则明确指出："姜屑即干生姜也。"

姜屑即姜的碎屑，亦称姜末。根据笔者实践体会：生姜切片，姜的表面会有姜皮、腋芽、多次分枝后的姜球、根茎的结等部分。由于太靠边缘，用刀往往切不成片状，成为碎屑状。笔者曾错误地认为，这部分碎屑就是干生姜。但是，宋代杨倓《杨氏家藏方·姜枣丸》载："干生姜一斤。"明代《普济方·半夏中和汤》载："生姜屑一斤同杵糜烂。"二书中干生姜的用量达一斤，而笔者切姜所余碎屑很少，要得到一斤的量，恐怕所需生姜不止 20 斤。因此，古人所谓的姜屑显然并非切姜所余，就是生姜切碎。

姜是国人重要的调味品，《论语》云："不彻姜食。"南朝梁陶弘景《本草经集注·生姜》载："今人啖诸辛辣物，唯此最常。"生姜入调味品往往要切成碎屑。这种碎屑亦逐渐成为一种入药的剂型。

姜屑有生姜屑与干姜屑之分。东晋葛洪《肘后备急方·治卒上气咳嗽方》载："以饴糖杂生姜屑，蒸三斗米下。食如弹子丸，日夜十度服。"文中用饴糖与生姜屑混合入药。南朝梁陶弘景《本草经集注·豉》"豉"载："乃末椒、干姜屑合和，以进食。"文中以干姜末、花椒末拌食豆豉。后世以干姜屑、生姜屑入药的方剂不胜枚举。

古人为何将姜屑称作干生姜？笔者试将生姜切片，置菜板上晾大约 1 天的时间才会半干。而将生姜切碎屑，置菜板上散开晾半天，就已经半干了，如果置于通风处时间会更短。这是因为表面积增大的缘故。这也就是王好古为何将姜屑称作干生姜的原因。这种姜屑由于制备简单，亦为百姓常用的调味品，很可能是由患者自行制备。

（2）干生姜带皮

清代刘若金指出干生姜带皮。如《本草述·生姜》载："干生姜乃留皮自干者，与生姜之用不殊，但不润，可入丸散，较之干姜则不热也。"文中指出干生姜乃留皮自干者，其热性不如干姜。至于留皮的原因，原书进一步指出："留皮者，从表而之里。去皮者，由中而之经。"可见，留皮与去皮的作用部位是不一样的。

生姜去皮与留皮之说，首见于唐代陈藏器《本草拾遗》："藏器曰：生姜温，要热则去皮，要冷则留皮。"文中指出生姜留皮的热性要小于去皮者。这种观点后世流传颇广，如《嘉祐本草》《本草纲目》《伤寒证治准绳》《本草原始》《上医本草》《食治广要》等书均有记载。

生姜所谓去皮，并非简单地刮掉姜皮，而是指用去皮生姜制作汉州干姜。南朝梁陶弘景《本草经集注》载："凡作干姜法，水淹三日毕，去皮置流水中六日，更去皮。然后晒干，置瓮缸中，谓之酿也。"文中将生姜两次水浸，两次刮皮，晒干后置瓮缸中发酵。这种方法制得产品宋代苏颂称之为"汉州干姜"。亦有医家称之为制干姜，如《本草述》载："制干姜，去皮者也。"即为这种经发酵所得的干姜。

（3）干生姜为生姜略晒

清代杨友敬指出干生姜为略晒的生姜，如《本草经解要附余·考证》："六地产姜，药肆所货，或连皮略晒，尚带泥沙。正《纲目》生姜后附载干生姜者。"文中"略晒"一词指出了生姜干燥的程度。清代顾元交《本草汇笺·姜》载："又或以干生姜代干姜者，以其不僭上也。乃若干姜干久，体质收束，气则走泄，味则含蓄。"文中以干生姜与干姜比较，干姜为"干久"者。而干生姜则为略晒的生姜。清代戴葆元《本草纲目易知录》载："干生姜：温中理嗽，治胀满霍乱不止，腹痛冷痢血闭。病人虚冷者，宜加之。葆按：取生姜干者一块，常置贴肉袋内。"文中"生姜干者"正是指干生姜而言。

（4）干生姜为干姜生用

明代卢之颐认为干生姜即为干姜。《本草乘雅半偈·干姜》载："霜后则老而多筋。干之，即曰干生姜。干姜者，即所取姜种。水淹三日，去皮，置流水中漂浸六日，更刮去皮，然后晒干，入瓷缸中覆酿三日乃成。"文中"干生姜"与"干姜"相对而言。"干姜"指经过去皮发酵的汉州干姜，而"干生姜"指没有经过去皮发酵的干姜。这里的"生"字显然并非指"生姜"。

古人还有"干姜生用"一词，如明代缪希雍《神农本草经疏·干姜》载："干姜生用，同橘皮、乌药、白豆蔻，除胸满咳逆上气。"[1]文中干姜生用，就是指干姜。"生"与"熟"相对而言，《本草纲目·干姜》载："干姜生辛炮苦，阳也。生则逐寒邪而发表，炮则除胃冷而守中。"文中干姜生者指干姜，而干姜炮者指炮姜。后世如清代刘若金《本草述·姜》亦载："干姜又有生用、炮用之异，生用者热而犹

---

① 任春荣. 缪希雍医学全书 [M]. 北京：中国中医药出版社，1999：136.

散，炮用者热而善守。炮姜又有黑与不黑之异。"这种由于语境变化而产生的歧义一定要联系前后文才能辨别。

3. 结语

简言之，干生姜的基本含义有二：第一是带皮；第二是略晒，即略晒的带皮生姜。无论切片还是切成碎屑都可称为干生姜。至于古人对于干生姜的四种解释：姜屑、带皮、生姜略晒、干姜生用，均与时代和语境的不同有关。前提是要明确区分干生姜、干姜、汉州干姜、姜屑、炮姜的关系。但是，很难用一个固定的定义界定所有古籍中的干生姜，笔者总结部分古籍中干姜与干生姜对应药物名称简表（表3），供同仁参考。

表3 不同年代及语境干生姜与干姜对应药物简表

年代	古籍常见干生姜与干姜名称	对应药物
东晋	以饴糖杂生姜屑。——《肘后备急方》	干生姜
南朝梁	乃末椒、干姜屑合和，以进食。——《本草经集注》	干姜
唐	姜屑末和酒服之，除偏风。——《食疗本草》	干生姜
	藏器曰：生姜温，要热则去皮，要冷则留皮。——《本草拾遗》	去皮为汉州干姜，留皮为干姜
宋	后人去橘皮，以干生姜代干姜。——《妇人大全良方》	干生姜
	胜金散：吴茱萸、陈皮、干生姜、干姜、川芎、厚朴、缩砂仁、甘草。——《严氏济生方》	干生姜
元	姜屑比之干姜不热，比之生姜不润，以干生姜代干姜者，以其不僭故也。——《汤液本草》	姜屑为干生姜
	干姜，各二两，生用。——《御药院方》	干姜
	干生姜、肉桂各五分、干姜。——《兰室秘藏》	干生姜
	败姜屑各四两，干生姜是也。——《瑞竹堂经验方》	干生姜
明	白姜，即蜀姜去皮未经酿者，色白，味极辣，治肺胃寒邪功多。干生姜，乃留皮自干者，治脾胃寒湿。——《医学入门》	干姜
	干姜，生姜所制也，水浸三日，去皮，又置长流水中六日，复刮去皮，晒干，封瓷瓮中三日则成矣，别为收贮。——《药性粗评》	汉州干姜
	李杲曰：干姜生辛炮苦，阳也。——《本草纲目》	干姜
	干生姜，二两，去皮。——《奇效良方》	干生姜

年代	古籍常见干生姜与干姜名称	对应药物
明	前方用干生姜，此用炮姜，又用桂心，亦大热矣。而炮而生，又复有别，不可不知。——《济阴纲目》	干生姜为干姜
	干姜生用，同橘皮、乌药、白豆蔻，除胸满咳逆上气。——《神农本草经疏》	干姜
清	霜后，则老而多筋，干之，即曰干生姜。干姜者，即所取姜种，水淹三日，去皮，置流水中，漂浸六日，更刮去皮，然后晒干，入瓷缸中，覆酿三日乃成。——《本草乘雅半偈》	干生姜为干姜，干姜为汉州干姜
	生姜、干生姜，留皮者也。制干姜，去皮者也。——《本草述》	制干姜为汉州干姜
	干生姜，即生姜之干者，主治各有不同。而干姜又别用法制造者也。——《伤寒溯源集》	干生姜为干姜，干姜为汉州干姜
	不独生姜、干姜有别，即干姜、干生姜，未可概施明矣。——《本草经解要附余·考证》	干生姜
	干生姜，水浸去皮，再浸再刮皮，晒干，瓮中酿三日。——《本草求原》	汉州干姜
	取生姜干者一块。——《本草纲目易知录》	干生姜

天冬

传统炮制工艺探讨

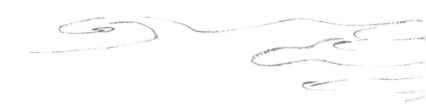

　　天冬即天门冬，为百合科植物天冬的干燥块根，列《神农本草经》上品，为滋阴润燥，清肺降火之要药。《名医别录》记载天冬采根后曝干。仲景《伤寒论》麻黄升麻汤中指出本品需去心。南朝梁陶弘景《本草经集注》中记载尚须蒸后去皮。后世医家在天冬去皮、去心、干燥等工艺方面多有发挥。天冬脂液多而味稍苦，为膏剂的常用之品，为了遮掩苦味，常加入蜜糖，亦为古代美食。笔者在文献整理与实践中发现，古人在天冬的净制、切制、干燥、蒸法、制膏、蜜糖制等方面有着丰富的经验，这些经验对现代研究具有重要的借鉴意义，兹分述如下。

1. 净制法

天冬的净制包括去皮与去心，均为产地加工。如宋代唐慎微《证类本草·天门冬》载："雷公云：采得了，去上皮一重，便劈破，去心。"[①]

去皮的方法有三种。

第一种是蒸后去皮。如南朝梁陶弘景《本草经集注》载："门冬，蒸，剥去皮。"[②]蒸制的时间，宋代苏颂《本草图经》载："先蒸半炊间。"即蒸半顿饭的时间。笔者取鲜天冬，水开后上笼屉蒸制20分钟，掰开发现断面颜色变深，均匀一致，说明已经蒸透。但是很难直接用手剥皮。将其置清水中，剥皮亦较困难。笔者重复上述操作，将鲜天冬纵切成两瓣后再蒸制。直接剥皮的效果较前者稍好（图104）。

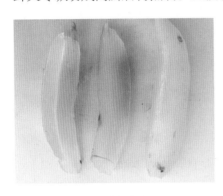

而将其置清水中，皮则很顺利地剥下。明代陈嘉谟《本草蒙筌》"天门冬"载："蒸烂去皮去心。"文中指出天冬要"蒸烂"，显然较苏颂蒸半顿饭时间要长。笔者取鲜天冬用笼屉蒸烂，用时30分钟，剥皮效果更好。蒸后去皮的方法亦为后世主流的去皮法，流传至今。

图104　天冬两切后蒸制去皮

第二种是采收后直接去皮。如宋代唐慎微《证类本草》载："雷公云：采得了，去上皮一重。"文中可见，天冬产新后，由于含水量大，亦可直接剥去皮。但是剥皮时皮容易破碎，很难整块剥下，工作效率低。远不如蒸后去皮容易。

第三种是干燥后去皮。如宋代寇宗奭《本草衍义》载："虽曰去心，但以水渍漉，使周润，渗入肌，俟软，缓缓擘取，不可浸出脂液。其不知者，乃以汤浸一二时，柔即柔矣，然气味都尽。用之不效，乃曰药不神，其可得乎？"[③]文中指出天冬用清水润透后，轻轻去皮即可。不可用沸水浸泡，以免损失药效。故文中所用的天冬显然是干燥品。

去心的方法亦有三种。

第一种是"四破"去心。如《本草图经》载："二月、三月、七

① 唐慎微. 证类本草 [M]. 北京：中国医药科技出版社，2011：155.

② 尚志钧，尚元胜. 本草经集注辑校 [M]. 北京：人民卫生出版社，1994：194.

③ 寇宗奭. 本草衍义 [M]. 北京：人民卫生出版社，1990：45.

月、八月采根，四破之，去心。"文中指出天冬需"四破"，即切成四瓣再去心。笔者取鲜天冬，用刀从中间纵切成两瓣，内部的木心亦分成两瓣，用手轻轻挑起木心的一端，即可将木心提出（图105）。并不需要"四破"，只需"两破"即可。

第二种是蒸熟去心。如明代许希周《药性粗评·天门冬》载："蒸熟，劈破，去心与皮。"[1]明代陈嘉谟《本草蒙筌·天门冬》载："蒸烂去皮去心。"[2]笔者取鲜天冬，用笼屉蒸20分钟后，纵切，去心较生品顺利。

第三种是打扁去心。如明代贾所学《药品化义·天门冬》载："取大而肥者佳。打扁，去心用。"[3]笔者取鲜天冬，用刀侧面平压，很容易将天冬压扁。但是，天冬的中柱往往黏有较多的茎肉，不易剥下（图106）。故打扁去心并不是一种优选的方法。

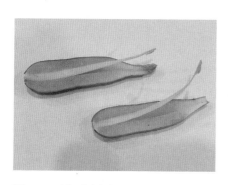

图105 天冬两破去心

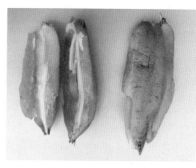

图106 《药品化义》：天冬打扁去心

2. 干燥的方法

天冬中富含水分、果糖及葡萄糖，不易干燥。《本草经集注》谓其"脂润难捣"。故在切制时要求要薄，以利于干燥。如明代李中立《本草原始》载："必须薄切。"[4]明代王肯堂《伤寒证治准绳》载："铡细用。"[5]笔者实践发现去皮、心的天冬切薄片很容易。亦有将天冬趁鲜压扁者，如清代刘若金《本草述·天门冬》载："又制法：去心，捶匾极薄，晒干。"[6]

天冬经过切制后，干燥的方法有以下四种。

第一种是暴晒。如《本草经集注》载："曝于日中。"宋代唐慎微《证类本草》载："雷公云……出曝，去地二尺已来，作小架，上铺天

① 许希周. 药性粗评. 明嘉靖辛亥本. 卷1. 页16.

② 张瑞贤. 本草名著集成[M]. 北京：华夏出版社，1998：86.

③ 贾所学. 药品化义[M]. 北京：中国中医药出版社，2015：67.

④ 李中立. 本草原始[M]. 北京：人民卫生出版社，2007：62.

⑤ 陆拯. 王肯堂医学全书[M]. 北京：中国中医药出版社，1999：1050.

⑥ 刘若金. 本草述[M]. 北京：中医古籍出版社，2005：353.

门叶，将蒸了天门冬摊令干用。"即将天冬置于木架上晒干，下铺天冬叶。

第二种是阴干。宋代唐慎微《证类本草》载："《修真秘旨》……服天门冬三十斤，细切，阴干，捣末。"清代冯兆张《冯氏锦囊秘录·杂症痘疹药性主治合参·天门冬》载："凡采取阴干，去心用。"[①]

第三种是烘干。如《本草经集注》载："或火烘之也。"《本草图经》载："入药时，重炕焙令燥。"传统的烘干方法是用烘房，烘床的搭建与传统土炕相近，内有火道。将鲜天冬装木箱内放在焙床上，密闭烘房，要留出排湿孔。

第四种是焙干。如明代梅得春《药性会元·天门冬》载："制法：去心，焙干用。"[②]明代李中立《本草原始·天门冬》载："或火焙之用。"笔者取鲜天冬，纵切，蒸过，去皮与心。切薄片，用砂锅小火焙（图107），由于天冬含水量多且含糖，焙的时间较长，而且容易粘锅底，并不是一种优选的干燥方法。这种方法往往是用于晒干品的进一步干燥，如清代刘若金《本草述·天门冬》载："晒干，加隔纸焙焦用。"

古人观察到天冬干燥后，仍会有返潮的现象，如《本草图经》载："暴干，停留久仍湿润。"故在入丸散时，需要再次焙干才能研细入药。

3. 酒洒蒸法

鲜天冬蒸制的目的是去皮与心，添加黄酒的记载始于《雷公炮炙论》，如唐慎微《证类本草》载："雷公云……用柳木甑，烧柳木柴，蒸一伏时，洒酒令遍，更添火蒸，出曝。"这种在蒸制过程中喷洒黄酒后再蒸的"洒蒸"法，亦是一种传统的炮制方法。但是应用很少，仅见于木瓜、远志、豨莶草等少数药物的炮制。其效果较传统蒸法力量弱，如《太平惠民和剂局方·指南总论》载："熟干地黄：凡使用，须净洗过，以酒浸一日夜，漉出，蒸三两炊，焙干，方入药用。如急用，只以酒洒蒸过使，不蒸亦得，不若酒浸蒸过为佳。"[③]文中指出只是在急用时才用酒洒蒸的方法，为权宜之计。

后世三才丸中的天冬运用了这种酒洒蒸的方法，如元代许国桢《御药院方·三才丸》载："滋阴养血，润补不燥，养气和血，养神。天门冬（三两，去心），生地黄（三两），上用柳甑箄以酒洒之，九蒸

① 冯兆张. 冯氏锦囊秘录[M]. 北京：人民卫生出版社，1998：750.

② 郑金生. 海外回归中医善本古籍丛书：第九册[M]. 北京：人民卫生出版社，2003：503.

③ 太平惠民和剂局. 太平惠民和剂局方[M]. 北京：人民卫生出版社，2007：316.

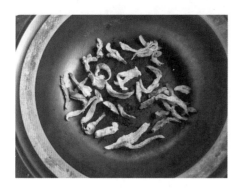

图107 《药性会元》：天冬焙干

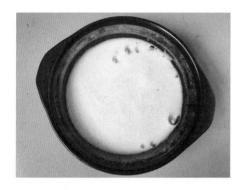

图108 天冬榨取汁

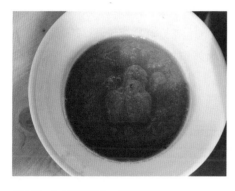

图109 《本草纲目》：天门冬膏

九曝干，人参（去芦，二两）。上同为末，以枣肉为丸，如梧桐子大。每服三十丸，食前温酒送下，日进三服，岁久为验。"[1] 文中将天冬与生地黄"酒洒蒸"，而且九蒸九曝，作为复方炮制方法，后世多有转载。但是并未作为天冬的常规炮制方法。

4. 制膏法

鲜天冬富含脂液，古人利用这点制膏。由于天冬稍有苦味，加热后其苦味则明显加重，故古人在制膏时常加入蜂蜜、砂糖以制其苦。如明代李时珍《本草纲目·天门冬》载："天门冬膏：去积聚风痰，补肺，疗咳嗽失血，润五脏，杀三虫伏尸，除瘟疫，轻身益气，令人不饥。以天门冬流水泡过，去皮心，捣烂取汁，砂锅文武炭火煮，勿令大沸。以十斤为率，熬至三斤，却入蜜四两，熬至滴水不散。瓶盛埋土中一七，去火毒。每日早晚白汤调服一匙。若动大便，以酒服之。"笔者取鲜天冬200g，纵切，手工去皮心，用料理机打汁，粉碎得非常细腻，几乎没有渣滓。装入砂锅中，表面有一层白色的泡沫（图108）。小火加热，慢慢熬去水分。如果用大火，由于含有较多糖的成分，容易沸腾溢出。故原书谓"勿令大沸"确是实践之经验所得。液体浓缩至一定程度时，加入少许蜂蜜，继续熬，液体逐渐呈膏状，色黄棕。尝之味甜，稍有苦味。即为古法之天门冬膏（图109）。个人体会，天冬加热后会有苦味，原方加入蜂蜜

---

[1] 许国桢. 御药院方 [M]. 北京：人民卫生出版社，1992：115.

的量为鲜天冬的 1/40，上述实践过程中，按比例仅用 4g 蜂蜜，这个用量显然不能遮住天冬的苦味。故从口味考虑可以加大蜂蜜的比例，而且蜂蜜本身亦有润肺止咳之功。

明代陈嘉谟《本草蒙筌》记载了一首膏方："和姜蜜熬膏，天门冬自然汁三碗，蜜一碗，姜汁半碗，共和匀熬膏。破顽痰癖劫剂。"文中蜂蜜的用量为天冬汁的 1/3。这首膏方后世医家多有转载。明代杜文燮《药鉴·天门冬》载："予尝用天冬四两，生地六两，将醇酒煮汁熬胶，入炼蜜四两，滚水调服，大补阴虚。"[①] 明代倪朱谟《本草汇言·天门冬》载："治肺热消渴。用天门冬、麦门冬不去心各八两，北五味子八钱，熬膏，加炼蜜少许收。早晚白汤调服五六匙。"

《本草纲目》收载的名方神仙粮将天冬与杏仁细粉，加蜂蜜拌成膏状。亦为天冬制膏的一种方法。

5. 蜜糖制法

天冬味稍苦，用作食品往往需加入蜜或糖以调味。如唐代孟诜《食疗本草·天门冬》载："可去皮心，入蜜煮之，食后服之。"[②] 文中指出天冬用蜜煮后，可于饭后服用。显然是当时的零食。明代朱橚《救荒本草·天门冬》载："救饥：采根换水浸去邪味，去心，煮食；或晒干煮熟，入蜜食尤佳。"笔者经实验发现，反复浸泡并不能除净天冬中的苦味，且有丢失气味之虞，还是加蜜遮苦为好。

古籍中很少有医方中用蜜煮过的天冬，清代吴其濬《植物名实图考·天门冬》载："今多入蜜煎。"应是指当时将天冬作为食品的通用制作方法。明代倪朱谟《本草汇言·天门冬》载："今江浙人以蜜糖蒸浸作果，甚美。"笔者取鲜天冬若干，纵切，上笼屉圆气后蒸 30 分钟，置清水中去皮、心。装入盆中，拌入白糖，腌制 1天，取出后再煮 5 分钟（图 110），再腌制 1 天，取出，晾干。成品色淡黄，有一股特殊的香味，质脆味甜美（图 111）。

关于天冬用蜜、糖制后的药效问题，清代陈士铎《本草新编·天门冬》载："或疑天门冬性虽寒，以沙糖、蜜水煮透，全无苦味，则寒性尽失，不识有益阴虚火动之病乎？夫天门冬之退阴火，正取其味苦涩也。若将苦涩之味尽去，亦复何益。或虑其过寒，少去其苦涩，而加入细节甘草，同糖、蜜共制，庶以之治阴虚咳嗽，两

① 杜文燮. 药鉴 [M]. 上海：上海人民出版社，1975：64.
② 孟诜. 食疗本草 [M]. 上海：上海古籍出版社，2007：4.

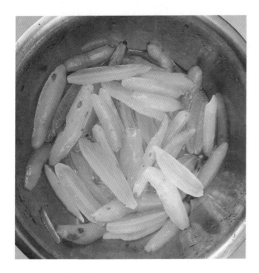

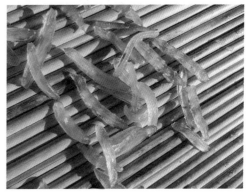

图 111　天冬果脯

图 110　天冬糖渍煮

有所宜耳。"[1] 文中指出用天冬泻阴虚之火，不必去其苦味。但是由于蜂蜜与天冬为相须配伍的关系，对于阴虚咳嗽有更好的疗效。另外，古人认为糖制天冬易致滑肠，如清代黄凯钧《药笼小品》载："糖制者虽易其性，然亦能滑肠，大便不实者不宜食。"

6. 结语

综上所述，天冬产地加工去皮的方法有直接去皮、蒸后去皮、干燥后去皮三种，以纵切后蒸制去皮为优。去心的方法有四破去心、蒸熟去心、打扁去心三种，以蒸熟去心为优。切制以薄切为要，有利于干燥。干燥的方法有暴晒、阴干、烘干、焙干，以烘干法为优。天冬的酒洒蒸法始于《雷公炮炙论》，后世三才丸中将天冬与生地九蒸九晒，亦是应用此法。鲜天冬富含脂液，利于制膏，多加蜜制其苦味。古人有用天冬制作美食的习惯，用蜜糖渍过，质脆而甜美。笔者在研究过程中，认为还有以下几点值得进一步研究。

第一，天冬的去心问题。从古代文献看，早在汉代张仲景《伤寒论》麻黄升麻汤中，天冬即要求"去心"。[2] 后世一直传承此传统炮制工序。但是，中华人民共和国成立后历版《中华人民共和国药典》均未要求去心。笔者实践发现天冬去心操作

①　陈士铎. 本草新编 [M]. 北京：中国中医药出版社，2000：61-62.
②　张国骏. 成无己医学全书 [M]. 北京：中国中医药出版社，2004：130.

简单，与麦冬去心困难完全不同。因此，建议恢复天冬去心这一传统净制工序。

第二，煮制的问题。2020 年版《中华人民共和国药典》载："置沸水中煮或蒸至透心，趁热除去外皮，洗净，干燥。"[①] 文中煮或蒸的目的是方便去皮。天冬蒸法古代常用，而煮法很少用于去皮，多用于食用前加工，如《药性论》载："煮食之"。《食疗本草》载："入蜜煮之。"《抱朴子》载："入山便可以天门冬蒸煮唉之，取足以断谷。"笔者实践蒸法去皮的效果很好。应在尊重传统的基础上对两种方法进行优选。

第三，天冬的保健品开发。天冬早在唐代就作为食品，经蜜糖煮过其苦味被遮掩，味道甜美。可以据此开发天冬的保健品。

———————————

① 国家药典委员会. 中华人民共和国药典：一部 [S]. 北京：中国医药科技出版社，2020：56.

饴糖
传统制作工艺探讨

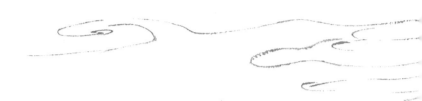

饴糖在古今均是药食两用的代表，《名医别录》载："主补虚乏，止渴，去血。"《伤寒论》中的大、小建中汤均含有饴糖，称为胶饴。饴糖由糵与米熬制而成，如宋代陈衍《宝庆本草折衷·饴》载："以糯米入糵煎成。今诸处皆能之。"[①] 明代李时珍《本草纲目·饴糖》载："时珍曰：饴饧用麦糵或谷芽同诸米熬煎而成。"其制作方法，以北魏贾思勰《齐民要术》"饧餔"与"黄衣、黄蒸及糵"两章阐述最为细致，后世医家对饴糖的制糵、炊米、饭化、熬汁等方面均有深入的研究，兹介绍如下。

---

① 郑金生. 南宋珍稀本草三种 [M]. 北京：人民卫生出版社，2007：604.

1. 制糵

制作饴糖首先要制糵，即制取麦芽或谷芽。南朝梁陶弘景《本草经集注》载："今酒用曲，糖用糵，犹同是米、麦。"指出制饴糖要用糵，与造酒要用曲是一个道理。制糵的材料有小麦、大麦、谷子等。

"作糵法：八月中作，盆中浸小麦，即倾去水，日曝之。一日一度著水，即去之。脚生，布麦于席上，厚二寸许。一日一度以水浇之，牙生便止，即散收令干。勿使饼，饼成则不复任用。"文中所谓"脚生"是指麦芽的幼根。笔者体会，麦芽刚冒出时由于尚可翻动，待再长些，铺到席子上就不能翻动了，以免损伤麦芽。从文中可见，《齐民要术》对麦芽的生发标准有三点：一是生白色的芽；二是芽很短，所谓"芽生便止"，一般1cm左右；三是麦芽的幼根松散没有连成饼状。麦芽的生发与温度密切相关，在农历五月，水浸第2天即生脚，第4天生芽1cm左右，呈白色（图112）。如果继续生长，白芽会逐渐变绿。须根亦会缠在一起。如果用屉布覆盖，不接触阳光的麦芽是白色的，边缘接触阳光的部分会变绿，这是光合作用的缘故。

古人通过麦芽生发的颜色来掌握饧的颜色。饧指饴糖进一步浓缩，经牵扯后所成的硬糖，其颜色有白与黑之分。如《齐民要术》载："煮白饧法：用白牙散糵佳；其成饼者，则不中用。""若煮黑饧，即待牙生青成饼，然后以刀刬取干之。"即用白芽制白饧，用绿芽制黑饧。用白芽制作的琥珀色的饴糖与白色的饧，是饴糖熬制的不同阶段。可见，古人制取饴糖的麦芽应该是白色的。另外，古人还有用大麦的经验，如《齐民要术》载："欲令饧如琥珀色者，以大麦为其糵。"文中指出如制作琥珀色的饧需要用大麦芽。

古人制糵后，还需将糵晒干研成粉（图113）。如《齐民要术》载："干糵末五升，杀米一石。"可见，按容量计算，糵末用量为米量的5%。笔者取小麦制糵后晒干，500ml称重为270g。而糯米500ml称重为420g，按重量计算，糵末用量为米量的3.2%。

古人用谷子制糵的方法同小麦，笔者取谷子若干，用水浸1天后，将其倒入平盘中，表面覆以湿屉布，每日喷水两次。3天后，谷子生出均匀的白芽。平盘边缘透光的部分谷芽呈绿色。

2. 炊米

制取饴糖的材料来源较广，如宋代掌禹锡等《嘉祐本草》载："粳米、粟米、大麻、白术、黄精、枳椇子等并堪作之，惟以糯米作者入药。"文中指出诸多可制饴糖的材料，但是，作为药用者仅有糯米。宋代陈衍《宝庆本草折衷》亦载："以

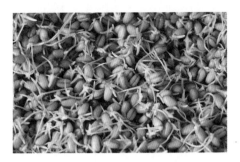

图 112 《齐民要术》：芽生便止

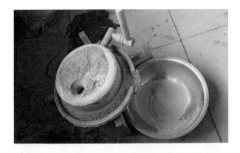

图 113 《齐民要术》：麦芽磨粉

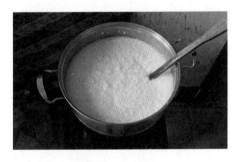

图 114 《齐民要术》：糯米炊为饭

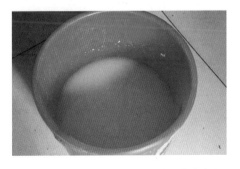

图 115 《齐民要术》：及暖于盆中以蘖末和之

糯米入蘖煎成。"文中糯米亦称为糯稻，如《本草纲目·稻》载："糯稻，南方水田多种之。其性粘，可以酿酒，可以为粢，可以蒸糕，可以熬饧，可以炒食。"

古人认为，可入药者还有粟米，如明代刘文泰《本草品汇精要·饴糖》载："今医家用以和药，惟糯与粟米作者入药为佳，余不堪用。"[1] 文中的粟米，即小米。《本草纲目·饴糖》亦载："惟以糯米作者入药，粟米者次之，余但可食耳。"

炊米的方法。《齐民要术》载："干蘖末五升，杀米一石。米必细晌数十遍，净淘，炊为饭。"古代炊米的方法主要是煮与蒸，文中并没有说明是何方法。但是，结合后文"勿以手按，拨平而矣"之语，可知应为蒸熟，而非煮粥。如果是煮粥，显然不会提示不要用手按。蒸饭，即将米水浸透后，置饭甑上蒸熟。亦可将米先煮至无生心的程度，再置甑上蒸熟。当然，亦有医家用煮粥的方法，如明代郑宁《药性要略大全·饴糖》载："以糯米煮粥。"笔者体会，如果少量制作两种方法均可以使用，如果大量制作还是蒸法为佳。煮粥的方法，需将水煮沸后，再投入水浸透的糯米，开锅后 20 分钟左右米即熟（图 114）。如果将糯米与冷水同煮，则易成糊状，不利于发酵。

蒸饭做好后，需要静置降温，再加入蘖末（图 115）。《齐民要术》载："摊去热气。及暖，于盆中以蘖末和之，使均调。"加入蘖末时米饭的温度非常关键，温度过高会破

---

① 刘文泰. 本草品汇精要 [M]. 北京：人民卫生出版社，1982：815.

坏蘖中的淀粉酶。古人虽然不知其原因，但是在1400多年前就认识到温度的重要性，令人钦佩。后世多遵此法。如明代《药性要略大全·饴糖》载："以糯米煮粥，候冷入麦芽，澄清再熬成饴。"文中"候冷"即指要将热粥的温度降低。

3. 饭化

饭化指使米饭发生分解、融化的变化。如清代汪绂《医林纂要探源》载："炊饭拌麦芽，再和水入锅，以漫火温护，饭化乃榨其汁熬成。"文中"饭化"一词描述得非常贴切。明代王文洁《太乙仙制本草药性大全》载："浸前饭，待饭烂。"文中用饭烂来形容糯米饭化后所呈现的状态。这个过程即淀粉酶与淀粉发生反应的糖化过程。

《齐民要术》载："卧于醋瓮中，勿以手按！拨平而已。以被覆盆瓮，令暖；冬则穰茹。冬须竟日，夏即半日许。看米消减，离瓮。"从文中可见，糖化的过程中仍要保持一定的温度。其方法是用棉被覆盖，冬天还需要用穰草等在外面包裹。糖化的时间，冬季需要1天，夏季需要半天。静置半天后，还要加入沸水。如《齐民要术》载："作鱼眼沸汤以淋之；令糟上水深一尺许，乃上下水洽。讫，向一食顷，便拔醋取汁煮之。"即在糖化完成后，加入沸水，漫过糯米达一尺，混匀后再静置一顿饭的时间，然后过滤取汁。

笔者将兑入麦芽的糯米粥桶裹以棉被保温，时间在5小时左右。倒入适量沸水，静置30分钟（图116），过滤（图117，图118）。

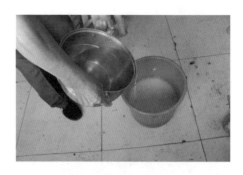

图116 《齐民要术》：作鱼眼沸汤以淋之

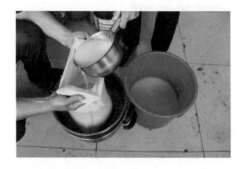

图117 《齐民要术》：过滤

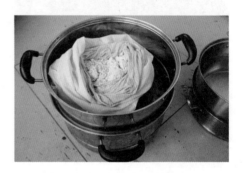

图118 《齐民要术》：过滤后剩下的饧糟

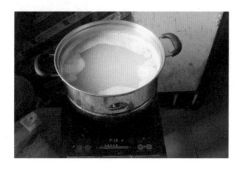

图119 《齐民要术》：滤液浓缩

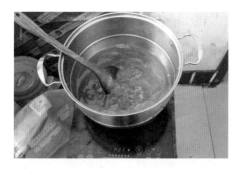

图120 《本草经集注》：饴糖质如厚蜜

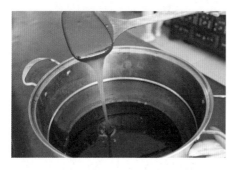

图121 《汤液本草》：饴糖色紫凝如深琥珀色

4. 熬汁

将饭化好的糖汁进行浓缩（图119）。如明代王文洁《太乙仙制本草药性大全》载："滤汁入锅煎煮而成。"具体的熬制方法，《齐民要术》载："每沸，辄益两杓。尤宜缓火！火急则焦气。盆中汁尽，量不复溢，便下甑。一人专以杓扬之，勿令住手！手住则饧黑。量熟止火。良久，向冷，然后出之。"从文中可见，熬汁要小火慢熬，逐渐添加糖汁。待浓缩至锅中的糖汁不再溢出时，开始用勺子不停地搅拌。至于熬制饴糖的火候，则需要达到以下两个标准。

第一是质地如厚蜜。饴糖的质地非常黏稠。如《伤寒论》"蜜煎导方"载："食蜜七合。上一味。于铜器内，微火煎，当须凝如饴状，搅之勿令焦著。"文中蜜煎后水分蒸发，黏度增加，至"如饴状"。说明饴糖较蜂蜜黏稠。宋代唐慎微《证类本草》载："方家用饴糖，乃云胶饴，皆是湿糖如厚蜜者，建中汤多用之。其凝强及牵白者，不入药。"文中明确指出饴糖的质地如厚蜜。"厚"是厚重的意思，说明饴糖的密度要高于蜂蜜（图120）。亦有医家以稠粥形容，如明代陈嘉谟《本草蒙筌·饴糖》载："稠粘如粥，故名饴糖。"

第二是色紫类深琥珀色。元代王好古《汤液本草·饧》载："以其色紫凝如深琥珀色，谓之胶饴。色白而枯者，非胶饴，即饧糖也。"文中指出其色泽与阿胶、黄明胶等胶的颜色相当，故称为"胶饴"（图121）。

正如《本草蒙筌·饴糖》载："因色紫类琥珀，方中又谓胶饴。干枯名饧，不入汤药。"[1] 另外，饴糖如果在厚蜜的基础上再进一步浓缩，并进行拉扯，其颜色会由琥珀色逐渐变成白色，质地也会变硬，古人称其为"饧"。如明代倪朱谟《本草汇言·饴糖》载："若熬老能牵扯如成白丝者，名曰饧糖。饧，钖也，白而坚硬成块也。拌脂麻只供茶食，不入药用。"这种白而硬的"饧"就是民俗中腊月廿三用来祭灶王的糖瓜。

5. 特殊发酵法

一般制作饴糖的方法是用糯米入蘖煎成。亦有用麦蘖直接熬制而成者，如明代许希周《药性粗评》载："饴糖，饧糖也，乃米麦所造而成，亦有单用麦者。以麦不拘多少，水润湿，待芽长成块乃分碎，水浸一夜去渣，取汁炼之候稠凝取出贮之。"

笔者取小麦生芽，待芽生长至根部连成块时，切碎，加水浸泡一夜。第 2 天将浸出液滤出，熬汁浓缩至如厚蜜，色紫暗，味酸稍甜。这种方法麦蘖的比例过高，所得饴糖中乳酸的含量过多，以酸味为主。古人在造酒时，酒曲亦可作为发酵时所需的粮食的一部分。这种方法与其道理相近。其本意可能是为了节约小麦，实际上饴糖质量不佳，所费小麦更多。并不是一种优选的方法。

6. 实践

笔者取小麦若干，水浸 1 天后，平铺于不锈钢盘中，覆以湿屉布。每日喷水两次，保持湿润。3 天后，白色麦芽长至 1～2cm，取出，晒干。由于担心用粉碎机转速过高导致温度过高，从而影响麦芽中的淀粉酶，故用药碾子与石磨配合将麦芽碾碎。取糯米 2 500g 浸透，第 2 天将清水烧开后，再加入糯米，煮熟，倒至桶内。晾至 60℃时，按照 3.2% 的比例添加麦芽粉 80g。搅匀后，盖上桶盖，外面用棉被包裹以保温。静置 5 小时，发现桶上部呈澄清，与下部分层。倒入沸水若干，搅匀。再静置 30 分钟，搅匀。用无纺布袋过滤，将残渣用重物压 1 小时，使其中的糖水尽量析出。将糖水倒入锅内开始浓缩，至质如厚蜜，色如琥珀色即成。

7. 结语

综上所述，古人对饴糖的传统制作工艺进行了深入探讨。制蘖的原料有小麦、谷子、大麦。蘖有白绿之分，饴糖所用为白芽，并须晒干成粉。米类选择以糯米与

---

[1] 张瑞贤. 本草名著集成 [M]. 北京：华夏出版社，1998：170.

小米为优，炊米的方法有煮蒸之别，待温度降低后再加入糵粉。饭化的时间随冬夏温度的不同而异，注意保温。熬汁要求小火慢熬。成品形如厚蜜，色紫类琥珀色。在学习古人制作饴糖的基础上，笔者认为还有以下几点值得进一步研究。

第一是区分药用饴糖与食用饴糖。饴糖功能温中，缓急止痛，是《伤寒论》小建中汤中的君药，为临床常用之品。2020年版《中华人民共和国药典》与部颁标准中均没有收载。

在地方炮制规范中，收载饴糖的有4地，包括北京、河南、安徽、甘肃，其中甘肃仅有名称并无炮制方法。其他3地则各有2版炮制规范。综合起来有如下特点：一是米的种类没有固定于糯米或粟米。如安徽（2019）为高粱、米、大麦、粟、玉米等含淀粉质的粮食；河南（2005）为粳米、糯米、大麦、小麦、粟、玉蜀黍、薏苡仁及各种富含淀粉的可食物质；北京（1986）为米、大麦、小麦、粟或玉蜀黍等粮食。二是炮制工艺描述粗糙。多表述为经过浸渍、蒸熟后加入麦芽，使其发酵糖化，滤除残渣，煎浓而成。仅河南（1974）表述较详细，但是在河南（2005）改为"经发酵而成"。三是无饴糖成品的质量控制标准。

由于药房多不备饴糖，医家使用饴糖只好让患者外购麦芽糖。而现代工艺生产麦芽糖的原料有碎大米、山芋、马铃薯、玉米等，主要是从淀粉含量与价格考虑。而非中医传统的糯米、粟米。如果作为食品并不必苛求，但是作为中医温中散寒止痛的药物，并不能简单地以淀粉含量的多少作为是否堪用的评价标准。饴糖古代制作工艺远没有现代精细，其所含成分亦颇复杂。所以，并不能仅用麦芽糖含量来衡量饴糖，认为饴糖就是现代的麦芽糖。另外，现代工艺主要是用大麦芽中提出的 α、β 淀粉酶。《齐民要术》中制作饴糖所用的是小麦糵，而大麦制糵用于熬制琥珀饧。因此，应将药用饴糖与食用饴糖区别对待。以传统工艺制作的药用饴糖为样本，制定新的检测指标与方法，并研究符合传统的现代工艺流程。

第二是饴糖的用量研究。《伤寒论》小建中汤中饴糖的用量为1L，约合现代的200ml。前述实验所得饴糖取200ml，重量约253g。应将饴糖如厚蜜的浓度标准化，以确定方剂中饴糖的用量。这样医者处方才有量化标准，有利于应用经验的传承。

第三是饧糟的利用。饧糟指糯米糖化后所余的残渣。功能暖脾胃，化饮食，益气缓中。如宋代陈衍《宝庆本草折衷·饴糖》载："续说云：《经验方》甘露汤，用干饧糟头六分，及和皮生姜四分，并杵烂细，团为饼，或晒或焙令干。每拾两，入炙甘草二两同碾细。常以二钱，沸汤入盐，无时点服，能治翻胃呕吐，快膈进食。盖饧糟者，糵米之余力尚存，复有甘味，又得生姜辛而温，故成其效。"应对饧糟进一步开发利用，以节约资源。

淡豆豉

传统炮制工艺探微

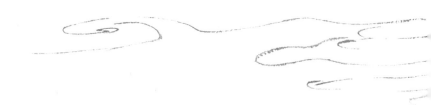

　　豆豉自古便是药食两用的代表，早在东汉《名医别录》中就已收载该药。北魏贾思勰《齐民要术·作豉法》[①]记载了3种豆豉的制作方法，其中有2种是淡豆豉，1种是咸豆豉。南朝梁陶弘景《本草经集注》记载的康伯法所作豆豉亦是一种淡豆豉，说明淡豆豉在当时食用是非常普遍的。后世医家在《齐民要术》的基础上多有发挥。笔者通过研究古代文献，并在实践操作中加以验证。发现古人对造淡豆豉的工艺有着非常丰富的经验。兹分述如下。

---

① 贾思勰. 齐民要术 [M]. 北京：中华书局，2015：957-970.

1. 时间与温度

关于淡豆豉的制作时间，北魏贾思勰《齐民要术·作豉法》载："四月五月为上时，七月二十日后、八月为中时。"同书引述《食经》载："作豉法，常夏五月至八月，是时月也。"

本草文献中记载的作豉时间多在六月，如明代李时珍《本草纲目·大豆豉》载："造淡豉法：用黑大豆二三斗，六月内淘净。"明代李中梓《医宗必读·淡豆豉》载："六月间水浸一宿。"明代顾逢柏《分部本草妙用》载："用黑大豆伏天淘净，水浸一宿。"亦有医家将时间定为某一天，如明代罗周彦《医宗粹言》载："江西淡豉法：六月六日用黑豆水浸一宿。"

可见，制作豆豉的时间以夏秋季为宜，但时间并非绝对。如《齐民要术》中记载："冬宜小暖，夏须极冷。乃内荫屋中聚置。"从文中可见，冬季亦可作豉。

古人对作豉时间的探讨，实际上是对作豉时温度的要求，具体如下。

第一是发酵过程需要一定的温度。主要是指发酵过程中豆豉中的温度。如《齐民要术》载："大率常欲令温如人腋下为佳。"

第二是温度变化幅度不能过大。如《齐民要术》载："余月亦皆得作。然冬夏大寒大热，极难调适。大都每四时交会之际，节气未定，亦难得所。常以四孟月十日后作者，易成大好。"文中指出过冷过热均不利于作豉，而在每季第一个月的初十以后温度变化幅度不大时再制作豆豉。

第三是宁伤冷不伤热。如《齐民要术》载："失节伤热，臭烂如泥，猪狗亦不食。其伤冷者，虽还复暖，豉味亦恶。"从文中可以看出，温度过高豆豉会臭烂，猪狗亦不食。笔者曾在制作豆豉时由于二次发酵时温度过高，所得豆豉确实臭秽难闻，质地黏稠。对此，《齐民要术》指出："宁伤冷不伤热：冷则穰覆还暖，热则臭败矣。"即温度低所制作的豆豉还可以补救，而温度高得到的豆豉则臭败只能废弃。

总之，古人非常重视造豉温度把握，稍有不慎，就会成为废品。正如《齐民要术》载："是以又须留意冷暖，宜适难于调酒。"指出其温度的把控比做酒还要难。

2. 豆类的选择

豉作为一种常见的食材，其制作材料很多，如豆豉、麦豉、麸豉、瓜豉、酱豉等。豆豉，顾名思义是用豆类制作的豉。《本草纲目·大豆豉》载："豉，诸大豆皆可为之，以黑豆者入药。"指出各种豆类均可用来制作豆豉，但是药用者以黑豆为佳。

有医家认为用江南产的刀豆作豉更好。如元代尚从善《本草元命苞·豉》载："凡作诸豉，刀豆者佳。"明代王文洁《太乙仙制本草药性大全》载："江南人作豆豉自有一种刀豆甚佳。"

黑豆选择陈豆为佳。究其原因，《齐民要术》载："新豆尚湿，生熟难匀故也。"即陈豆已经干透，而新豆干湿不均匀，在发酵过程中会出现发酵不均匀的情况。

3. 黑豆的前期处理

古人对于黑豆是否需要浸泡，记载不一。如《齐民要术》所记载的三种豆豉中，"作豉法"中没有要求浸泡，而《食经》作豉法"与"作家理食豉法"均需浸泡。后世医家亦有以下两种观点。

有主张浸泡者。如明代王文洁《太乙仙制本草药性大全·豆豉》载："取黑豆水渍，蒸烂香熟为度。"明代李时珍《本草纲目·大豆豉》载："水浸一宿沥干。"明代吴文炳《药性全备食物本草·豆豉》载："取黑豆水渍蒸烂，香熟为度。"亦有用寒蚕缲丝汤浸泡者，如宋代陈衍《宝庆本草折衷·淡豉》载："蒸乌豆为豉，或以寒蚕缲汤煮浸豆暴成。今处处皆能造之。"文中添加了煮蚕茧与蚕丝的汤。李时珍《本草纲目·蚕》记载蚕茧与缲丝均有治疗消渴的功效，其清透之性，有助于解表透邪。

亦有主张不需浸泡者。如明代罗周彦《医宗粹言》载："造淡豆豉法：大黑豆不拘多少，甑蒸香熟为度。"明代郑二阳《仁寿堂药镜·香豉》载："大黑豆，择黑而小者，不拘多少，煮烂捞起。"

笔者体会，黑豆浸泡一夜后，再蒸煮时，黑豆仍然发脆。而不经浸泡的黑豆，直接蒸者容易发面，后续发酵过程中易腐败。因此，蒸煮前还是以浸泡为佳。

4. 黑豆熟制之疑

黑豆经浸泡后，还需要进一步熟制。如《齐民要术》载："大釜煮之，申舒如饲牛豆，掐软便止，伤熟则豉烂。"文中"申舒"是膨胀的意思，黑豆煮后膨胀，用手掐之发软即可。如蒸法："蒸之，手捻其皮，破则可。"文中指出黑豆蒸后，以手捻黑豆皮易破为标准。

本草文献记载黑豆熟制的标准表述为"熟"。熟制的方法仍延续《齐民要术》的煮与蒸两种。如明代许希周《药性粗评》载："香豉，以黄豆煮熟作黄。"这是煮熟的方法。明代李时珍《本草纲目·大豆豉》载："蒸熟取出摊席上。"这是蒸熟的方法。何为"熟"的标准？原书中并没有说明。明代王文洁《太乙仙制本草药性大全》载："蒸烂香熟为度。"文中指出了"熟"的标准是"烂"。那么何为"烂"？这本不应该是难事，但是在实际操作中如何掌握"烂"的标准是一个很棘手的问题。

根据笔者实践体会：黑豆充分浸泡后的口感易嚼发脆。水煮半小时后，部分黑豆表面的黑皮脱落，但是口尝仍发脆。将黑豆置笼屉上蒸，待圆气后半小时口感仍发脆，又蒸了半小时仍没有变化。蒸到上述火候，黑豆无疑已经熟了，但是没有出现想象中的烂泥样的情况。

古人蒸煮黑豆的火候标准还有一个"香"字。明代罗周彦《医宗粹言》载："甑蒸香熟为度。"通过实践发现，黑豆浸泡发胀，有一股明显的豆腥味。通过蒸煮后这种豆腥味会消失，出现一股豆香味。

笔者认为，黑豆熟制后出现"软""烂""皮易破"等标准并不容易客观化。而豆腥味消失，出现豆香味的标准，在实践操作中更容易掌握。

5. 初次发酵覆盖物

黑豆熟制后晾凉，就进入初次发酵的工序。一般要在黑豆上面覆以蒿草，如《齐民要术》载："令厚二寸许。豆须通冷。以青茅覆之。亦厚二寸许。"文中青茅可能泛指青色的茅草，也可能是禾本科的某种具体植物。

后世医家所用的覆盖物有以下几种。

第一种是青草穰。明代王文洁《太乙仙制本草药性大全》载："取黑豆水渍，蒸烂香熟为度，取出摊置苇簟内，乘温热以架子每一层盛一苇簟，放在不见风处，四围上下用青草穰盖护之。"文中的"穰"是谷物类的秆茎，青草并未指出是何种青草，将其盖于黑豆之上是为了保温，有利于发酵。

第二种是青蒿。如明代李时珍《本草纲目·大豆豉》载："蒸熟取出摊席上，候微温蒿覆。"文中用青蒿覆盖不仅有保温作用，而且其辛凉透表之性也与豆豉之性味相合。后世医家对此多有引用。清代汪绂《医林纂要探源》载："淡豉苦，甘，寒。水浸黑豆一宿，蒸熟，青蒿罨之。"更是明确指出所用为青蒿。

第三种是黄荆叶。明代罗周彦《医宗粹言》载："四围上下用黄荆叶或青穰紧护之。"明代郑二阳《仁寿堂药镜·香豉》载："四围上下用黄荆叶紧护之。"二文中的黄荆叶与青穰均为保温而设。

第四种是干草。明代罗周彦《医宗粹言》载："干草密盖二七，干，尽起黄衣，揭去草，取豆晒干七日。"文中覆盖物所述仅简称为干燥的草，且须密盖，说明仅起保温作用。

6. 白衣与黄衣

黑豆经过熟制后，就进入了发酵的过程。发酵的标准是白衣与黄衣的出现。如《齐民要术》载："豆便内外均暖，悉著白衣，豉为粗定。从此以后，乃生黄衣。"可见，首先出现的是白衣，后出现的是黄衣。白衣首先会出现在外层的黑豆表面，随后内部的黑豆表面也会出现。只有里外均出现白衣才是"初定"。然后白衣逐渐变黄。这个过程与《齐民要术》所载黄衣、黄蒸的制作方法相近。

本草文献多略过白衣，直接描述为"黄衣上遍"。如明代李时珍《本草纲目·大豆豉》载："每三日一看，候黄衣上遍，不可太过。"文中指出要多次观察黑豆的颜色变化，黄衣不可太过。后世医家所述大致相同，如明代王文洁《太乙仙制本草药性大全》载："见豆生黄衣遍满。"明代罗周彦《医宗粹言》载："数日取开，豆上生黄衣已遍。"

至于发酵所需的时间，《齐民要术》并没有明确记载。只是指出候豆中温度与腋下温度相近时就要翻动。翻至四五次时，豆子就会出现白衣与黄衣。据原书"黄衣黄蒸与蘖"载："七日，看黄衣色足，便出。"根据笔者实践体会：夏季 4~5 天就会出现黄衣。如果制作时间在四五月份或在秋后较凉时，时间还会增加。笔者所处北方，即便是伏天，也较南方天气凉爽。因此，在南方发酵的时间会较北方变短。具体时间还是要以黄衣上遍的时间为准，不可拘泥于日数。

7. 晾晒、簸净与清洗

初次发酵完成，黑豆表面出现黄衣。这部分黄衣要簸去。正如《齐民要术》载："后豆著黄衣，色均足，出豆于屋外，净扬，簸去衣。"

实际操作发现，黄衣并不容易簸净。这是因为初次发酵后的黑豆是湿润的，表面覆盖的青蒿会紧贴在黑豆的表面。这与青蒿是否切成小段没有关系。笔者试着用水直接清洗。由于黑豆发酵后表面有菌丝发黏，上面粘有青蒿细叶与茎，加水后都混在一起，非常浑浊，多次换水仍难以清洗干净，而在洗的过程中黑豆的种皮容易弄掉，既要保护种皮，又要洗净菌丝，非常费力。

为了使黄衣容易簸净，古人要将初次发酵的湿黑豆晒干。如《本草纲目·大豆豉》载："取晒簸净。"文中仅提示要"晒"，并没有说晒到什么程度，晒多久。有主张晒 1 日者，如明代王文洁《太乙仙制本草药性大全》载："取开见豆生黄衣遍满，然后取出晒一日，次日温汤漉洗。"亦有主张晒 7 日者，如明代罗周彦《医宗粹言》载："尽起黄衣，揭去草，取豆晒干七日，然后用。"

经过晾晒簸净的黑豆，表面仍沾有较多的黄衣，需要进一步清洗。如《齐民要术》载："扬簸讫，以大瓮盛半瓮水，内豆著瓮中，以杷急抨之使净。"文中指出将豆倒入盛了一半水的瓮中，用杷快速翻动，使黑豆相互撞击。

笔者实践操作：将初次发酵的黑豆置于阳光下晾晒 2 天多的时间，黑豆表面就比较干了，这时用簸箕很容易就将黑豆中的青蒿、菌丝分离出去，得到的黑豆很干净。

由于黑豆表面仍附着有较多的黄衣，需用清水浸，手搓去除。《齐民要术》记载的方法为："漉出，著筐中，令半筐许。一人捉筐。一人更汲水，于瓮上就筐中淋之。急抖擞筐，令极净，水清乃止。"文中所示方法将装入筐中的黑豆用清水冲淋，同时抖动筐，使黑豆相互撞击，有利于黄衣的脱落。这种方法在手工业作坊中非常适用。《齐民要术》还指出淘洗的原因："淘不净令豉苦。"即清洗的目的是防止豆豉变苦。

8．汁出指间为准

黑豆经过清洗后是湿的，即将进入第二次发酵的工序。由于水分过多在发酵过程中容易腐烂，水分过少则发酵不充分，所以黑豆的干湿程度非常重要。《齐民要术》载："以手抟，令汁出指间，以此为度。"文中指出黑豆的标准是以手攥紧，使其中的水分能够刚刚从指缝中溢出。这样的黑豆干湿适宜，有利于二次发酵。

明代李时珍《本草纲目》亦以此为标准，原书"大豆豉"载："以水拌干湿得所，以汁出指间为准。"这也是造豉的关键技术。

9．二次发酵覆盖物

将干湿适宜的黑豆装入瓮中后，古人还要在黑豆的上面覆盖桑叶。《齐民要术》引"食经作豉法"载："若不满瓶，以矫桑叶满之。勿抑！乃密泥之。"文中指出如果瓶不满，有空隙，加桑叶填充。原书引"作家理食豉法"载："以桑叶盖豉上，厚三寸许。"文中桑叶显然不仅作为填充物，亦是作豉的辅料。

《齐民要术》记载古人作豉用桑叶的本意，显然与桑叶的疏风解表之功无关。其实，古人在造曲过程中亦常用桑叶，如宋代朱肱《酒经·瑶泉曲》载："复用粗筛隔过，实踏，用桑叶裹盛于纸袋中，用绳系定，即时挂起。"[1]其用意与《齐民要术》所载方法相近。其功效可能与桑叶的气味有利于发酵有关。

---

① 宋一明，李艳. 酒经译注 [M]. 上海：上海古籍出版社，2018：30.

后世医家多借鉴此法，如《本草纲目·大豆豉》载："安瓮中，筑实，桑叶盖厚三寸。"文中未说明桑叶为鲜品还是干品。明代倪朱谟《本草汇言·淡豆豉》载："干桑叶覆盖，厚三寸许。"[①]指出所用桑叶为干者。明代卢之颐《本草乘雅半偈》亦指出桑叶用干者。

鲜桑叶质地柔软，容易叠放到容器中。而干桑叶形状褶皱，少许即能充满容器。笔者认为，作豉多在夏秋季，鲜桑叶易寻，宜用鲜者。

10．二次发酵时间

第二次发酵的时间，《齐民要术》载："夏停十日，春秋十二三日，冬十五日。过此以往，则伤苦，日数少者，豉白而用费。唯合熟自然香美矣。"文中所示时间为 10～15 天，随着季节的不同而异。这只是一个大概的时间，还要视具体的天气情况而定。《齐民要术》"作家理食豉法"载："十许日，成；出，曝之，令浥浥然。又蒸熟；又曝。如此三遍，成矣。"文中亦指出发酵的时间为十余日。

本草文献记载的二次发酵时间并没有遵循《齐民要术》的经验。如《本草纲目·大豆豉》载："安瓮中，筑实，桑叶盖厚三寸，密封泥，于日中晒七日，取出，曝一时，又以水拌入瓮。如此七次，再蒸过，摊去火气，瓮收筑封即成矣。"文中发酵的时间竟达 49 天，这与《齐民要术》有很大的差距。后世医家多遵李时珍之法，如《上医本草》《本草汇言》《分部本草妙用》《折肱漫录》《删补颐生微论》《医林纂要探源》等均有引述。

亦有医家缩短了发酵的时间，如明代罗周彦《医宗粹言》载："六月六日五更时，用河水洗去黄衣，乘湿入木桶内之，五日取出，晒极干。"文中发酵的时间仅为 5 天。

古人制作咸豉的时间比较长，如《齐民要术》引"食经作豉法"载："中庭二十七日，出，排曝令燥。更蒸之。时煮矫桑叶汁洒溲之。乃蒸如炊熟久，可复排之。此三蒸曝，则成。"文中发酵的时间虽然较久，由于加入了盐，亦不会腐败。

11．一次发酵与二次发酵

淡豆豉的制作工序中有两次发酵的过程。第一次发酵的步骤包括：黑豆浸泡、蒸或煮、覆以蒿草、黄衣上遍、晒干、簸净清洗。第二次发酵的步骤包括：黑豆装容器中、覆以桑叶、封口、10 余日后取出晒干。二次发酵法是豆豉制作的主流方

---

① 倪朱谟. 本草汇言 [M]. 北京：中医古籍出版社，2005：540.

法。《齐民要术》记载的3种作豆豉法均为两次发酵法，后世医家亦多延续此法。

但是，亦有医家主张用一次发酵法。如明代王文洁《太乙仙制本草药性大全》载："取黑豆水渍，蒸烂香熟为度，取出摊置笒簹内，乘温热以架子每一层盛一笒簹，放在不见风处，四围上下用青草穰盖护之，如是数日，取开见豆生黄衣遍满，然后取出晒一日，次日温汤漉洗，以紫苏叶锉碎拌之，烈日曝至干，然后用磁罐收贮听用。"文中黑豆黄衣上遍后，略晒后洗去黄衣，拌紫苏叶后晒干。并没有装坛密闭二次发酵的过程。后世传承者有《药性全备食物本草》《仁寿堂药镜》《医宗粹言》等。

12. 实践操作

笔者运用不同方法分别制作淡豆豉，包括2020年版《中华人民共和国药典》为代表的现代制法，以《本草纲目》为代表的传统发酵法，以《太乙仙制本草药性大全》为代表的一次发酵法，以姜保生老药师为代表的经验制法，以康伯豉为代表的食用淡豆豉制法。分述如下。

第一种是2020年版《中华人民共和国药典》法。原书载："取桑叶、青蒿各70~100g，加水煎煮，滤过，煎液拌入净大豆1000g中，俟吸尽后，蒸透，取出，稍晾，再置容器内，用煎过的桑叶、青蒿渣覆盖，闷使发酵至黄衣上遍时，取出，除去药渣，洗净，置容器内再闷15~20天，至充分发酵、香气溢出时，取出，略蒸，干燥，即得。"

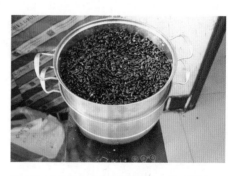

图122 《中华人民共和国药典》：黑豆蒸熟

笔者取新鲜桑叶100g、青蒿100g，冷水浸泡1小时。注意水要适量，过少不够用，过多用不完影响药效。水煎20分钟，过滤，取汁。桑叶与青蒿残渣备用。将黑豆1kg用前述药汁浸泡半天，待药汁浸入黑豆中，黑豆膨胀变大。置笼屉上蒸，待"圆气"后20分钟闻到豆子的豆腥味消失，说明生豆已变为熟豆（图122）。黑豆晾至微温时，装入竹篮中，表面覆以桑叶与青蒿的残渣。残渣上面再盖上一块笼屉布（图123），用喷壶在其表面洒少许水，每天两次，以增加药物发酵环境的湿度。5天后，

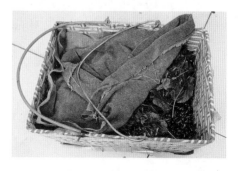

图123 《中华人民共和国药典》：黑豆装篮中覆桑叶、青蒿残渣

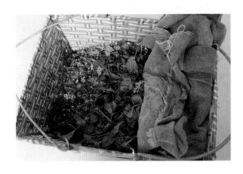

图124 《中华人民共和国药典》：黑豆长黄白毛

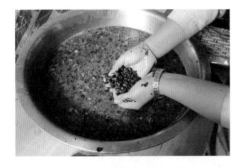

图125 《中华人民共和国药典》：黑豆清洗困难

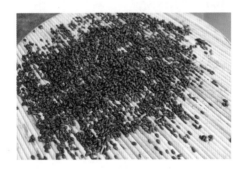

图126 《中华人民共和国药典》：略蒸晒干

揭开屉布及桑叶青蒿残渣，发现黑豆表面已经长黄白色毛（图124）。将黑豆倒入盆中，加水，用手搓洗去表面的毛及粘混其中的桑叶与青蒿残渣。这个过程比较费力，需要多次换水才能洗好（图125）。将清洗好的黑豆置笼屉上沥下水分，以手握适量黑豆用力攥时指缝中微微有水分渗出为度。将黑豆置瓷坛中。盖上坛子盖，用胶带封固。由于正值二伏，发酵10天即可。如果在秋冬季节要发酵15天。10天后，打开坛子，倒出黑豆。闻到一股酸香发酵的味道，黑豆表面有散在白斑。将其置笼屉上略蒸后，放在竹匾上晾晒。晒干后，黑豆体积恢复正常，表面有散在白斑，酸香发酵味变淡（图126）。切开断面呈黄褐色。

第二种是《本草纲目》法。原书载："造淡豉法：用黑大豆二三斗，六月内淘净，水浸一宿沥干，蒸熟取出摊席上，候微温蒿覆。每三日一看，候黄衣上遍，不可太过。取晒簸净，以水拌干湿得所，以汁出指间为准。安瓮中，筑实，桑叶盖厚三寸，密封泥，于日中晒七日，取出，曝一时，又以水拌入瓮。如此七次，再蒸过，摊去火气，瓮收筑封即成矣。"

笔者取黑豆1kg，用冷水浸泡1夜，第2天水呈黑褐色，黑豆已经浸泡胀大。将黑豆倒在笼屉上沥净水分后加热，"圆气"后半小时，嚼之没有豆腥味，说明黑豆已蒸熟。取出黑豆，平摊在竹匾上。待黑豆温度降至温手时，黑豆表面铺新鲜的青蒿。笔者实验所在河北北部，虽在伏天，早晚亦较凉爽，空气湿度亦不大。故在青蒿表面铺了一层屉布。每日喷 2 次水，以增加湿度。3 天后，揭开屉布与青蒿，发现黑豆表面已经长黄白色的毛（图 127）。将黑豆倒出，有些发黏，里面还夹杂着一些青蒿的碎叶。将黑豆平铺于盖帘上，置阳光下晾晒，每日上下午各翻一次。2 天后，黑豆晒至表面干燥，用簸箕将黑豆中的菌丝与青蒿碎叶簸去。黑豆中酌情加清水洗净，以手用力握，指间稍有水渗出为度（图 128）。由于黑豆已经呈多半干，所以再拌入的清水只是在黑豆的表面，黑豆整体的含水量并不高。将黑豆装入瓷坛中，用手压实（图 129），上面铺 10cm 左右厚的鲜桑叶。将坛子盖好，外面用胶带封固。白天置院中晒，晚上则搬到屋内。7 日后取出，黑豆表面呈黄白色毛（图 130），没有异味，掰开断面呈棕褐色。将黑豆晒 2 小时，喷清水，至汁出指间为宜。再将其装入坛子中，上覆桑叶，再晒 7 天。如此重复操作共 7 次（图 131，图 132）。得到的淡豆豉发酵味浓烈，色棕褐，断面黄棕。这种方法是各种方法中发酵最为充分的。

第三种是《太乙仙制本草药性大全》的一次发酵法。原书"豆豉"载："取黑豆水渍，蒸烂香熟为度，取出摊置苓籣内，乘温热以架子每一层盛一苓籣，放在不见风处，四围上下用青草穰盖护之，如是数日，取开见豆生黄衣遍满，然后取出晒一日，次日温汤漉洗，以紫苏叶锉碎拌之，烈日曝至干，然后用磁罐收贮听用。"

笔者取黑豆水浸一夜，蒸至没有豆腥味，取出晾温，置篮子中，上覆青蒿。5 天后遍布黄衣，闻之有明显的青蒿香味。将

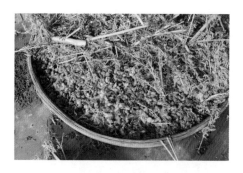

图 127 《本草纲目》：黑豆长黄白毛

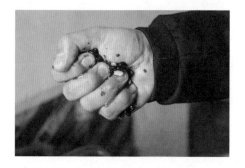

图 128 《本草纲目》：黑豆晒干后洗净，含水量以汁出指尖为准

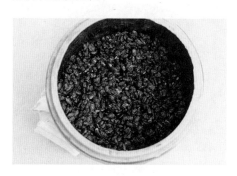

图 129 《本草纲目》：黑豆装坛

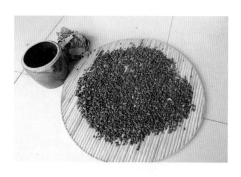

图 130 《本草纲目》：7 天后取出晾晒

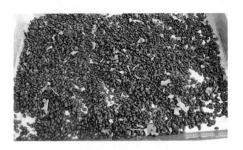

图 131 《本草纲目》：第 35 天取出晾晒

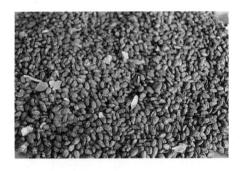

图 132 《本草纲目》：第 49 天取出晾晒

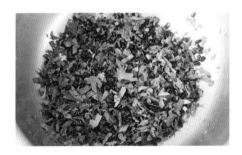

图 133 《太乙仙制本草药性大全》：黑豆罨黄后拌苏叶

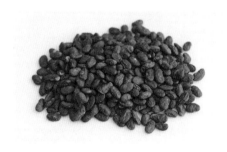

图 134 《太乙仙制本草药性大全》：豆豉晒干

其取出晒 1 天，表面已稍干，用清水洗去黑豆表面的黄衣。拌入切碎的苏叶，混匀（图 133）。置烈日中晒干，所得豆豉味淡，表面呈棕褐色（图 134），断面黄白稍有棕色。显然发酵并不充分。

第四种是山东姜保生老药师经验。本法为一次发酵法。笔者取黑豆 500g，用药汁浸泡。药汁制作方法：处方为清代熊立品《治疫全书》所载清瘟解毒汤：白芷 0.9g，玄参 1.8g，柴胡 0.9g，连翘 1.8g，桔梗 1.2g，川芎 0.9g，黄芩 1.2g，羌活 1.2g，赤芍 1.2g，花粉 1.2g，葛根 0.9g，甘草 0.9g，竹叶 0.6g，生姜 1.2g。加水浸泡 1 小时，头煎 15 分钟，二煎 10 分钟，共取汁 400ml。将黑豆 500g 置药汁中浸泡 2 小时后，加热将药汁煮沸，其间不断翻动，使药汁完全煮入黑豆中，将黑豆煮熟，但不要煮破，至没有豆腥味即可。将黑豆晾凉，置篮子中，上覆屉布。7 天后黑豆长黄白色毛（图 135）即取出，稍晒。洗净，置笼屉上蒸 15 分钟，晒干即可。得到的豆豉色棕黑，断面黄棕色，味清香。该法亦为传统京帮的淡豆豉制作方法。

第五种是《本草经集注》康伯豉法。原书载："依康伯法，先以醋酒溲蒸曝燥，麻油和，又蒸曝，凡三过，乃末椒、干姜屑合和，以进食，胜今作油豉也。"[1] 笔者取黑豆少许，以米醋浸泡 1 夜。置笼屉上蒸 30 分钟，口嚼没有豆腥味即可。将其取出晒干，加适量香油拌匀，再次蒸 30 分钟，重复 2 次。得到的康伯豉（图 136）色泽油亮发

---

[1] 唐慎微. 证类本草 [M]. 北京：中国医药科技出版社，2011：684.

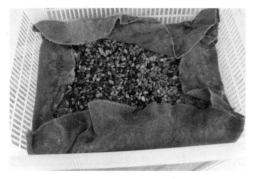

图 135　黑豆罨黄

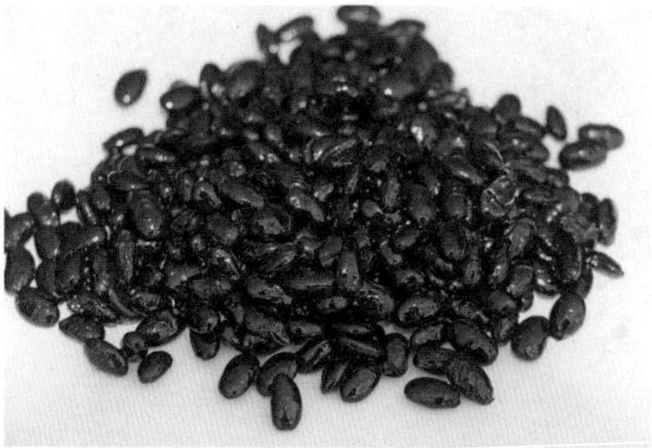

图 136　《本草经集注》康伯豉：拌香油蒸晒

黑，尝之味香稍有酸味，质地稍硬，非常可口。再在其中加入花椒粉与姜粉，混合，可作为零食。

13. 结语

综上所述，古人在造豉方面积累了丰富的经验。在造豉的时间与温度，黑豆前期处理，黑豆的蒸与煮，覆盖物，发酵出现白衣与黄衣上遍，初次发酵后晾晒、簸净与清洗，二次发酵的干湿程度、覆盖物、发酵时间等方面，古人均进行了深入的探究。在学习实践古代作豉技术的基础上，结合现行《中华人民共和国药典》中的淡豆豉制作方法，笔者认为以下几点值得进一步研究。

第一是黑豆的蒸、煮之别。从本草文献看，古人造豉时黑豆制熟的方法有蒸与煮两种，只要将黑豆制熟即可，并没有孰者为优的考虑。前提是水浸，而非药汁浸泡。而《中华人民共和国药典》中是以桑叶、青蒿水煎液浸泡黑豆后再蒸。这种方法的弊端是煎出液如果较多会造成药效的损失，而煎出液如果不足亦会影响疗效，而黑豆的新与陈，以及干湿程度亦会影响其吸收。姜保生老药师的经验是将药汁煮入浸泡后黑豆中。应对这两种方法的优劣进行研究。

第二是桑叶、青蒿残渣覆盖问题。《中华人民共和国药典》要求将桑叶、青蒿的残渣覆盖于黑豆上初次发酵，由于药物的成分已经煎出，再覆盖于黑豆表面显然已经没有药效。而且残渣与黑豆混在一起，很难清洗干净。其实古人用于覆盖的材料很多，如谷物的秆茎、青蒿、黄荆叶、干草等，均为干燥或新鲜者，并没有药物的残渣，其主要作用是保温。而药渣中含水量远较其他覆盖材料影响初次发酵。因此，对黑豆表面的覆盖物应进行比较研究。

第三是桑叶、青蒿的入药方式问题。从本草文献看，在制作豆豉的过程中，初次发酵时在黑豆表面覆以青蒿，在二次发酵时在黑豆表面覆以桑叶。而《中华人民共和国药典》记载的二药水煎液浸蒸黑豆，残渣覆盖黑豆的方法并没有古代文献依据。

第四是初次发酵后的晾晒问题。本草文献中，几乎所有的造豉方法均要求初次发酵后要进行晾晒，这样发酵产生的菌丝才容易簸净，下一步清洗才变得切实可行。而《中华人民共和国药典》在初次发酵后不经晾晒，直接洗净进行第二次发酵，由于黑豆表面较湿，很难清洗干净表面的菌丝，而清洗不净会对豆豉的质量产生影响。正如《齐民要术》载"洗不净则豉苦"。

第五是二次发酵前黑豆的含水量问题。二次发酵能否成功的关键在于黑豆的含水量，对此《齐民要术》《本草纲目》等书均指出其标准为"汁出指间"。这个标准并不难掌握，但是，古人衡量这个标准的前提是将初次发酵的黑豆经过晾晒。根据笔者实践体会：晒到黑豆表面的菌丝干燥时，黑豆也有大半干了。这时黑豆是硬的，只需在表面喷少量的水即可。而《中华人民共和国药典》在初次发酵后，黑豆不经晾晒，直接清洗。黑豆本身就很湿，加水清洗，含水量就更高了，这时即使用手用力攥黑豆，达到"汁出指间"的标准，其含水量亦远高于古人所述。笔者尝试多次，二次发酵后的黑豆容易出现异味，甚至腐败。因此，应对二次发酵前黑豆的含水量的标准进行研究，而恢复初次发酵后将黑豆晒干的工序就显得尤为重要。

第六是初次发酵温度的研究。黑豆在初次发酵的过程中，其温度会不断升高，这时需要翻动以降温。如《齐民要术》载："以手刺豆堆中候：看如人腋下暖，便翻之。……若热烫人手者，即为失节伤热矣。"文中以如腋下的温度，作为翻动的标准。古人每次制作豆豉的量较大，如《齐民要术》载："三间屋，得作百石豆。二十石为一聚。"据北魏时期的度量衡[①]，每升相当于现代的 407ml，笔者称取同体积的黑豆重量为300g，推算百石豆的重量为 3 000kg，每一聚亦有 600kg。由于生产量大，所以初次发酵时要根据黑豆内部的温度翻动以降温。从后世本草文献中看造豉的过程中并没有翻动的记载，其原因是制作量小不须翻动，还是实际操作翻动了而没有记载，需要进一步研究。应将初次发酵中黑豆温度与翻动的标准作为现代生产中的重要观测指标。

第七是二次发酵完成的标准。古代文献中对初次发酵的标准阐述比较多，对二次发酵的标准谈得很少。如《齐民要术》载："夏停十日，春秋十二三日，冬十五日，便熟。过此以往则伤苦，日数少者豉白而用费。唯合熟自然香美矣。"从文中可见二次发酵的标准是味香美不苦，后世医家对此少有记述。《中华人民共和国药典》对二次发酵完成时的描述仅为："充分发酵、香气溢出。"缺乏客观的标准，需要进一步探讨更客观的指标。

---

① 吴慧. 魏晋南北朝隋唐的度量衡 [J]. 中国社会经济史研究，1992（3）：7-18, 60.

第八是《本草纲目》发酵法的研究。《本草纲目》记载的发酵方法实际上是经过了8次发酵，比较各种方法所制淡豆豉，是发酵最为充分者。应对这种方法进一步加以挖掘，总结发酵温度与时间，并与其他方法进行比较。

附1：《本草纲目》咸豉法

古代豆豉有咸淡之分，淡豉多入药用，咸豉多食用，二者制作方法迥然不同。《本草纲目》中记载了蒲州咸豉的制作方法："造咸豉法：用大豆一斗，水浸三日，淘蒸摊罨，候上黄取出簸净，水淘漉干。每四斤，入盐一斤，姜丝半斤，椒、橘、苏、茴、杏仁拌匀，入瓮。上面水浸过一寸，以叶盖封口，晒一月乃成也。"笔者取黑豆500g，加水浸泡3天，沥去水分，装入竹篮中，上覆屉布。5天后黑豆表面长出黄白色毛，晒干。由于没有覆盖青蒿，黑豆很容易簸净。用清水清洗，并用手搓去黑豆表面的菌丝，装入坛中，加盐125g，姜丝62.5g，花椒、橘皮、苏子、小茴香、杏仁各10g。加清水高于料面3cm，将坛封口，置阳光下晒1个月，取出，气香怡人（图137）。赠亲友，炖鱼味颇佳。

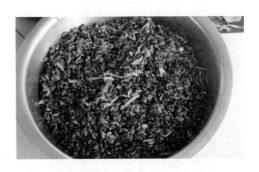

图137 《本草纲目》蒲州咸豉法：豆豉气香怡人

附2：二次发酵失败图片

古人制作淡豆豉非常讲究时令与温度，特别是温度过高时很容易失败。如《齐民要术》载："失节伤热，臭烂如泥，猪狗亦不食。"笔者对这点深有体会，曾在夏季伏天，将二次发酵的豆豉至日中暴晒。由于温度过高，导致发酵失败。得到的淡豆豉质黏，粘在一起。臭秽异常，笔者在二楼晾晒，户外亦能闻到臭味，确实如古人所言臭烂如泥（图138，图139）。因此，淡豆豉的制作，一定要掌握好温度，时令要避开夏季的伏天。

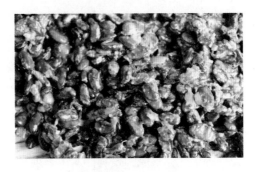

图138 二次发酵温度过高

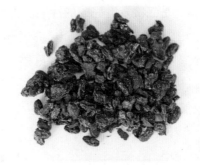

图139 二次发酵温度过高，晒干

半夏

传统去除滑液法探讨

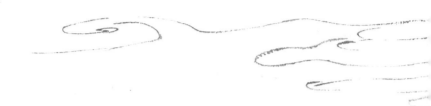

　　半夏水浸后表面会出现滑液，古人认为这种滑液是其毒性成分，应予去除。如《名医别录》载："用之汤洗，令滑尽。"文中"令滑尽"即是将半夏表面的滑液去除。古人认为半夏的滑液仅存在于表面，故要求去除滑液前不应切制，如陶弘景《本草经集注·序录》载："凡汤、酒、膏、丸、散，用半夏皆且完。"文中明确指出炮制前的半夏要求完整。并指出了汤洗、煮沸、削皮3种炮制方法。后世医家在水的温度、洗的次数、浸泡时间等方面进行了探讨，分述如下。

1. 汤洗法

关于"汤"字的含义，《说文解字》："汤，热水也。"段玉裁注："烫水也。"仲景《伤寒杂病论》中半夏多要求"洗"或"汤洗"。晋代葛洪《肘后备急方·序》载："凡用半夏，皆汤洗五六度，去滑。"[①] 关于汤洗的具体方法，《本草经集注·序录》载："以热汤洗去上滑，手挼之，皮释随剥去，更复易汤挼之，令滑尽。不尔，戟人咽。旧方二十许过，今六七过便足。"[②]

笔者认为文中"热汤洗"并非将半夏置沸水中直接洗揉，而是将半夏置大缸或盆中，倒入沸水，用木棍搅拌，待温度降至手能耐受时再用手揉搓，去除半夏表面的滑液。笔者取生半夏20g，置瓷杯中，加开水浸泡，用筷子搅拌，温度降至不烫手时用手揉洗，去除表皮及滑液。待水冷时，将水倒出，再次加开水浸泡，重复操作7次，至半夏表面完全没有滑液，水煎服，胃无不适感。陶氏指出汤洗的次数6~7次即可。后世医家对此并未完全遵守，在水温、浸洗时间方面有所发挥。

第一种是汤洗10次。如唐代孙思邈《备急千金要方·合和》载："凡半夏，热汤洗去上滑，一云十洗四破，乃称之，以入汤。"[③] 文中半夏洗去滑液，切制晒干后，再称重入药。说明汤洗后的重量是减轻的。宋代王衮《博济方·半夏煮散》载："半夏十六分，汤洗十度。"[④]

第二种是汤淋10次。如唐代甄权《药性论·半夏》载："有大毒。汤淋十遍去涎方尽。"可能考虑到汤洗的方法过于耗费热水，甄权将"汤洗"改为"汤淋"，仅用热水浇过，且缺少了揉搓的过程，显然没有汤洗去涎的效果好。

第三种是汤洗14次。如宋代《太平惠民和剂局方·如神丸》载："半夏，汤洗二七遍，姜汁炒，令干。"[⑤] 文中将汤洗的次数增加为14次。

第四种是汤洗7次。晋刘涓子《刘涓子鬼遗方·白蔹散方》载："半夏三两，汤洗七遍，生姜浸一宿，熬过。"[⑥] 宋代《太平惠民和剂局方·论炮制三品药石类例》载："半夏：凡使，先以沸汤浸，候温，洗去滑。如此七遍方用。"此法最接近陶弘景所载之法。

第五种是汤洗20次。王衮《博济方·橘皮煮散》载："半夏二

① 尚志钧. 补辑肘后方[M]. 北京：北京科学技术出版社，2019：3.

② 尚志钧，尚元胜. 本草经集注辑校[M]. 北京：人民卫生出版社，1994：49.

③ 张印生，韩学杰. 孙思邈医学全书[M]. 北京：中国中医药出版社，2009：27.

④ 王衮. 博济方[M]. 北京：中华书局，1991：72.

⑤ 太平惠民和剂局. 太平惠民和剂局方[M]. 北京：人民卫生出版社，1985：124.

⑥ 刘涓子. 刘涓子鬼遗方[M]. 北京：人民卫生出版社，1986：12.

分，汤洗二十度用。"①

2. 煮沸法

与前述汤洗法不同，古人有用冷水煮沸的经验，如《本草经集注·序录》载："亦可直煮之，沸易水，如此三过，仍接洗毕便讫。"文中指出半夏是用冷水煮，水沸后捞出。再投入冷水，煮沸后再捞出。重复3次后揉搓，去掉半夏滑液。值得注意的是，煮沸3次后，仍需搓揉。笔者取半夏20g，凉水煮至沸，取出，重复三次。洗去表皮与滑液。切开，里面大部分仍是干燥。尝之，咽部刺激性减轻，但疼痛仍明显。水煎服，胃无不适感。文中记载的煮沸法与汤洗可互相替代，只是每次汤洗后均要搓揉，而煮沸法仅搓揉1次。这与煮沸法中半夏浸泡的时间较久，表面及滑液容易洗净有关。笔者多次嚼服生半夏及各种半夏炮制品，除半夏曲外，其余对咽部均有刺激，以生半夏疼痛最为剧烈。而生半夏及其各种炮制品的水煎液，咽部均无不适感。说明加热确实可以减轻半夏的毒性。

宋代《太平惠民和剂局方·润体丸》中半夏水煮沸的次数达30次。"半夏，水煮三十沸，薄切焙干，生姜汁炒。"②

据《武威汉代医简》木牍80乙记载："半夏勿㕮咀，泊水斗六升，炊令六沸。"有学者认为这是半夏最早的炮制记载，即将半夏煮沸六次。实际上，将木牍80甲与乙连在一起就会发现这种认识是错误的。"治久咳逆上气汤方：茈菀七束，门冬一升，款冬一升，橐吾一开，石膏半升，白□一束，桂一尺，蜜半升，枣卅枚，半夏十枚，凡十物皆㕮咀，半夏勿㕮咀，泊水斗六升，炊令六沸，浚去宰，温饮一小枚，日三，饮即药，宿当更沸之。不过三四日逾。"③从文中可见，"煮沸六次"是整个方剂的煎煮方法，方中除半夏外的药物均需㕮咀。半夏与诸药同煮六沸后即一同舍弃。这并不是半夏的炮制方法，如果非要与炮制扯上关系，也只能说半夏煮沸六次后，弃半夏用汤。

3. 汤洗浸泡法

宋代开始出现汤洗后再浸泡的方法，如宋代王衮《博济方·人参半夏丸》载："半夏一两，生姜，四两，取汁，先以汤洗半夏七遍，

① 王衮. 博济方 [M]. 北京: 中华书局, 1991: 97.

② 太平惠民和剂局. 太平惠民和剂局方 [M]. 北京: 人民卫生出版社, 1985: 5.

③ 张延昌. 武威汉代医简 [M]. 北京: 中医古籍出版社, 2006: 29.

浸三日后，于日内煎干，切作片子，焙干用。"文中在汤洗7次后，再浸泡3日。由于浸泡期间没有换水，为了防止腐败，后续要在1日内炒半干，再切片焙干。

明代开始，汤洗后浸泡的时间由3日变为7日。如李时珍《本草纲目·半夏》载："时珍曰：今治半夏，惟洗去皮垢，以汤泡浸七日，逐日换汤。"从文中可见，在工序方面：先将半夏洗去皮垢，然后汤泡。其去皮垢及汤泡的顺序与唐宋时期相反。文中汤泡7日，指用沸水浸泡半夏，待水冷后要等翌日再将冷水倒出，重新加入热水，重复7次。如果始终保持汤洗的温度，就不是浸泡，而是小火煮了，半夏松散易碎，甚至成糊状。这种每日换水的目的，主要是防止半夏在浸泡过程中出现腐败现象，由此引起的弊端是有效成分易在久浸的过程中流失。笔者取半夏30g，每日倒入1次开水，翌日换水，连续7日。取少许于舌尖尝之，口唇内部有轻度疼痛感，咽部无明显不适。清代医家在浸泡的时间方面多有发挥。如明代李中立《本草原始·半夏》载："半夏，以滚汤泡二三日，每日换汤。"文中没有汤洗的过程，仅用沸水浸泡2~3日。清代赵其光《本草求原·半夏》载："宜以汤洗去粗皮，以生姜甘草水浸一日夜洗净，又用河水浸三日，一日一换，则其涎尽；滤起蒸熟晒干，隔一年用。"文中汤洗后，以生姜甘草水浸1日，续用河水浸3日，共浸泡4日。

4．水浸法

宋代医家有将半夏不经汤洗，直接浸泡的经验，如《博济方·丁香丸》载："半夏二两，以水浸一七日，每日早晨换水，足取出令自干。"[①]文中将半夏直接水浸7日，每日早晨换水。

清代浸泡的时间明显延长，如赵其光《本草求原·半夏》载："今人以白矾水浸过，用河水浸四十九日，名之曰苏夏，喜其嚼食不麻；岂知辛平已失，何能通降以化阴液乎？"文中半夏浸泡的时间长达49日，其间并未换水，与使用白矾防腐有关。这种浸泡过久的半夏，辛麻之性降低，功效亦明显降低。如清代赵学敏《本草纲目拾遗·仙半夏》载："用大半夏一斤，石灰一斤，滚水七八碗，入盆内搅凉，澄清去渣，将半夏入盆内手搅之，日晒夜露七日足，捞出控干。用井华水洗净三四次，泡三日，每日换水三次，捞起控干。用白矾八两，皮消一斤，滚水七八碗，将矾消共入盆内搅晾温，将半夏入内浸七日，日晒夜露足，取出，清水洗三四次，泡三日，每日换水三次，取出控干。入后药，甘草、南薄荷各四两，丁香五钱，白

---

① 王衮. 博济方 [M]. 北京：中华书局，1991：72.

豆蔻三钱，沉香一钱，枳实、木香、川芎、肉桂各三钱，陈皮、枳壳、五味子、青皮、砂仁各五钱。右共十四味，切片，滚水十五碗晾温，将半夏同药入盆内，泡二七日足，日晒夜露。"[1]文中浸泡的时间分别为：石灰水 7 日、井水 3 日、白矾水 7 日、清水 3 日、药水 14 日，合计 34 日。这种久浸的半夏医家多有诟病。

5. 削皮法

汤洗、煮沸、浸泡的目的均是去除半夏表面的滑液，而黏液仅存在于半夏的表面。故古人认为并非只有汤洗一途，去除上皮亦可。如《本草经集注》载："丸散止削上皮用之，未必皆洗也。"指出入丸散剂只需削去表皮，不必洗。

削皮的方法，并非直接切削去生半夏的皮，而是要先行将半夏于灰中炮过。如南北朝陈延之《小品方·述旧方合药法》载："合汤用半夏，先称量，然后洗，令去滑也；合丸散皆炮之，如三建法，削去焦皮也。"[2]文中指出半夏入丸散需用炮法，随后用刀削去焦皮。所用炮法与三建法相同，书中随后指出三建法指附子、乌头、天雄的炮制方法，即"于热灰中炮令坼，削去焦皮也"。这种方法后世未见传承。

6. 结语

综上所述，古人认为半夏汤洗后表面的滑液是其毒性成分。后世多遵陶弘景《本草经集注》的汤洗、煮沸、削皮 3 法，其中唐宋时期汤洗法最为常用，所用为沸水，以水清滑尽为标准。煮沸法与汤洗法功效相近，但是搓揉的次数减为 1 次。削皮法太费力气而且去除不干净，后世鲜有传承。汤洗浸泡法始于宋代，明清时期成为主流，多配合姜、矾、石灰等，为复制法。水浸法没有加热的过程，久浸损失药效。

笔者在研究中发现，现代学者对半夏汤洗法进行了深入的探讨。但是，在前期的实验设计中，对汤洗的温度、时间、次数、标准、用水量等方面值得商榷，导致后续的研究结论难以令人信服，故提出个人见解，兹分述如下。

第一是汤洗的温度。古人所谓的汤洗，一般是指沸水，如成语赴汤蹈火、扬汤止沸中的"汤"字均指沸水。现代研究发现，生半夏经加热毒性减弱甚至消失。对草酸钙针晶引起的机械性刺激，及凝集素引起的化学性刺激毒性，均有降低作用。现代学者对半夏汤洗的温度进行了深入的探讨，但多将汤洗的标准定为内无干心，以减少清洗次数，由此设置的水温多无 100℃。显然与古人用沸水的习惯并不

---

① 赵学敏. 本草纲目拾遗 [M]. 北京：中国中医药出版社，2007: 160.
② 高文柱. 小品方辑校 [M]. 北京：中国中医药出版社，1995: 17.

相符。究其原因，作者认为半夏高温时，无法浸润透心。而实际上，这正是古人所要达到的效果。古人认为半夏的有毒成分是其表面的滑液，故炮制前均要求半夏完整，不需切制。如《本草经集注·序录》载："凡汤、酒、膏、丸、散，用半夏皆且完。"《金匮玉函经》载："凡半夏不㕮咀，汤洗数十度。"这种完整的半夏仅经过短时间的汤洗，内部没有润透是必然的。若以此为标准评价汤洗的温度，显然是本末倒置。另外，有学者认为过高温度的水可能使半夏表面淀粉过度糊化，反而不利于内容毒性黏液的渗出。其实，古人在汤洗后，还有揉搓的工序，笔者发现，经过反复揉搓的半夏，表面洁白干净，质是柔软，显然是去除了表面的物质。古人多要求汤洗后，再晒干称重。也说明半夏的表面的糊化淀粉已经去除了，而内部的毒性成分仍可不断渗出。

第二是汤洗的次数与标准。古人对半夏汤洗的次数的记载差距较大，在 6～20 次之间。现代学者研究所用方法多为 7 次。笔者认为，汤洗的次数只是一个约数，并非标准。其标准应为"水清滑尽"。正如张仲景《金匮玉函经》载："凡半夏不㕮咀，汤洗数十度，令水清滑尽，洗不熟有毒也。"[1] 文中"熟"有仔细、周详的含义，如汉代邹阳《狱中上梁王书》："愿大王熟察，少加怜焉。"可见，仲景要求务必将半夏的滑液仔细清洗干净，目的是减轻半夏的毒性。笔者实践发现，无论哪种去滑液的方法，所得半夏对咽喉的刺激性仍较明显，只是较生半夏为轻。远达不到可嚼服的程度。这也提示古人并非将去除咽喉刺激性作为半夏的炮制标准。现代学者将半夏的草酸钙针晶及凝集素蛋白作为去除目标，值得商榷。

第三是汤洗后搓揉的目的。《本草经集注》记载半夏汤洗后还需"手挼之"，查《中华字海》"挼"同"捼"，是搓揉的意思，如韩愈《读东方朔杂事》："两手自相捼。"当然，这种搓揉的结果是半夏的表皮亦随之去除。但是文后还指出在再次汤洗后，还要继续搓揉。显然，搓揉的目的并非单纯去除表皮，更重要的是去除半夏的滑液。半夏药材的顶端有凹陷的茎痕，周围密布麻点状根痕。这些位置的滑液不易去除，古人称为"隟涎"。如唐慎微《证类本草·半夏》载："半夏上有隟涎，若洗不净，令人气逆，肝气怒满。"在实验室中少量的半夏很容易汤洗干净，对于古人手工业者大量半夏汤洗时，完全洗净并非易事。所以古人才强调汤洗后还需仔细搓揉。

第四是汤洗法与汤洗浸泡法的比较。汤洗后再浸泡的方法始于宋代，将传统的汤洗 7 次变化为汤洗浸泡 7 日。单纯从去除半夏表面滑液的角度看，汤洗浸泡法显

---

① 张仲景. 金匮玉函经 [M]. 北京：人民卫生出版社，1955：86.

然要比单纯汤洗者优。但是，半夏久浸后会松散易碎，而且容易腐败变质，长时间浸泡半夏中的有效成分亦会流失，故笔者认为汤洗法要优于汤洗浸泡法。

第五是对久浸的疑惑。唐宋时期主流的汤洗法，至明清逐渐演变为汤洗浸泡，并出现了水浸法。久浸自然会造成半夏成分的损失，对此，医家多有微词，如《本草纲目拾遗·仙半夏》载："今药肆所售仙半夏，惟将半夏浸泡，尽去其汁味，然后以甘草浸晒，入口淡而微甘，全失本性，名曰仙半夏。并非照方制法，医家亦视虚人有痰者用之。以为性平和而不伤于燥烈，是无异食半夏渣滓，何益之有。"文中指出半夏浸泡过久，尽去其味，与食半夏渣滓无异。因此，久浸法已经失去了汤洗法去除半夏表面滑液的本意。而久浸的半夏容易出现腐败，故出现了添加白矾与石灰的炮制法。进而认为白矾与石灰能够解半夏之毒。导致各种以"解毒"为目的的炮制法层出不穷，使半夏成为炮制方法众多的药物。最终半夏的毒性确实是减小了，但是功效亦大打折扣，这是很值得思考的问题。笔者认为，应当恢复唐宋时期沿用《本草经集注》记载的汤洗法，最大程度地保留半夏的药效。

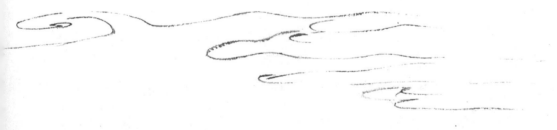

矾制半夏
传统炮制探讨

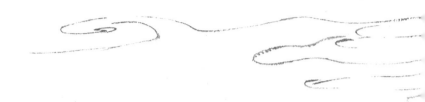

　　半夏的矾制法，在宋金元时期只是作为传统汤洗姜制法的补充，其本义是用白矾解半夏毒，并加强其燥湿化痰的作用。明代矾制半夏的炮制方法众多，但仍非主流。清代使用白矾炮制半夏已然成为惯例，一些医家质疑与反思。笔者通过文献考证与古法重现相结合的方法，对矾制半夏的历史沿革、配伍机制、炮制标准、炮制方法、弊端等进行了初步研究，兹分述如下。

1. 矾制半夏的历史沿革

用白矾炮制半夏的方法始于宋代。当时半夏炮制的主流方法是延续晋唐时期的汤洗姜制法。如宋代《太平惠民和剂局方·论炮炙三品药石类例》记载半夏的经典炮制方法为汤洗七次后切片，再加生姜制饼，或润入姜汁焙干。同书"新法半夏汤"治疗脾虚痰饮阻滞所致的呕逆酸水，腹肋胀痞，头眩恶心，不思饮食。方中半夏的炮制方法是在半夏汤洗与姜制工序的中间，增加了白矾浸泡的过程。而同书中的牛黄生犀丸与八风丸中，半夏虽均要求"矾制"，但是并未标出炮制方法。陈衍《宝庆本草折衷》则记载了用白矾沸水浸泡半夏一昼夜的方法。并指出半夏与白矾相宜。

宋代方书中常用白矾与半夏配伍，但二者多要求各自单独炮制。如赵佶《圣济总录》半夏丁香丸要求半夏"水浸七日曝干"，白矾"烧令汁尽"。王怀隐《太平圣惠方》白矾丸要求半夏"汤洗七遍去滑"，白矾"烧令汁尽"。鲜有用白矾炮制半夏的记载。

金元时期医家应用主流品种为汤洗半夏。如《脾胃论》《丹溪心法》《医学启源》《儒门事亲》等书中所用半夏多为汤洗，亦有用姜制者。个别医家对矾制半夏的方法进行了深入的研究，如许国桢《御药院方》中记载了"制半夏法"及法制温半夏、法制白半夏、法制红半夏的炮制方法，均应用了白矾。值得注意的是，这些矾制半夏服用方法均为"细嚼"。由此可见其炮制标准显然要求不能有戟人咽喉的副作用。上述诸半夏均是作为一个复方制剂，并不是半夏的通用炮制方法。该书诸方中大量半夏的炮制方法仍为传统的汤洗姜制，如"汤洗七次"（上清白附子丸）、"汤洗去滑，作饼子，炙"（独活丸）、"汤洗七次，生姜汁炒黄色"（丁香半夏丸）、"汤洗，生姜汁浸"（和中丸）等。

明代半夏炮制主流方法仍是汤洗姜制。但是矾制半夏的应用逐渐增多，本草专著中炮制的辅料除了白矾与甘草以外，增加石灰、皂角、朴硝等药物。如许希周《药性粗评》（石灰）、薛己《本草约言》（姜、矾、甘草）、梅得春《药性会元》（石灰、朴硝）、李中立《本草原始》（皂角、生姜）等。明代韩懋《韩氏医通》发展了起源于宋代的半夏曲方，书中收载的 5 个半夏曲方中有 3 个应用了白矾，对后世影响颇深。

清代白矾在半夏炮制的应用有泛滥之势。半夏用白矾炮制几乎成为行业规范。其原因是除了白矾能大幅度减轻半夏戟人咽喉的毒性外，矾制半夏质地紧致、色泽洁白好看，亦为药家所推崇，病家所喜见。但是，一些医家亦认识到矾制半夏的危害，如陈修园《神农本草经读》即反对矾制，指出矾制者有致吐、酸心、少食的副作用。赵其光《本草求原》认为矾水浸后半夏辛、苦已失，降逆之力大减。民国张锡纯《医学衷中参西录》亦对当时的矾制半夏持批驳意见。

中华人民共和国成立后矾制半夏的炮制沿袭清代的习惯，清半夏为用白矾溶液浸泡或煮至内无干心，姜半夏为水浸后白矾生姜水煮透。均要求口尝微有麻舌感。

2. 矾制半夏的机制

半夏之毒在于其强烈的咽喉刺激性，南朝梁陶弘景《本草经集注》谓其能"戟人咽喉"。笔者取少许在舌尖含服，很快咽部就有明显的疼痛感，如果是鲜品症状会更严重。当然，这种咽部刺激性指含咽，并非水煎服，笔者体会生半夏30g，水煎30分钟，顿服并没有咽痛的反应。正因为半夏戟人咽喉的毒性，《神农本草经》将半夏列为下品。《证类本草》《本草纲目》亦将其归为毒草类。

古人用白矾炮制半夏的机制有减毒与增效两方面。

减毒方面主要是制半夏之毒。古人最常用的解毒方法是汤洗姜制，如《本草经集注》载："用之皆先汤洗十许过，令滑尽，不尔，戟人咽喉。方中有半夏，必须生姜者，亦以制其毒故也。"这种方法直至明代仍为半夏炮制的主流方法。白矾自宋代开始用于制半夏之毒。明代韩懋《韩氏医通·药性载成章》载："观法制半夏，以姜、矾制辛，即能大嚼是也。"[1] 可见，古人用矾制半夏的目的是减毒，即减轻对咽部的刺激。如明代缪希雍《神农本草经疏·矾石》则更明确指出白矾能"制半夏"。

增效方面主要是增强半夏燥湿化痰的作用。半夏功能燥湿化痰，白矾的作用与半夏相近。如明代李时珍《本草纲目·矾石》载："吐下痰涎饮澼，燥湿解毒追涎。"明代缪希雍《神农本草经疏·矾石》载："能散湿痰及食积痰，兼除五饮。"[2] 半夏配伍白矾能增强其燥湿化痰的力量，如宋代陈衍《宝庆本草折衷·半夏》载："又与白矾相宜……疗嗽化痰，功效倍胜。"文中指出半夏与白矾配伍关系为相须。

另外，白矾还可使久浸的半夏紧实不松散。民国陈仁山《药物出产辨·苏半夏》载："所以用白矾、朴硝者，因不用白矾则半夏卸，全用白矾则制起半夏太实，是以用朴硝佐之，使半夏不太实。"笔者在实践中亦发现，生半夏清水久浸后确实会出现松散的现象，而用白矾水浸泡的不但不松散，而且紧实。这就是文中所谓

---

① 韩懋. 韩氏医通 [M]. 北京：人民卫生出版社，1989：26-27.
② 任春荣. 缪希雍医学全书 [M]. 北京：中国中医药出版社，1999：76.

"不用白矾则半夏卸"的意思。而添加朴硝的原因是使半夏不过于紧实。陈氏从实践中得出的经验，前人鲜有记录于文字者，弥足珍贵。

3. 矾制半夏的炮制标准

古人矾制半夏的炮制标准有以下四点。

第一是不戟喉舌。古人认为半夏的毒性主要是其咽喉刺激性，故炮制多要求口尝之不刺激咽喉。如陈衍《宝庆本草折衷》载："嚼之不戟喉舌。"

第二是不麻口。如清代赵其光《本草求原》载："今人以白矾水浸过，用河水浸四十九日，名之曰苏夏，喜其嚼食不麻。"后世多认为炮制后尝之有轻度的麻舌即可，并不是完全没有麻舌感。

第三是煮熟。如明代贾所学《药品化义·半夏》亦载："和入生姜明矾，煮熟。"[①] 清代张璐《本经逢原·半夏》载："汤浸，同皂荚、白矾煮熟。"[②] 关于熟煮的火候，笔者认为是指半夏内部无白心时即为煮熟。

第四是煮二时。如明代李中梓《删补颐生微论·半夏》载："每斤用生姜五两，明矾二两，同煮二时。"[③] 文中指出煮制的时间是4小时，笔者实践发现，煮至3~4小时，半夏内部的白心才会消失。故文中所述的时间是从实践经验而来。

另外，在用煮制时多要求"煮干"。如明代郑二阳《仁寿堂药镜·半夏》载："生姜、甘草、皂角、矾，同入水，浸透，煮干。"[④] 这种煮干的目的显然是尽量减少半夏成分的流失。

4. 矾制半夏的方法

古籍中矾制半夏的方法众多，包括浸泡法、煮法、制曲法、制丸散法等，分述如下。

（1）浸泡法

第一种是矾汤姜汁浸泡。该法是在半夏传统的汤洗与姜制工序的中间，增加了矾汤浸泡的工序。如《太平惠民和剂局方》"新法半夏汤"中半夏的炮制方法："大半夏四两，汤浸洗七次，每个切作二片，用白矾末二两，沸汤浸一昼夜，漉出，别作汤洗去矾，俟干，一片

① 贾所学. 药品化义 [M]. 北京：中国中医药出版社，2015：77.

② 张瑞贤. 本草名著集成 [M]. 北京：华夏出版社，1998：402.

③ 包来发. 李中梓医学全书 [M]. 北京：中国中医药出版社，1999：704.

④ 郑金生. 海外回归中医善本古籍丛书：第九册 [M]. 北京：人民卫生出版社，2003：852.

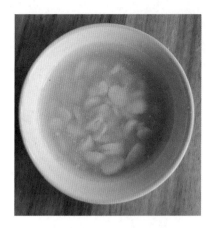

图140 《太平惠民和剂局方》新法半夏：姜汁浸泡

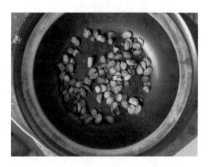

图141 《太平惠民和剂局方》新法半夏：焙干

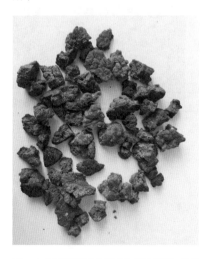

图142 《太平惠民和剂局方》新法半夏：炒黄

切作两片。再用生姜自然汁于银盂中浸一昼夜，却于汤中炖，令姜汁干尽。以慢火焙燥，为细末，再用生姜自然汁溲成饼子。日干或焙干，炙黄色勿令色焦。"[①] 笔者取生半夏30g，沸水浸洗7次，揉去表面的滑液，切成两半。加入白矾细粉15g，沸水250ml，浸泡24小时。取出，每片半夏再切为两片，晾干。置瓷杯中。取生姜若干，捣成泥状，用纱布攥出姜汁。将姜汁倒入瓷杯中，淹过半夏（图140），浸泡24小时。将半夏连同姜汁倒入盆中，水浴加热，蒸去水分，用砂锅小火焙干（图141）。将半夏用药碾子碾成细粉，再加适量鲜生姜汁拌匀，抟成小饼。抟制的过程中由于半夏饼易粘手，可双手涂姜汁少许，小饼呈棕色，晒干。晒干的小饼表面有很多裂纹，易碎，将其掰成小块，用砂锅炒至棕黄色（图142），嚼服稍有姜味，无麻舌，无咽痛，亦无明矾的酸涩，胃无不适感。

第二种是矾汤浸泡。如陈衍《宝庆本草折衷·半夏》载："然又有净洗薄切，瓷器贮之。每一两，以白矾末三钱，重铺其上，沸汤淋注，与药平满，浸一昼夜，嚼之不戟喉舌，曝为元散。"笔者取半夏30g，经汤洗7次，切薄片，平铺于瓷碗中。白矾细粉9g均匀撒在每层半夏之间（图143）。倒入沸水与药面持平。静置24小时后，用清水将半夏表面的矾水洗净，晒干。尝之咽部稍有刺激感，说明白矾能明显地减轻半夏的咽喉刺激性。成品水煎两次，顿服，无不适感。

第三种是白矾、米泔、铅白霜浸泡。元代许国桢《御药院方·法制白半夏》载："治触冒感

---

① 太平惠民和剂局. 太平惠民和剂局方 [M]. 北京：人民卫生出版社，2018：110.

矾制半夏传统炮制探讨　153

寒咳嗽，消饮化痰。上用上好半夏，汤洗一遍，去脐，轻焙干，再洗，如此七遍。用浓米泔浸一日夜，取出控干。每半夏一两，用白矾一两半，研细，温水化浸半夏，上留水两指许，频搅。冬月于暖处顿放，浸五日夜，取出轻焙干，用铅白霜一钱，温水化，又浸一日夜，通七日，尽取出，再用浆水于慢火内煮，勿令滚，候浆水极熟，取出放干，于银石或磁器内收贮。每服一两粒，细嚼，温生姜汤送下，食后。"①该法在《本草纲目》中简称为"法制半夏"。笔者取生半夏30g，汤洗去脐后焙干。再汤洗、焙干，重复6遍。用浓米泔浸泡1夜，控干。加白矾45g，加水没过半夏2横指，浸泡5天。取出焙干，加铅粉3g，浸泡。铅粉加水后搅拌呈乳白色，静置后散落于半夏表面（图144）。7天后取出，洗去铅粉。置酸浆水（浆水的制作方法，取粟米20g煮烂，趁热浸清水中5天，生白花，味酸。）中小火煮至浆水冒小泡如粥样（图145），取出洗净，晾干。色淡黄，质软（图146）。嚼服味淡，毫无辛味，咽部及胃均无不适。

第四种是法制白半夏加龙脑、朱砂。许国桢《御药院方·法制红半夏》载："治风热，止咳嗽，清头目，利咽膈，消痰降气。上只依造白半夏法造成，未干时，每半夏一两，用龙脑半钱，研极细，展在半夏上。又用水飞朱砂于半夏上，再为衣。先铺长灯草一重，约厚一指，单排半夏在灯草上，又用灯草盖，约厚一指，以煮豆焙之，候干取出，于器内收贮。每服一两粒，细嚼，食后温水或冷水送下。"该法在《本草纲目》中称为"红半夏法"。笔者取前述半干的法制白半夏10g，用小乳钵研冰片0.5g成细粉，将半夏倒入乳钵中摇晃，冰片即附着于半夏表面，呈白

---

① 许国桢. 御药院方 [M]. 北京：人民卫生出版社，1992：83.

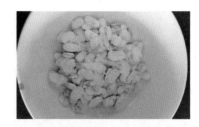

图143 《宝庆本草折衷》：半夏净洗，切薄片，铺白矾

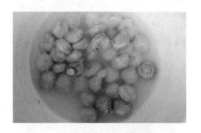

图144 《御药院方》法制白半夏：汤洗米泔浸后的半夏用铅白霜浸泡

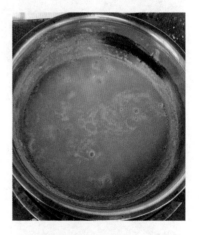

图145 《御药院方》法制白半夏：浸入浆水中煮熟

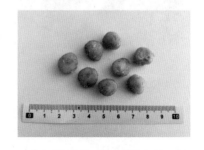

图146 《御药院方》法制白半夏：成品

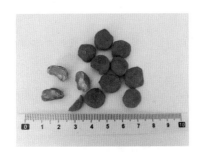

图147 《御药院方》法制红半夏：成品外观与断面

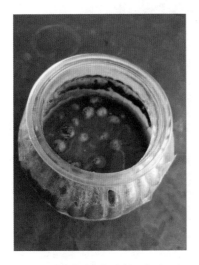

图148 《御药院方》法制温半夏：半夏、诸药粉、白矾同装瓶中

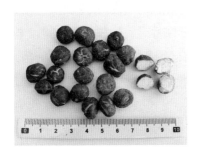

图149 《御药院方》法制温半夏：成品

色。将乳钵擦净，放少许水飞朱砂，平行摇动，使朱砂附着于半夏表面，呈暗红色。取灯心草铺小盆内厚一指，置半夏于其上，再覆灯心草一指厚。取黑豆若干，炒热，铺于灯心草上，借其热焙干半夏。原书"以煮豆焙之"存疑，因此煮豆是湿的，岂能将半夏焙干？笔者认为应为将黑豆炒热，借其热焙干半夏。最终得到的半夏色暗红，断面色淡黄（图147）。嚼服有明显的冰片味，毫无辛味，咽部及胃均无不适。

第五种是白矾、酒、诸药粉浸泡。元代许国桢《御药院方·法制温半夏》载："齐半夏（二斤，用河水洗七返后用），白矾（一斤，为末），好酒一瓶，川升麻，丁皮，缩砂仁，草豆蔻仁，甘草（以上五味各四两）。上将药五味为末，同半夏、白矾、酒入在磁瓮中，密封四五日后，取出一粒尝试，不戟喉是药成。如未成，再浸十日，更试中后即止，取出晒半干，用麸同炒，火慢为度，后黄色，堪用。每服一粒，细嚼生姜汤下，不计时候。"笔者取生半夏50g，汤洗七次。取升麻、丁香树皮（未找到，以丁香代之）、砂仁、草豆蔻、甘草各12.5g，粉碎成粗粉。将半夏、诸药粉及白矾50g，同装入瓮瓶中，加黄酒50g（图148）。密闭5天，取出，洗净，色暗黄，掰开里面颜色基本一致，嚼服，咽部轻度疼痛，饮水后减轻。继续浸泡1周，嚼服咽部无不适。取出晒半干，麸炒，色深黄，表面有裂纹色黄白，断面色白（图149）。嚼服，有明显的丁香味，咽部及胃无不适。

第六种是白矾、石灰浸泡。如明代许希周《药性粗评·半夏》载："五月、八月采根，石灰水淹过二三日，洗净，又以矾汤浸过，涎尽为度，温汤洗净，漉出，暴干收贮，须陈久过性者方可用。"文中鲜半夏用石灰水淹过的目的是防腐与去皮。以矾汤浸泡，尚需用手搓揉才能去净表面的涎液。再用温汤洗净。该法是将半夏传统汤洗的工序，变为矾汤洗。

第七种是白矾、醋浆水浸泡。元代许国桢《御药院方·制半夏法》载："齐半夏二斤，河水洗七遍，白矾二斤为末，用醋浆水三碗，同入瓷瓮中浸，用退皮湿柳棒折二钱粗，长二尺一根，日搅一十遍，候四十日尝试，如不戟喉方成。取出用布袋盛，沉至井底十日，取出晒干。每服一两粒，生姜汤嚼下，或细细嚼服亦得。"笔者取生半夏30g，倒入沸水中，待水温降后，用手搓去表面的滑液。取出，再次倒入新沸水中，操作同前，共重复七次。取出，用碗盛，加白矾30g，陈醋水30g。每日搅拌10次。40天后取出，晒干，色暗黄（图150）。嚼之味酸，全无涩味，咽喉及胃无不适。

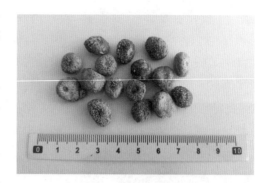

图150 《御药院方》制半夏法：成品

第八种是仙半夏。清代赵学敏《本草纲目拾遗·仙半夏》载："其法：用大半夏一斤，石灰一斤，滚水七八碗，入盆内搅凉，澄清去渣，将半夏入盆内手搅之，日晒夜露七日足，捞出控干。用井华水洗净三四次，泡三日，每日换水三次，捞起控干。用白矾八两，皮消一斤，滚水七八碗，将矾消共入盆内搅晾温，将半夏入内浸七日，日晒夜露足，取出，清水洗三四次，泡三日，每日换水三次，取出控干。入后药，甘草、南薄荷各四两，丁香五钱，白豆蔻三钱，沉香一钱，枳实、木香、川芎、肉桂各三钱，陈皮、枳壳、五味子、青皮、砂仁各五钱。右共十四味，切片，滚水十五碗晾温，将半夏同药入盆内，泡二七日足，日晒夜露。搅之，将药取出，与半夏同白布包住，放在热炕，用器皿扣住，三炷香时，药与半夏分胎，半夏干收用。"[①]该法盛行于清末民初，作为一种复方制剂，备受推崇。值得注意的是，该书中还记载了一种仙半夏："今药肆所售仙半夏，惟将半夏浸泡，尽去其汁味，然后以甘草浸晒，入口淡而微甘，全失本性，名曰仙半夏。"赵学敏认为这种仙半夏并没有按照传统的方法制作，无异于食半夏渣滓。

第九种是白矾、皂荚、石灰、生姜、甘草浸泡。如清代黄宫绣《本草求真·半夏》载："或七日夜，用净水淘浸（以除其涎）。再用皂荚水浸七日夜（同皂荚可治风痰）。又用灰水淘浸七日夜（可治脾胃痰）。又用白矾水淘浸七日夜（可治清水痰）。又用生姜水淘浸七日夜（可治寒痰）。又用甘草水淘浸七日夜（可解其毒及调

① 赵学敏. 本草纲目拾遗 [M]. 北京：中国中医药出版社，2007：160.

制药之性)。洗净焙干用。"①

（2）煮制法

煮制法的前期处理多用浸泡或汤洗的方法，煮制时往往是多种药物作为辅料，如生姜、甘草、石灰、朴硝、皂角等。

第一种是白矾、生姜、甘草煮。如明代李中梓《删补颐生微论·半夏》载："水浸七日，每日换水去帽，每斤用生姜五两，明矾二两，同煮二时，水干为度。"文中"换水去帽"指半夏久浸后，水面出现的白色泡沫。笔者取生半夏30g，清水浸泡7天，每日换水。加生姜10g、白矾3.8g，共煮4小时，半夏呈角质状，内无白点，嚼服咽部无不适。

亦有医家将水浸七日，改为"浸透"，明代贾所学《药品化义·半夏》载："入水浸透，内无白星为度。和入生姜、明矾，煮熟，略干，切片用。"

第二种是白矾、石灰、朴硝煮。如明代梅得春《药性会元·半夏》载："用滚水调石灰浸透，再用明矾、朴硝煎水，浸透，晒干，可以嚼食。"②

第三种是白矾、生姜、皂角煮。如明代李中立《本草原始·半夏》载："修治：半夏，以滚汤泡二三日，每日换汤，后以皂角、白矾、生姜煮过，待冷，以清水洗净，切片，晒干任用。"③明代李中梓《本草通玄·半夏》载："择大而白者，水浸七日，每日换水，去衣净，更以姜汁、明矾、皂角同煮透，晒干。"④

亦有医家用白矾、皂角煮后再用姜汁拌焙。如清代张璐《本经逢原·半夏》载："汤浸，同皂荚、白矾煮熟，姜汁拌、焙干用，或皂荚、白矾、姜汁、竹沥四制尤妙。"

关于皂角，《本草经集注》记载半夏恶皂荚，本不宜同用。但是，后世半夏与皂角同用的方剂不胜枚举，如半夏礞石丸（《圣济总录》)、阿魏丸（《医学纲目》)、半夏汤（《苏沈良方》)、辰砂利膈丸（《御药院方》）等。《名医别录》记载皂角功能"破咳嗽囊结"。仲景皂荚丸仅皂角一味，主治："咳逆上气，时时吐浊，但坐不得眠，皂荚丸主之。"均说明皂角有化痰止咳的功效，能增强半夏化痰止咳的力量。

① 张瑞贤.本草名著集成[M].北京：华夏出版社，1998：907-908.

② 郑金生.海外回归中医善本古籍丛书：第九册[M].北京：人民卫生出版社，2003：502.

③ 李中立.本草原始[M].北京：人民卫生出版社，2007：149.

④ 包来发.李中梓医学全书[M].北京：中国中医药出版社，1999：516.

（3）制散法

严格来说，半夏、白矾配伍所制成的丸散剂，并不能算是矾制半夏。但是，二者配伍竟能用于治疗喉痹之症确实令人惊奇，故志记于此。元代许国桢《御药院方·吹喉散》载："治疗喉痹肿硬，水浆不下。白矾（半两），半夏（七枚），巴豆（七枚）。上件熔白矾，生半夏、巴豆在汁中，候汁干，研为细末，吹入喉中。"笔者取半夏7枚，巴豆仁7枚，研细粉。取白矾15g，置坩埚内加热至熔化，停火，加入上述细粉，混匀，待冷后，用乳钵研成细粉。取少许置舌尖上，咽部有酸辛热感，无疼痛。说明白矾对生半夏的解毒作用亦非常显著。

后世明代缪希雍可能考虑上方半夏之毒，在《神农本草经疏》中将上方进行变通："矾石（即白矾），得巴豆同煅令枯，取矾研末，以鹅翎管吹入喉中，流出热涎立解喉痹。其证俗呼为缠喉风是也。"文中去掉了半夏。白矾熔化后去掉巴豆，吹入喉中的仅有枯矾。说明缪氏尚未认识到白矾解半夏毒的绝佳效果。

5．矾制半夏的弊端

矾制半夏始于宋代，盛行于清代，当时出现了滥用白矾炮制半夏的情况。一些医家清楚地认识到矾制半夏的弊端。如吴鞠通《医医病书·半夏论》载："半夏古法用生姜制，盖生姜能制半夏之小毒，半夏、生姜，二者有相须之妙。近日肆中概用矾制，取其洁白好看，不适于用，断不可从。"[1] 白矾制过的半夏呈角质样，色泽比较好看，显然是药家推动的缘故。医家则多从影响半夏药效的方面进行反思，主要有以下两点。

第一是白矾致呕、烧心的副作用。如陈修园《神农本草经读·半夏》载："今人以半夏功专祛痰，概用白矾煮之，服者往往致吐，且致酸心少食，制法相沿之陋也。"[2] 文中指出矾制半夏的副作用包括致吐、烧心、纳呆。这些症状显然与应用半夏的本意相左。民国张锡纯亦持相同观点，《医学衷中参西录·半夏解》载："惟药房因其有毒，皆用白矾水煮之，相制太过，毫无辛味，转多矾味，令人呕吐，即药房所鬻之清半夏中亦有矾，以之利湿痰犹可，若以止呕吐及吐血、衄血，殊为非宜。"[3]

第二是半夏辛味尽失。半夏味辛平。苦而辛，辛厚苦轻，阳中阴

① 李刘坤.吴鞠通医学全书 [M]. 北京：中国中医药出版社，1999：172.

② 林慧光.陈修园医学全书 [M]. 北京：中国中医药出版社，1999：802.

③ 张锡纯.医学衷中参西录中册 [M]. 石家庄：河北科学技术出版社，1985：90.

也。半夏之功正赖此辛味。如元代徐彦纯《本草发挥·半夏》载："成聊摄云：辛者，散也。半夏之辛，以散逆气，以除烦呕。辛入肺而散气，辛以散结气，辛以发音声。"而经矾制过的半夏，辛味尽失，其降逆止呕散结之功亦大减。如清代赵其光《本草求原·半夏》载："今人以白矾水浸过，用河水浸四十九日，名之曰苏夏，喜其嚼食不麻；岂知辛平已失，何能通降以化阴液乎？"

可见，白矾解半夏之毒，是以减少半夏辛散降逆气止呕功效为代价的。如果用于痰湿之证尚可，若用于降逆止呕，则得不偿失。

6．结语

综上所述，矾制半夏始于宋代，当时通行的炮制方法仍为传统的汤洗姜制法。金元及明代矾制半夏的种类逐渐增多，但亦非主流。清代矾制半夏出现泛滥之势，影响至今，一些医家对此质疑。矾制半夏的机制为减轻半夏戟人咽喉的刺激性并增强半夏化痰湿的作用，弊端是白矾的致呕、烧心的副作用及半夏辛味丧失所致降逆止呕作用的下降。炮制方法众多，包括浸泡法、煮制法、制曲法、制丸散法等。以《太平惠民和剂局方》汤洗矾浸姜制法最为经典。结合现代姜半夏、清半夏的研究现状，笔者认为有以下几点值得进一步研究。

第一是半夏的炮制标准问题。2020年版《中华人民共和国药典》中半夏炮制的标准是口尝微有麻舌感。古人认为半夏的毒性主要是戟人咽喉。笔者多次嚼服中药房中的生半夏及各种半夏炮制品，除半夏曲外，对咽部均有刺激，当然以生半夏疼痛最为剧烈。按现行《中华人民共和国药典》方法炮制的半夏，仍具有黏膜刺激性。而各种炮制规格的半夏水煎液，包括生半夏在内，口服后咽部均无不适感。由此说明，半夏戟人咽喉的毒性只有在嚼服的情况下才出现，而在水煎服的情况并未显现。

关于半夏外用的炮制标准。《伤寒论》的苦酒汤中半夏仅汤洗醋浸，笔者取少许嚼服咽痛明显。但是，放入鸡蛋清中煮服蛋清，竟能用于治疗少阴咽痛。再如《御药院方》的吹喉散中的半夏为生品，与巴豆仁同入加热熔化的白矾中，竟能治疗喉痹，令人咋舌。以上两个例子，说明半夏外用的炮制要求并非口尝不麻舌，解毒关键在于其配伍及炮制方法。

关于半夏内服的炮制标准。《伤寒论》及《本草经集注》中对半夏炮制的要求多为洗去半夏表面的滑液。并没有口尝不麻舌的要求。"麻口"概念的提出是在清代，如陈修园《神农本草经读》载："古人只用汤洗七次，去涎，今人畏其麻口，不敢从之。"这种以尝之"不麻口"为的炮制标准，导致半夏的炮制出现过度。在各种炮制辅料中，白矾无疑是最佳的选择，如《韩氏医通·药性载成章》载："观法制半夏，以姜、矾制辛，即能大嚼是也。"但是白矾所致恶心、烧心及导致半夏降逆止呕作用的减弱的弊端亦受到医家批驳。

因此，笔者认为半夏的炮制不应以口尝"不麻舌""不麻口"为标准，应恢复传统汤洗后去除表面滑液的标准。

第二是半夏"戟人咽喉"与治疗"喉咽肿痛"。古人认为半夏的毒性主要是戟人咽喉。但是《神农本草经》指出本品尚可用于治疗"喉咽肿痛"，似于理不通。其实这种咽喉肿痛是指《伤寒论》中的少阴病，咽中伤生疮，不能语言，声不出者而言。主方是苦酒汤："半夏（洗，破如枣核）十四枚，鸡子一枚（去黄，内上苦酒，着鸡子壳中）。右二味，内半夏苦酒中，以鸡子壳置刀环中，安火上，令三沸，去滓，少少含咽之，不差，更作三剂。"笔者曾治疗少阴伤寒咽痛者，取生半夏若干，汤洗7次，切半夏枣核大14枚，用陈醋浸泡1夜。取鸡蛋1枚，去除蛋黄。去蛋黄的方法是将鸡蛋壳顶端敲破，倒出置手心，蛋清会从指缝中流下至小碗中，蛋黄会留在手中。将蛋清重新倒回蛋壳内。将醋浸过的半夏拣出，倒入蛋清中。取铁丝围一小圈，托住鸡蛋。置煤气火上煮，沸腾即离火，待沸腾停止后再于火上加热（图151），重复3次。鸡蛋的外皮有些焦糊（图152），但是蛋清不会流出。半夏会沉淀在鸡蛋的底部（图153）。倒出半凝固的蛋清（图154），贴近蛋皮的凝固部分需用小勺刮取。将蛋清缓缓咽下，尽量在咽部停留时间久些。效果非常好，屡试不爽。可见，《神农本草经》记载的半夏治疗喉咽肿痛是客观的。由此可见，经过炮制的半夏，不但没有咽喉的刺激性，还能治疗咽痛。这也是中药炮制的神奇之处。本方颇具开发价值。《御药院方》收载的吹喉散亦值得进一步研究。

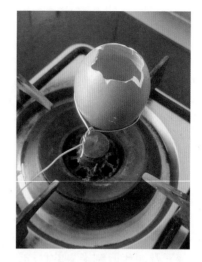

图151 《伤寒论》苦酒汤：鸡蛋煮沸3次

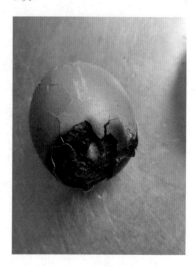

图152 《伤寒论》苦酒汤：蛋皮底部焦糊

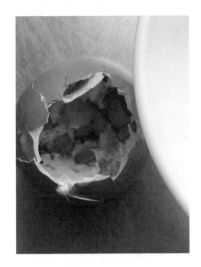

图 153 《伤寒论》苦酒汤：
半夏沉淀于底部

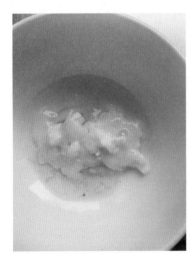

图 154 《伤寒论》苦酒汤：
半凝固蛋清

第三是姜半夏治疗呕逆宜温水淘洗后入药。姜半夏功能温中化痰，降逆止呕。用于痰饮呕吐，胃脘痞满。2020 年版《中华人民共和国药典》中姜半夏的制作方法："取净半夏，大小分开，用水浸泡至内无干心时，取出；另取生姜切片煎汤，加白矾与半夏共煮透，取出，晾干，或晾至半干，干燥；或切薄片，干燥。每 100kg 净半夏，用生姜 25kg、白矾 12.5kg。"[①] 其中白矾的用量是比较大的。由于白矾的致呕作用，不利于生姜、半夏的止呕作用的发挥。对于这种情况，民国张锡纯《医学衷中参西录》给出的方法为："愚治此等证，必用微温之水淘洗数次，然后用之，然屡次淘之则力减，故须将分量加重也。"即用温水淘洗数次。用温水淘洗，亦会损失药效，故临床需增加半夏的用量。黄元御《长沙药解·半夏》亦指出："洗去白矾用。"目前，临床上需用姜半夏治疗呕逆时，在《中华人民共和国药典》中没有收载传统汤洗姜制半夏的情况下，将姜半夏用温水淘洗后入药亦为权宜之计。

第四是传统汤洗姜制法的研究。汤洗姜制为清代以前半夏的主流炮制方法。汤洗的目的是去除半夏表面的滑液，如《名医别录》载："用之汤洗，令滑尽。"姜制法则多在汤洗的基础上进行，在姜汁浸、炒、蒸、煮等方法中，笔者认为最优的方法为炒法。这也是《本草纲目》推崇的方法，应对此方法进行进一步研究。

① 国家药典委员会. 中华人民共和国药典：一部 [S]. 北京：中国医药科技出版社，2020：124-125.

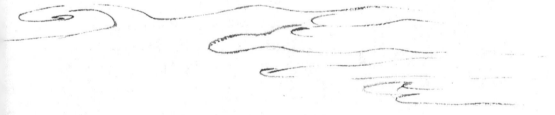

半夏曲

传统制作工艺沿革探讨

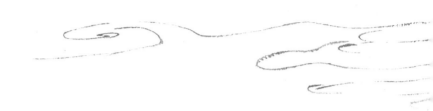

　　在现行《中华人民共和国卫生部药品标准·中药成方制剂》中半夏曲是由清半夏、白矾、六神曲、生姜汁、面粉混合发酵而成。功能降逆止呕、止咳化痰。这个曲方是清末半夏曲方的延续，而且受到神曲制作工艺与配方的影响。实际上已经背离了早期半夏制曲的本意，将宋明时期半夏发酵以减其峻猛之性的目的，逐渐变为造神曲配方中辅以清半夏为佐助。从文献考证，半夏曲之名始于宋代，历代医家在半夏曲的组方、前期药物处理、制作工艺等方面均进行了深入的探讨。通过学习古代半夏曲传统制作工艺的沿革，并对重点曲种进行古法重现，以期对现代半夏曲的研究提供思路与借鉴，兹分述如下。

1. 宋金元——半夏曲的两种制作方法

半夏曲始见于宋代，《太平惠民和剂局方》《圣济总录》《是斋百一选方》《世医得效方》等大量医书中均有半夏曲的应用。宋代半夏曲的制作工艺有两种。

第一种是半夏生姜制饼法。即将半夏粉与姜汁混合制饼再晒干，没有发酵的工序。如张锐《鸡峰普济方·草木肉药》载："半夏曲，以上每半夏一两，用生姜二两，同捣，捏作片子，焙干。"[①]文中半夏曲并未发酵。陈衍《宝庆本草折衷·半夏》载："以净半夏为末，捣生姜真汁拌和，团作小饼子，曝或焙干，临用当炙黄，谓之半夏曲。"[②]陈自明《妇人大全良方·识别修制药物法度》载："半夏曲，以洗过半夏为末，以生姜自然汁捏为饼子，炙黄用。"[③]两书中的半夏曲均为半夏汤洗后，晒干，研细，加鲜姜汁，抟为饼。亦没有发酵的过程。笔者取生半夏30g，经汤洗7次后，切片，晒干，碾细粉。捣鲜生姜汁，拌入半夏粉中，抟为薄饼。用砂锅小火焙，其间用平铲翻动，半夏饼两面均呈淡黄色，切开内部无生心即可。其闻之微香，口尝稍有辛味及姜味，咽部无不适。

宋代众多文献均将这种未经发酵的半夏、生姜所制之饼，称之为半夏曲，显然并不是表述省略或笔误。很可能就是当时的真实状况，而且是主流。

第二种是半夏生姜发酵制曲法。即半夏粉与生姜混合后发酵制曲。如宋代王璆《是斋百一选方·三仙丸》载："天南星（生，去皮），半夏（沸汤泡七遍），二味各五两，碾为细末，用生姜自然汁和，不可太软，但手捏得聚为度，摊在筛内，令楮叶盖之，令发黄色，晒干收之，须是五、六月内做曲，如酱黄法），香附子（略炒，于砖上磨去毛，五两）。"[④]文中南星与半夏混合后，用造酱黄法制曲。宋代神曲制法，叶梦得《水云录》载："用汁和面、豆、杏仁作饼，麻叶或楮叶包罨，如造酱黄法，待生黄衣，晒收之。"从文中可见，六神曲与半夏曲的制作方法相同。

笔者在古籍中没有找到单独半夏、生姜发酵制曲的资料，这种后世推崇的发酵法在宋代很可能并非主流。

笔者取生半夏30g，汤洗7次，晾干，碾细粉。用鲜姜捣汁，拌

① 张锐. 鸡峰普济方 [M]. 上海：上海科学技术出版社，1987：17.

② 郑金生. 南宋珍稀本草三种 [M]. 北京：人民卫生出版社，2007：476.

③ 陈自明. 妇人大全良方 [M]. 北京：人民卫生出版社，1985：6.

④ 王璆. 是斋百一选方 [M]. 上海：上海科学技术出版社，2003：88.

入半夏粉中，混合至抓之成团，伸手能散的程度。抟成小饼，用牛皮纸包裹，置棉被中罨黄，尝之有轻度咽痛。

金元时期，半夏曲的制作延续了宋代的习惯。如许国祯《御药院方·蝎梢半夏丸》载："半夏，汤洗七返，用生姜制作曲。"至于半夏与生姜配伍的比例，同书"调胃散"载："半夏曲，每一两用生姜三两半。"①从上述描述中，并不能得出制作工艺是半夏、生姜制饼法，还是半夏、生姜发酵法。

另外，半夏曲在金元时期的应用并未达成共识。如寒凉派的刘完素《素问病机气宜保命集》中收载的半夏汤、桂枝羌活汤、麻黄羌活汤等均应用了半夏曲。但是，补土派的张元素《医学启源》、李东垣《脾胃论》《内外伤辨惑论》中均没有半夏曲。仅在《兰室秘藏》"失笑丸"中应用了半夏曲。李东垣的弟子王好古《此事难知》《医垒元戎》中有半夏曲的记载。而攻下派张从正的《儒门事亲》中无应用半夏曲的案例。滋阴派的朱丹溪《丹溪心法》应用半夏曲最多。

2．明代——理论阐发与半夏曲方的扩充

（1）区分半夏饼与半夏曲

明代李时珍认识到宋代半夏饼与半夏曲名称的混淆问题，在《本草纲目》中明确指出："时珍曰：今治半夏，惟洗去皮垢，以汤泡浸七日，逐日换汤，晾干切片，姜汁拌焙入药。或研为末，以姜汁入汤浸澄三日，沥去涎水，晒干用，谓之半夏粉。或研末以姜汁和作饼子，日干用，谓之半夏饼。或研末以姜汁、白矾汤和作饼，楮叶包置篮中，待生黄衣，日干用，谓之半夏曲。"文中指出半夏的基础炮制为汤洗姜制，所得半夏研粉与姜汁混合捏作半夏饼，经发酵后称为半夏曲。这种观点在当时有立言破惑的作用。

（2）阐释半夏曲炮制机理

明代医家对半夏曲的炮制机理进行了阐发。

如韩懋《韩氏医通》载："痰分之病，半夏为主。脾主湿，每恶湿，湿生痰，而寒又生湿。故半夏之辛，燥湿也。然必造而为曲。……古方二陈汤，以此为君，世医因辛，反减至少许；而茯苓渗湿，陈皮行气，甘草醒脾，皆臣佐使，而反多其铢两，盖不造曲之过。"②文中指出前人用二陈汤，由于忌惮半夏的辛燥，往往减少

---

① 许国桢. 御药院方 [M]. 北京：人民卫生出版社，1992：19，36.
② 韩懋. 韩氏医通 [M]. 北京：人民卫生出版社，1989：26-27.

其用量。导致二陈汤中作为臣、佐、使的药物用量多于半夏，不符合古方原义。故用半夏造曲，以减其辛烈之性。

徐春甫《古今医统大全·诸药制法》亦载："中用者，宜半夏曲，曲之性不甚燥而得中和故也。"明确指出半夏曲性不甚燥。陈嘉谟《本草蒙筌·半夏》指出："片则力峻，曲则力柔。"[①] 即半夏切片力量较猛，而制曲后药力变柔和，燥性减低。

（3）《韩氏医通》半夏曲方及影响

韩懋《韩氏医通》中对半夏曲配方的扩充具有划时代的意义。书中记载了5种半夏曲的配方，分述如下。

第一种由半夏、生姜汁、白矾汤组成。《韩氏医通·药性载成章》载："以生姜自然汁，生白矾汤等分，共和造曲，楮叶包裹，风干，然后入药。"文中指出生姜自然汁与白矾汤的用量相等。至于曲饼的干湿程度，宋代朱肱在《酒经·顿递祠祭曲》中总结为："面拌时，须干湿所得，不可贪水。握得聚，扑得散，是其要诀也。"指出曲饼应达到抓之成团，伸手能散的程度。这种预先设定姜汁、矾汤比例与曲饼的干湿程度，实际上已经固定了半夏曲中三种药物的比例。

用白矾炮制半夏始于宋代，当时半夏通行的炮制方法为汤洗姜制，故将新出现的矾制半夏称为"新法半夏"。用白矾制半夏的目的，《韩氏医通》载："观法制半夏，以姜、矾制辛，即能大嚼是也。"文中指出用姜矾制过的半夏，对咽喉的刺激性大幅减轻。故认为姜矾均能减少半夏的辛味，制半夏之毒。

笔者用生姜捣汁取10ml，白矾饱和液10ml，兑在一起。拌入生半夏粉中，抟至抓之成团，伸手能散的程度，共用半夏粉40g。将曲饼用牛皮纸包裹，外覆棉被，23天后取出，曲饼表面覆青黄色毛，质疏松，断面色白，易碎，有丝窝，趁湿切成小块。取少许尝之，咽部无丝毫不适。

第二种由半夏、老姜汤、枯矾组成，治疗湿痰。《韩氏医通》载："湿痰白色，寒痰清，以老姜煎浓汤，加煅白矾三分之一，如半夏三两，煅矾一两，俱造曲如前法。"文中白矾用煅者，用量为半夏的1/3，远大于前述矾汤的用量。笔者取半夏30g，枯矾10g，以老姜煎浓汁，抟成曲饼，用牛皮纸包裹，外覆棉被，22天后取出。切成小块，易碎，丝窝明显。尝之酸涩感明显，咽部无刺激感。

明代陈嘉谟《本草蒙筌》收载的曲方，减少了《韩氏医通》中枯矾的比例："若研末掺少枯矾，每泡过半夏四两，入枯矾一两共研。拌姜汁捏作小饼。楮叶包

---

① 陈嘉谟. 本草蒙筌 [M]. 北京：人民卫生出版社，1988：143.

裹，风际阴干，此又名半夏曲也。"文中枯矾用量为半夏的 1/4。

第三种由半夏、姜汁、皂角组成，治疗风痰。《韩氏医通》载："风痰，以猪牙皂角煮汁去渣，炼膏如饧，入姜汁。"笔者取皂角若干水浸，刮去果皮，切碎，水煎 40 分钟，用手搓揉药渣，使果肉尽量揉出，去渣滓。浓缩呈膏状，加入姜汁、半夏粉，抟成饼，牛皮纸包，外覆棉被，22 天后取出，表面覆青黄色毛。切开，不易破碎，断面疏松，有丝窝，尝之咽部有轻度刺激性。

第四种由半夏、姜汁、竹沥或荆沥组成，治疗火痰。《韩氏医通》载："火痰黑色，老痰如胶，以竹沥或荆沥入姜汁。"

第五种由半夏、霞天膏、白芥子、姜汁、矾汤、竹沥组成，治疗痰积沉痼。《韩氏医通》载："予又以霞天膏加白芥子三分之二，姜汁、矾汤、竹沥造曲，治痰积沉痼者，自能使腐败随大小便出，或散而为疮，此半夏曲之妙也。"

《韩氏医通》中还记载了 5 个半夏曲临床应用的配伍："佐以南星，治风痰；以姜汁酒浸炒芩、连及栝蒌实，香油拌曲略炒之类，治火痰；以麸炒枳壳、枳实，姜汁浸蒸大黄、海粉之类，治老痰；以苍术、白术俱米泔姜汁浸炒，甚至干姜、乌头，皆治湿痰。而常有脾泄者，以肉豆蔻配半夏曲，加神曲、麦芽作丸，尤有奇效。"从文中可见，治疗风痰、火痰、老痰、湿痰的半夏曲方已经单列过，这里没有必要还列出新的半夏曲方。故这 5 个组方并非半夏曲方，而是半夏曲的常用配伍药对。

韩懋的制半夏曲法在当时即引起同仁的重视，同代的许希周《药性粗评》、陈嘉谟《本草蒙筌》、王文洁《太乙仙制本草药性大全》、皇甫嵩《本草发明》、李时珍《本草纲目》、李中立《本草原始》等均有收录。本法在明清时期的影响非常大。

（4）对半夏曲制作工艺的改进

明代对半夏曲的制作工艺进行了改进，如徐春甫《古今医统大全·造半夏曲法》载："半夏不拘多少，用滚汤泡过宿，捣烂，每一斗入生姜一斤，同捣之，作饼子，用干稻秆或粟麦秆罨之，如罨曲法，干久收取用。"文中改宋代汤洗 7 次为沸水泡 1 夜，改半夏晾干研粉为捣烂。这种趁湿捣烂的方法并不能将半夏捣细，仍会有细小颗粒。其效果不如将半夏晾干，再研成细粉者。倪朱谟《本草汇言·半夏》载："或研末，用姜汁共酒，和作饼子，布包，待发点出黄白衣，谓之半夏曲。"[①] 文中添加了黄酒。

---

① 倪朱谟. 本草汇言 [M]. 北京：中医古籍出版社，2005：217.

有医家对半夏曲饼的形制进行了创新。一般中药制曲的形制为饼或砖型，而李梴《医学入门·治湿门》载："造曲法：先将半夏汤泡九次，晒干为末，随病用药，或煎膏，或绞汁，调末为丸如弹子大，用楮叶或纸包裹，以稻草上下盦七日生毛，取出悬风烟之上，愈久愈良。"[①]文中指出将半夏曲团为弹子大，再罨黄，悬挂。弹子大的形制显然比较费功。笔者认为制丸的原因是因为半夏曲质地疏松，制成曲饼切制时易碎，而先期制为丸，避免了后期的切制，使半夏曲的品相完整。但是，其形制并非传统的曲饼，其发酵效果亦逊于曲饼。

3. 清代——半夏曲的继承与发展

（1）对《韩氏医通》制曲法的继承

清代医家非常推崇韩懋的制半夏曲法。如清代郭章宜《本草汇·半夏》载："附造曲法：以半夏洗净，汤泡去衣垢，研细，以姜汁、矾汤搜和作饼，楮叶包裹，待生黄衣，去叶晒干用。治湿痰以姜汁、白矾汤和之。治风痰以姜汁、皂角汁和之。治火痰以姜汁、竹沥或荆沥和之。治寒痰以姜汁、矾汤，入白芥子末和之。"[②]文中治湿痰、风痰、火痰、寒痰的半夏曲制法完全取自韩氏。李中梓《本草通玄》与王翃《握灵本草》中收载的半夏曲均由姜汁、矾汤搜和作饼，楮叶罨黄，亦是取法于韩氏。

清代医家还对韩氏半夏曲中半夏、枯矾、老姜汁的比例进行了改变，如陈士铎《本草新编·半夏》载："研末，每一两，用入枯矾二钱、姜汁一合，捏饼，楮叶包裹，阴干，又名半夏曲也。片则力峻，曲则力柔，统治痰涎甚验。毋论火痰、寒痰、湿痰、老痰与痰饮、痰核、痰涎、痰结、痰迷，俱可用，但不可治阴火之痰。"[③]文中将韩氏原书中半夏枯矾的比例由3：1，改为1：2，明显增加了枯矾的比例。

清代医家根据地区及用药偏好，对韩氏半夏曲方使用亦有区别，如张仁锡《药性蒙求·半夏》载："各种半夏曲甚多，惟竹沥曲、霞天曲常用。"[④]

（2）对《韩氏医通》制曲法的发展

清代医家对《韩氏医通》半夏曲继承的同时，亦开发了新的曲

① 李梴. 医学入门 [M]. 天津：天津科学技术出版社，1999：370.

② 郭章宜. 本草汇 [M]. 北京：中医古籍出版社，2012：346.

③ 柳长华. 陈士铎医学全书 [M]. 北京：中国中医药出版社，1999：173.

④ 张仁锡. 药性蒙求. 清抄本. 页23.

种。如刘若金《本草述·半夏》除了囊括《韩氏医通》中记载的 5 种半夏曲方，还增补了 5 种曲方。汪昂《本草备要》将其统称为韩飞霞制曲十法，新增的曲方包括："一麻油浸半夏三五日，炒干为末，曲糊造成。油以润燥，名麻油曲，治虚热劳咳之痰。一用腊月黄牛胆汁，略加热蜜和造，名牛胆曲，治癫痫风痰。一用香附、苍术、抚芎等分，熬膏，和半夏末作曲，名开郁曲，治郁痰；一用芒硝居半夏十分之三，煮透为末，煎大黄膏和成，名硝黄曲，治中风卒厥、伤寒宜下由于痰者。一用海粉一两，雄黄一两，为末炼蜜和造，名海粉曲，治积痰沉痼；一用黄牛肉煎汁炼膏，即霞天膏，和半夏末为曲，名霞天曲，治沉疴痼痰，功效最烈。以上并照造曲法，草庵七日，待生黄衣晒干，悬挂风处，愈久愈良。"① 文中所示麻油曲治疗虚热劳咳之痰、牛胆曲治癫痫风痰、开郁曲治郁痰、硝黄曲治中风卒厥伤寒宜下由于痰者、海粉曲治积痰沉痼，均是清代新增的曲方。曲方药物在 3~4 种之间，非常简练，而且每种曲方均有自己的适应证。进一步推动了韩氏半夏曲方的发展。

（3）面粉的加入

宋明时期的半夏曲并没有加入白面的记载，清代蒋居祉《本草择要纲目·半夏》载："又造曲法云：以半夏为主，入姜汁、白矾，加以干面和搅作面，入楮叶包置篮中，候生黄衣，日干，久贮听用，极为良品。"② 文中明确指出半夏粉用姜汁、矾汤拌匀后，再加面粉混合，团为曲饼。显然，面粉的用量不会多于半夏。清代徐大椿《药性总义·半夏》载："半夏曲，以半夏末入面作曲，盦生黄衣。性稍和缓，能治血虚伏湿之痰。"③ 加入面粉的本意，笔者认为主要是为了增加半夏曲的黏性，切制时不易破碎，这也使半夏曲与传统的神曲配方有了共同之处。

（4）半夏曲与神曲的相互影响

韩飞霞制曲十法在明清时期的影响颇大，其主要贡献在于改制了多种半夏曲方。这种变革亦影响到神曲的配方，导致清代出现了一种随意添加药物的现象。如张仁锡《药性蒙求》记载的范志神曲："采百草罨成，又名百草曲，共药九十六味。平和配合，君臣佐使，另加十二味，亦五月五日，六月六日制造。"方中药物组成达近百种。对

① 项长生.汪昂医学全书[M].北京：中国中医药出版社，1999：342.

② 裘吉生.珍本医书集成：第二册[M].上海：上海科学技术出版社，1985：71.

③ 徐大椿.徐灵胎医略六书药性总义.清光绪癸卯铅印本卷 4.页 2.

此，陈修园持批判态度，其在《神农本草经读·神曲》中指出："今人除去六字，只名神曲，任意加至数十味，无非克破之药，大伤元气，且有百草神曲，害人更甚！"陈氏对当时流行的福建神曲评价亦颇低："此方杂乱无序，误人匪浅，而竟盛行一时者，皆误信招牌上夸张等语。而惯以肥甘自奉之辈，单服此克化之品，未尝不通快一时，而损伤元气，人自不觉。若以入方，则古人之方，立法不苟，岂堪此杂乱之药碍此碍彼乎？且以药末合五谷，罯造发黄而为曲，只取其速于酿化，除消导之外，并无他长，何以统治百病？"

同样，神曲的制作工艺亦反向影响到半夏曲。如陶承熹辑《惠直堂经验方·制药门·制半夏曲法》载："半夏一斤汤泡九次，生姜四两，小麦粉六两，蓼草捣汁，牙皂煎汤，捣成饼，摊箕上。盖以禾草发七日，取挂，当风处阴干用。"[①] 文中指出面粉的用量为半夏的 1/3，方中蓼草多是指造神曲常用的辣蓼。面粉与蓼草的加入，使该半夏曲方同时具备神曲的特征。

据山东省姜保生老药师回忆，民国时期中药房中的半夏曲，是在制作六神曲时，混入姜半夏粉，发酵而成。这种半夏曲的主要成分显然是六神曲。

4. 中华人民共和国成立后——半夏曲配方的变化

根据曹晖教授主编的《全国中药炮制经验与规范集成》[②]，中华人民共和国成立后各省的半夏曲炮制经验与规范，归纳如下。

（1）地方半夏曲炮制经验

第一种是半夏加生姜、面粉。浙江的经验是："用姜半夏粉加姜汁（姜半夏粉 100 斤，生姜 6 斤 4 两）拌匀，做成 3 寸长，5 分厚的圆饼。上盖麻袋置 30℃室温中，7～15 天至发酵生黄衣为度。晒干研细，加面粉（每 7 斤加面粉 3 斤）与水拌匀，揉成软块，用模型做成长方块，阴干至半干后再晒干。"文中面粉的加入是在半夏曲发酵完成之后，仅有黏合作用。这个曲方非常传统，只可惜没有成为浙江省的炮制规范。

第二种是半夏加甘草。成都的经验是先将法半夏加水泡 5～7 日，磨成酱，再加甘草水拌匀，压平制成小颗粒。置草堆中发酵。

第三种是神曲配方中加半夏。北京的经验是："先将法夏研细，豇豆煮烂，杏

————————————

① 陶承熹. 惠直堂经验方 [M]. 北京：中医古籍出版社，1994：187.

② 曹晖，付静. 全国中药炮制经验与规范集成 [M]. 北京：北京科学技术出版社，2017：997-1000.

仁串成泥，蓼子切成碎末。然后加面粉拌匀，再加水至七成湿，用布包好，放入模型中压成饼状。盖上苘麻叶与麻袋闷1~2天，至发酵后切3分方块，晒干（每法夏10斤，杏仁、红豇豆、蓼子、苘麻叶各2斤，面粉50斤）。"文中半夏曲的制法是在制作神曲的工艺配方中加入了法半夏粉。半夏的用量远小于神曲中面粉的用量。天津、江西的神曲的配方虽不尽相同，但是半夏在方中均不作为君药。

第四种是半夏饼。江西的经验："取法夏末加面粉拌匀，置模型内做成圆形，晒干或烘干（法夏末10斤，面粉3斤）。"文中只是将法半夏与面粉混合成饼，并没有发酵的过程。这也是清代半夏曲制法经验的传承。如高世栻《医学真传·辨药大略》载："今药肆中以明矾水煮半夏，所剩矾脚及半夏屑，大半和以麦曲，造成药饼，为半夏曲。"文中半夏曲只是半夏、矾水、麦曲混合而成。

（2）地方半夏曲炮制规范归纳

地方的炮制规范，归纳如下。

第一是在制作神曲的配方中加姜半夏或法半夏，制作方法与神曲相同。如安徽（2005）："取法半夏、赤小豆、苦杏仁共研细粉，与面粉混合均匀，加入鲜青蒿、鲜辣蓼、鲜苍耳草之煎出液。搅拌均匀，堆置发酵，压成片状，切成小块，晒干。每100kg法半夏，用赤小豆30kg，苦杏仁30kg，面粉400kg，鲜青蒿30kg，鲜辣蓼30kg，鲜苍耳草30kg。"这种在传统神曲配方的基础上加法半夏粉的制作工艺，为业界主流。山西（1984）、北京（2008）、安徽（2015）、黑龙江（2012）、陕西（2007）、河南（2005）等，均采用此法。神曲配方虽略有差异，但是半夏均用量远小于面粉。亦有半夏用量与面粉相等的配方，如天津（2012）。

第二是将法半夏、六神曲、姜汁、白矾、面粉、麸皮混合发酵。如甘肃（2009）："取法半夏、六神曲研成细粉。白矾加水适量溶化，加入生姜汁混匀，与上述细粉以及面粉、麸皮混匀，制成湿颗粒，发酵，取出，制成条状，切块，干燥。每净法半夏100kg，生姜12.5kg，白矾6.25kg，神曲3.125kg，面粉10kg，麸皮10kg。"文中所示的配方中法半夏量最大，为君药。至于六神曲的加入，是清代药业制作半夏曲的通用制作方法。贵州（2005）、福建（2002）、江苏（2002）、湖南（2010）的配方相同。均来自部颁标准。

第三是半夏、姜汁、白面。湖北（2009）："取生半夏（或法半夏），筛去灰砂，粉碎成细粉，过80目筛，置钵内。取鲜姜汁倒入半夏粉，搅匀（酌情加水），密盖，发酵。至表面呈黄白色，发毛，具酒味时加入面粉，揉匀，切成小丁块，晾干。用麦麸炒至表面黄色，取出，放凉。每100kg生半夏，用生姜50kg，面粉

100kg。"文中所示方法与前述浙江的经验相近，只是白面添加的时机前者在发酵前，后者在发酵后。

5. 结语

综上所述，宋代主流的半夏曲制作工艺是半夏姜汁制饼，而非半夏生姜发酵制曲。金元时期沿袭宋代工艺，应用具有局限性。明代医家对半夏曲的炮制机理进行了阐发，认为"片则刀峻，曲则力柔"。李时珍对半夏饼与半夏曲的混淆问题进行了澄清。《韩氏医通》对半夏曲配方的扩充具有划时代的意义。清代医家在继承的基础上，总结为韩飞霞制曲十法。半夏曲与神曲的制作工艺相互影响。中华人民共和国成立后，地方炮制经验深受清代影响，地方炮制规范则逐渐趋同，笔者认为，半夏曲的炮制工艺研究，尚有以下几点值得进一步研究。

第一是半夏曲制作"半夏"与"曲"孰重。半夏曲在宋明两代均以半夏为君。而清代末年至今，由于半夏曲中面粉的加入及神曲配方泛滥的影响，导致一些半夏曲配方中半夏沦为臣药。半夏曲的本意是使半夏的辛燥之性变得柔和。而后世神曲中加入半夏，其目的是在食积化积的基础上增加了化痰的作用，二者功效迥异。笔者认为，应该重视半夏曲的立方本意，半夏曲应以半夏为君药，辅药的作用是减轻半夏的辛燥毒性。而神曲中添加半夏者不应称为半夏曲，可称为新神曲、复方神曲等。

第二是半夏的前期处理。宋代半夏曲，是生半夏需经过汤洗后，再加姜汁制曲。中华人民共和国成立后，很少有地方经验或规范中使用生半夏，多用姜半夏、清半夏、法半夏代替。其中清半夏是用白矾水浸泡或煮过，姜半夏是用白矾、生姜水煮过，法半夏是用甘草石灰水浸泡，三者均为炮制过的半夏，其辛燥之性已大减。使用这种半夏，显然失去了古人炮制半夏的本意。因此，笔者认为半夏曲中半夏的前期处理仅需汤洗即可。进一步减毒的工序是在后续的发酵过程中进行。

第三是半夏饼与半夏曲对比研究。宋代的半夏曲实质上以半夏饼为主流。半夏饼为半夏粉与姜汁混合，捏饼后晒干。其炮制机理为用生姜制半夏之毒。由于姜汁与半夏充分地混合，其效果优于传统半夏切片后浸姜汁者，是一种优良的半夏炮制方法。半夏饼与半夏曲的概念混淆，虽经李时珍甄别，但是从明清至今，将半夏饼称半夏曲的现象屡见不鲜。现行《中华人民共和国卫生部药品标准·中药成方制剂》中的法制半夏曲与保宁半夏曲的制作工艺中，均没有发酵的过程，徒有半夏曲之名，并无半夏曲之实。笔者认为，应正本清源，比较宋代半夏饼与半夏的成分与药效，进行优选。

第四是面粉添加时机与用量。半夏曲制作过程中加入面粉有两种方法，一种是将半夏与面粉混合后发酵。如清代《本草择要纲目》与《药性切用》中均记载了这种方法。另一种是将半夏曲发酵完成后，再加入面粉。其目的是增加半夏曲的黏性，使其在切制的过程中不易破碎。如湖北（2009）的炮制规范是在半夏曲发酵后，趁湿加入面粉，揉匀，切块，晾干。浙江的经验是将半夏曲晒干研细，再加入面粉，与水拌匀，揉成块，晒干。这两种方法孰优孰劣，还需进一步研究。另外，面粉加入的量亦需探讨。

第五是神曲粉的加入问题。中华人民共和国成立后，《中华人民共和国卫生部药品标准·中药成方制剂》第十册收载的半夏曲处方中添加了六神曲："清半夏160g，白矾10g，六神曲5g，生姜汁20g，面粉32g。以上五味，除生姜汁、面粉外，其余清半夏等三味粉碎成细粉；生姜汁加水适量，与面粉及上述细粉搅匀，制成粗粒或软硬适宜的小块或颗粒，发酵，干燥，即得。"文中清半夏为君药，辅以白矾、姜汁以制半夏之毒。而六神曲的添加让人费解。

古人在制作酒曲的过程中亦有添加旧曲的醾曲法。如宋代朱肱《酒经·玉友曲》载："拌成饼子，以旧曲末逐个为衣，各排在筛子内。"同书"白醪曲"载："无令湿，捻成团，须是紧实。更以曲母遍身糁过为衣。"可见，酒曲添加旧曲的方法是将旧曲末撒在曲饼的表面，并非与新曲混合拌饼。这种添加旧曲方法的传统来源及药效值得进一步研究。

第六是白矾在半夏曲中的作用。宋代半夏曲中并没有白矾，后世深受明代《韩氏医通》添加白矾的经验影响，渐成业内圭臬。笔者曾用生半夏、生姜汁、白矾混合发酵制曲，成品对咽部几乎没有刺激，说明白矾确实能减轻甚至消除半夏对咽部的刺激。但是生半夏在水煎后口服，并不会戟人咽喉。笔者以多次用汤洗姜制的半夏30g，水煎30分钟，顿服，并无不适感。故白矾的添加对解半夏毒的意义不大。

对于白矾用于炮制半夏，古人多有诟病，如民国张锡纯《医学衷中参西录·半夏解》载："惟药局因其有毒，皆用白矾水煮之，相制太过，毫无辛味，转多矾味，令人呕吐。"[1] 现代半夏曲的功效为降逆止呕，和中化痰。用于恶心呕吐，食欲不振，咳嗽痰多，痰饮眩悸。显然，掺杂白矾于半夏曲中值得商榷。

---

① 张锡纯. 医学衷中参西录 [M]. 石家庄：河北人民出版社，1957：348.

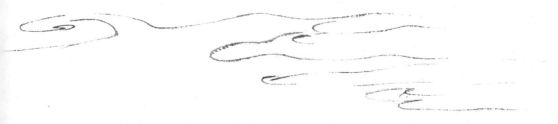

车前子

三种炮制法与所宜剂型的比较研究

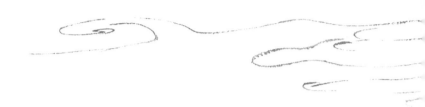

　　车前子的炮制品种在 2020 年版《中华人民共和国药典》记载中只有盐炒一种，很多同仁误认为这种方法自古有之，岂知盐炒车前子至今仅有百年的历史。而对于在漫漫历史长河中长期居于主流地位的清炒法与酒制法，似乎已经被忘记。本文分别阐述车前子的三种炮制方法及所宜剂型，并进行比较，兹分述如下。

1. 古代车前子炮制法简述

从汉唐时期方书中有关车前子的记述可以发现，当时多是生用，剂型以蜜丸为主。如东晋葛洪《肘后备急方》记载的治内障方（干地黄、麦冬、车前子），唐代孙思邈《备急千金要方》记载的治膈热方（苦参、玄参、麦冬、车前子）等。宋金元时期车前子的炮制出现了酒制与炒制。如金代刘完素《宣明论方》记载的车前子散，治疗一切痢不止，仅以一味车前子炒香研末冲服。南宋陈言《三因极一病证方论》记载的炒车前子，南宋严用和《济生方》记载的酒蒸车前子等。至明代，李时珍在前人炮制经验总结的基础上，创造性地提出了入汤液宜炒制、入丸散宜酒制的观点。其在《本草纲目》"车前"修治项下记载："时珍曰：凡用须以水淘洗去泥沙，晒干。入汤液，炒过用；入丸散，则以酒浸一夜，蒸熟研烂。作饼晒干，焙研。"[①]在古代这种将单味药物的炮制方法与制剂相关联的情况并不常见。明清两代医家多遵从李时珍的车前子炮制经验，对具体的炮制方法多有发挥，如明代缪希雍《先醒斋医学广笔记》记载的米泔浸蒸、清代吴谦《医宗金鉴》记载的酒炒等。并最终由清代汪昂《本草备要》总结为："酒蒸捣饼，入滋补药；炒研，入利水泄泻药。"[②]清代陈复正《幼幼集成》首次记载了盐炒，并在民国期间形成共识，其影响直至今天。可见，《本草纲目》记载的入汤液宜炒制，入丸散宜酒制的观点在车前子的炮制中起到了承前启后的作用。

2. 入汤液宜炒制

由于车前子粒非常细小，小粒车前子（平车前）较大粒车前子（车前）更加明显，且质地疏松。但是生车前子粉碎并不是件容易的事，用药碾子只能将其压成扁平稍碎的形状，其似乎有一种韧性，难以成粉状。古人发现用炒法能够使车前子易于粉碎从而容易煎出有效成分。由于车前子在炒制过程容易焦糊，古代对本品的炒制方法也是非常讲究。

关于清炒。宋代《太平惠民和剂局方·指南总论》记载车前子："凡使须微炒燥方入药用，如只焙干亦得。"[③]指出了炒车前子的要求是"微炒燥"，即火候要轻。张锡纯《医学衷中参西录·薯蓣芣苢粥》

① 张志斌，郑金生. 全标原版本草纲目[M]. 北京：科学出版社，2019：618.

② 汪昂. 本草备要[M]. 北京：人民卫生出版社，2017：89.

③ 太平惠民和剂局. 太平惠民和剂局方[M]. 北京：人民卫生出版社，2007：121.

载："车前子能利小便，而骤用之亦无显然功效。惟将车前子炒熟（此药须买生者自家经手炒，以微熟为度，过熟则无力）。"[1]

关于瓦焙与隔纸焙。宋代朱瑞章《卫生家宝产科备要》载："水淘洗令净，控，焙干，隔纸焙。"古代用焙法的目的是让药物缓慢加热，使药物能够均匀加热至所需火候，同时不至于焦糊。笔者找到一个与传统铫子形制相近的砂锅，锅底平坦，只是没有三个孔和浅嘴。剪桑皮纸铺于锅底，上面放生车前子。用微火加热，用小平铲均匀翻动车前子，很快车前子手抓即热，翻动加速，能听到轻微的爆裂声，纸色渐黄，停火（图155）。将车前子倒出后仔细观察，能看到少量车前子在不时跳动，这是由于药物爆裂产生的动力现象。需要指出的是，至药物焙好，桑皮纸的颜色只是浅黄色，并非焦色。《卫生家宝产科备要》还记载了车前子"瓦焙"，用瓦片替代铫子，没有了纸作为媒介，其火候较难掌握，可以认为是隔纸焙的简化处理方法。

对比清炒法与隔纸焙法，发现清炒后的车前子用药碾子碾压后仍然难以粉碎，而隔纸焙的车前子很容易粉碎。可见隔纸焙法要优于清炒法。车前子炒制的目的，第一是容易煎出有效成分，是古人"逢子必炒"炮制习惯的体现。第二取其"主气癃止痛，利水道小便，除湿痹"（《神农本草经》）之功。

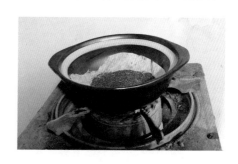

图155 《卫生家宝产科备要》：车前子隔纸焙

3．入丸散宜酒制

《本草纲目》记载车前子的酒制法较复杂："以酒浸一夜，蒸熟研烂。作饼晒干，焙研。"笔者发现，这段话实际上是转引自宋代陈自明《妇人大全良方·识别修制药物法度》："先用温水淘洗去泥砂，控干。以好酒浸四五日，蒸四五次，研令极烂，捏成饼子，焙干方可为末。"[2]

笔者取车前子1kg，加黄酒300ml，拌匀。刚加酒时车前子表面会有黏液，非常滑手，放置1夜（图156）。再次搅拌时则

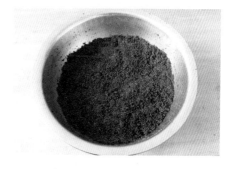

图156 《妇人大全良方》：车前子酒浸

---

① 张锡纯. 医学衷中参西录：上册 [M]. 河北：河北科学技术出版社，1991：138.
② 陈自明. 妇人大全良方 [M]. 北京：人民卫生出版社，2018：4.

没有那么明显的柔滑感。放到笼屉上蒸 1 小时，尝之已不垫牙，说明车前子已熟（图 157）。本来以为车前子蒸后水汽很大，会像一锅粥一样。没想到蒸后仅接近笼屉边上的部分有些黏，其他部分均比较疏松，用手抓松手即散。用药碾子碾压后车前子较容易结在一块，这时用手揉搓或用铲子压成饼状（图 158）。大约放置 3 天，车前子已经干燥（图 159）。期间没有霉变，这点与制作菟丝子饼易生霉变不同。取干燥的车前子饼置砂锅上，隔纸焙（图 160）。焙的过程中没有明显的爆裂

声，只是车前子的颜色不断加深，饼的形态有所改变。饼上散落的小颗粒由于与纸接触得多，会有些发焦，这时车前子已焙好。取出后，用药碾子研成粉末状（图 161）。经过实际操作发现无论是隔纸焙还是酒制，用药碾子均很容易粉碎。通过酒制后的车前子粉呈棕黄色，而前述隔纸焙研的车前子粉颜色明显要浅，呈棕褐色。

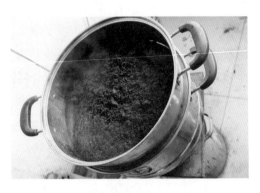

图 157 《妇人大全良方》：蒸熟

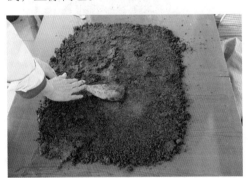

图 158 《妇人大全良方》：制饼

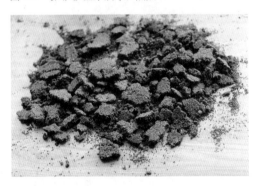

图 159 《妇人大全良方》：晾晒

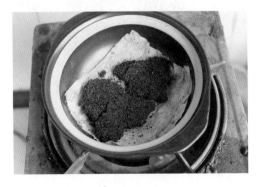

图 160 《妇人大全良方》：隔纸焙

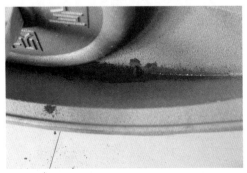

图 161 《妇人大全良方》：研细粉

车前子酒制的目的是取其补益的功效。自《名医别录》记载："强阴，益精，令人有子，明目，治赤痛。"后世对其认识就与《神农本草经》记载的利水通淋的功效产生分化。王好古综合二者功效，认为能利小便而不走气，与茯苓同功。在宋代《太平惠民和剂局方》收载了被苏颂称为奇方的驻景丸后，车前子的补益之功更加突出。该方主治"肝肾俱虚，眼常昏暗，多见黑花，或生障翳视物不明，迎风有泪，久服补肝肾增目力。"① 方由车前子、熟地黄、菟丝子三味药组成。其中车前子需"酒洗净，酒蒸焙"。可见其炮制方法与《本草纲目》记载的相同。综观历代含有车前子的丸散剂型，多具补益的功效。正如清代汪昂《本草备要》载："酒蒸捣饼，入滋补药。"

4. 盐制宜商榷

车前子用盐制的方法最早见于清代陈复正《幼幼集成》："青盐水炒七次。"该书作者陈复正为清代儿科名医，书成于乾隆十五年。清代医家仅有清末名医张乃修（字聿青，1844—1905）习用。在其弟子整理的《张聿青医案》中，涉及车前子的次数共 26 次，其中标明用盐水炒者达 16 次② 。遍览清代名医医案，如《临证指南医案》《吴鞠通医案》《续名医类案》《柳选四家医案》《寓意草》《眉寿堂方案选存》等，均未见到盐炒的记载。可见，在清代，盐炒车前子只是陈复正与张乃修二位医家的个人用药习惯，并没有形成业界共识。笔者请教国医大师金世元教授，金老回忆在其学徒时药铺用的都是盐车前子。同样的问题请教山东省年近九旬的姜保生老药师，所得到的答案与金老相同。可见，车前子炮制方法的改变应该是在民国期间。其很可能是源于清末名医张乃修。张氏毕生勤于临床，经验丰富，尝旅居沪上十余年救奇难大症无数，从游者甚众。秦伯未先生谓其"论病处方，变化万端，不株守一家言"（《清代名医医案精华》）。后医家效仿其用药亦可理解。

对于传统盐炒车前子的方法，金世元教授的经验是车前子炒至有爆裂声时，喷洒盐水，炒干。山东姜保生老药师的方法是盐水拌车前子，拌匀后润透，刚拌时车前子表面会有黏液，放置一会儿滑润感会明显减轻。由于车前子会粘在一起，所以炒前要把润好的车前子放置到铁筛子上向下压，这样车前子会松散开，炒时炒出腥膻味即可。

中药用盐作为炮制辅料的历史悠久，始载于雷敩所著的《雷公炮炙论》。但是，

---

① 太平惠民和剂局. 太平惠民和剂局方 [M]. 北京：人民卫生出版社，2007：184.
② 张乃修. 张聿青医案 [M]. 北京：人民卫生出版社，2006：293，387，388.

盐制车前子的应用历史仅有百余年。笔者认为，将盐炒法作为对于李时珍入汤剂宜炒制的观点的补充并没有问题，但是在历版《中华人民共和国药典》记载的车前子炮制方法仅在 1977 年版中有清炒法，其余均为盐炒，完全排除了酒制法。由此也导致临床医生处方必写盐车前子，药房进货必进盐车前子。一些中成药如济生肾气丸、五子衍宗丸等亦违反传统配本而使用盐车前子。似乎不用盐车前子就显得不合正统，不守规矩。这种置传统的车前子炮制方法于不顾，简单地自上而下，整齐划一地使用盐车前子的现象是应该商榷的。

5. 结语

综上所述，通过对车前子三种炮制方法的比较发现，《本草纲目》对车前子入汤液宜炒制、入丸散宜酒制的方法在车前子的炮制历史中起到了承前启后的作用。对后世产生了较大的影响，发展出炒研入汤剂利尿，酒制入丸散补益的观点。丰富了传统中药的炮制理论。笔者以为，盐炒法虽然可以视为对传统炒法的发展，但是对于近百年以来舍弃车前子的传统炮制方法，全面用盐炒的现象应予以注意。建议恢复车前子的传统炮制方法。

菟丝子
酒制法探讨

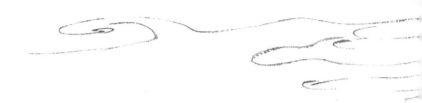

  2020 年版《中华人民共和国药典》菟丝子的炮制品种仅有盐菟丝子一种，即取净菟丝子用盐水拌匀，稍闷炒干。这种方法存在着不易粉碎，不易煎出有效成分的缺点。而酒制菟丝子在古代一直是菟丝子的主流炮制品种。南朝梁陶弘景《本草经集注》指出本品"宜丸不宜煮"。制作丸剂首先要将药物粉碎，菟丝子坚硬异常，清代吴仪洛《本草从新·菟丝子》载："古人困难于磨细。"[①] 纵观菟丝子酒制法的炮制历史，发现古人在粉碎与酒制的结合方面积累了丰富的经验，现将研究结果报道如下。

---

① 吴仪洛. 本草从新 [M]. 郑州：河南科学技术出版社，2018：60.

1. 酒浸法为渊薮

酒浸法最早见于唐代孙思邈《备急千金要方》："凡菟丝子暖汤淘汰去沙土，干漉，暖酒渍，经一宿，漉出，曝微白，捣之。不尽者，更以酒渍经三五日乃出，更晒微干，捣之须臾悉尽，极易碎。"[①]文中"凡菟丝子暖汤淘汰去沙土，干漉。"指的是对药物的净制，即用温水洗去菟丝子中的沙土后，沥干水分。"暖酒渍，经一宿，漉出"。笔者取菟丝子若干用黄酒浸泡一夜，沥干。文中"曝微白"三个字令人费解。因为菟丝子色深黄，浸泡一夜后沥干，再晒，颜色并没有什么改变。可见色"微白"并不是晒的结果。晒干的菟丝子用铜缸子捣后，表面的深黄色的硬皮会去掉，里面呈青灰色（图162）。这种颜色与深黄色的菟丝子相比会显得有些"微白"。所以，这句话的语序应该是"曝，捣之微白"。

笔者曾认为古人"酒浸—晒干—捣"的方法有些啰嗦，可以省略"晒干"这一工序，即"酒浸—捣"。考虑到酒浸后趁着菟丝子稍软直接捣岂不更容易，如果等到晒干后，菟丝子会重新变硬，捣起来会更费力。但在实际的操作过程中遇到了问题。即菟丝子酒浸后沥干仍是潮湿的，用铜缸子捣时会呈饼状，而有部分菟丝子是捣不碎的，这部分菟丝子混在药饼中难以分出（图163）。这时再进行自然晒干，晒的时间明显要比酒渍后直接晒干长得多。而且饼状的菟丝子很容易变质，必须晒干后才能再捣，没有捣碎的部分过筛可以筛出来。可见，不经过"晒干"这一工序而直接"捣"，花费时间更长，且难以保证药物质量。因此，笔者重新按照古人"酒浸—晒干—捣"的工序进行操作，酒浸后的菟丝子晒干后再用铜缸子捣，大约有一半的药物会直接捣碎。可见，古人"晒干"这道工序是不能省略的。

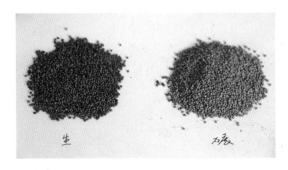

图162 《备急千金要方》菟丝子：曝微白

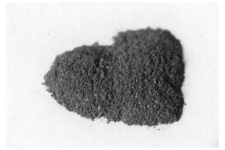

图163 酒浸后难以捣碎

① 孙思邈. 千金方 [M]. 北京：学苑出版社，2016：165.

对于没有捣碎的菟丝子古人的操作方法是："更以酒渍经三五日乃出，更晒微干，捣之须臾悉尽，极易碎。"可以发现，这次是用"酒"，而非第一次用的"暖酒"。时间上要用"三五日"，而非第一次的"一宿"。这是因为第一次操作的主要目的是去掉菟丝子的硬皮，而第二次操作的主要目的是捣碎菟丝子的内部。实际操作中很顺利地就将剩余的菟丝子全部捣碎了。

宋代王怀隐《太平圣惠方》记载了著名的神仙饵菟丝子法："菟丝子一斗，以酒一斗浸良久，漉出曝干，又浸令酒尽为度。上件药，捣细罗为散。"这种方法是将《备急千金要方》的两步操作合而为一。即酒浸后晒干，反复操作，直至酒尽，然后再捣成细粉。那么为什么不一次在酒中浸透呢？这个问题清代吴仪洛《本草从新》给出了很好的答案："然酒浸稍久，往往味变酸臭。"但是，这种方法的工作效率恐怕还是不如《备急千金要方》的反复操作法。

宋代的方书如《仁斋直指方》《类编朱氏集验医方》《秘传眼科龙木论》等在菟丝子项下均要求"酒浸烂"。这是一个很难掌握的标准，"烂"应该是浸泡极软的意思。那么如何掌握浸泡的时间呢？宋代唐慎微《证类本草》给出了答案："酒浸十日。"十日在夏天亦很容易味变酸臭，对此，唐慎微给出的方法是"水淘，焙干，为末"，即十日后立即用清水淘洗以免发酵，并用火焙干从而缩短了晒干的时间。

明代李时珍非常推崇《备急千金要方》的方法，其在《本草纲目·菟丝子》修治项下载："时珍曰：凡用以温水淘去沙泥，酒浸一宿，曝干捣之。不尽者，再浸曝捣，须臾悉细。"这段话的内容可以视为《备急千金要方》方法的简述。

后世的方法虽然出现很多，但基本的方法仍不出《备急千金要方》之藩篱。

2．酒蒸与酒炒法缩短炮制时间

由于酒浸法浸泡的时间过长，容易酸臭。后世在《备急千金要方》的基础上发展出了酒蒸法。如宋代《太平惠民和剂局方·指南总论》载："先以水洗，澄汰去沙土了，却以好酒浸一昼夜，漉出，蒸过，乘热杵为粗末，焙干，然后入药同捣，捣之不尽者，更以渍，经三五日乃出，更晒微干，捣之，须臾悉尽，热即易碎。"可以看出，文中的方法主体上仍是继承《备急千金要方》的方法。只是在酒浸后增加了"蒸过，乘热杵为粗末，焙干"。

笔者取菟丝子 2kg，用黄酒 1.5kg 浸泡（图 164）。浸一昼夜后，沥出的黄酒仅有 0.25kg。浸入菟丝子里及沾在表面的黄酒达 1.25kg。比较《太平惠民和剂局方》与《备急千金要方》浸泡菟丝子的时间发现，前者为"一昼夜"，后者为"一宿"。《太平惠民和剂局方》的时间明显要长，浸入药物中的黄酒也明显增多。沥尽

黄酒后，下一步是"蒸"（图 165）。关于蒸
的时间，《太平惠民和剂局方》并没有明确
说明。考虑到菟丝子的坚硬程度，蒸的时间
应该长些。但是也不宜像制熟地黄那样达到
两天两夜，因为还有后续操作的工序，没有
必要一次完成。综合以上考虑，笔者分别在
笼屉圆气后 1 小时、2 小时、3 小时、4 小时、
5 小时分别取菟丝子趁热捣碎。从颜色变化
上看，菟丝子本身是深黄色，第 1 小时呈黄
褐色，第 2 小时呈深黄褐色，第 5 小时就呈
棕褐色了。随着蒸的时间的延长，菟丝子的
颜色不断加深。蒸的过程中空气中散发着醇
厚的酒香，夹杂着少许酸味，有点像制作酒
女贞子的味道，非常好闻。

　　下一步"乘热捣为粗末"。由于菟丝子
酒浸后直接捣，容易成饼。笔者曾推断酒浸
后再蒸水分增加，更容易成饼。但是为何
《太平惠民和剂局方》说"捣为粗末"呢？
实际操作的结果是，无论在蒸制的哪个时间
段取出的菟丝子，均可用药碾子粉碎成粗
末，完全没有一点成饼的意思。这样的结果
让笔者非常诧异，且蒸的时间越长，菟丝子
碾得越细。

　　接下来是"焙干"。焙干的工序缩短了
晾晒的时间，也减少了霉变的概率。焙的目
的是去除菟丝子中的水分，过程中能够听到
轻微的爆裂声，系上一道工序中没有碾碎的
菟丝子受热后爆裂的声音。笔者用隔纸焙
法，焙至手捻觉干燥即可（图 166）。

　　笔者将笼屉圆气后蒸制 1~5 小时的各
批菟丝子焙干后粉碎。发现各批次菟丝子均
可粉碎得较细，过 40 目筛后，粗粉大约占

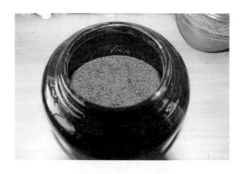

图 164　《太平惠民和剂局方》：菟丝子酒浸 1 昼夜

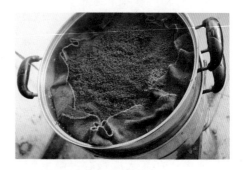

图 165　《太平惠民和剂局方》：菟丝子笼屉蒸

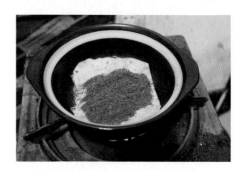

图 166　《太平惠民和剂局方》：菟丝子焙干

细粉的 1/10。只是随着蒸的时间延长，粉碎的时间也会稍有减少。笔者认为蒸的时间控制在 2~3 小时为宜，既能蒸透，又不太费火力。对于没有粉碎的粗粉，《太平惠民和剂局方》沿袭了《备急千金要方》的酒浸法的程序。"更以渍，经三五日乃出，更晒微干，捣之，须臾悉尽"，即酒浸 3~5 天后晒微干，再捣，就全部粉碎了。实际操作也验证了《太平惠民和剂局方》的记载。《太平惠民和剂局方》的酒蒸法中包含着焙法，均为加热的方法。通过加热可以促使菟丝子粉碎，故《太平惠民和剂局方》指出："热即易碎。"

宋代洪遵《洪氏集验方·苁蓉茸附丸》记载："酒浸两宿，炒令半干，捣作饼子，焙干。"这种方法的前半部分仍取法《备急千金要方》，只是将原法的"曝"改为"炒"。炒法缩短了干燥的时间，由于炒的程度只是"半干"，有利于后面"捣作饼子"。下一步是"焙干"，笔者在用隔纸焙时发现虽然菟丝子已经有爆裂声，手捻已经很干了，但是用药碾子仍很难完全粉碎。至于明代楼英《医学纲目》载："酒浸三日，焙干别研。"其方法与《洪氏集验方》相近，只是省去了"炒令半干，捣作饼子"，即酒浸后直接用砂锅隔纸焙干再研，遇到的问题仍然是难以完全粉碎。只能过筛后再用酒浸重复操作。

李时珍吸收了《太平惠民和剂局方》的经验，并进行了改进。《本草纲目·菟丝子》修治项下载："又法：酒浸四五日，蒸曝四五次，研作饼，焙干再研末。"即较《太平惠民和剂局方》增加了酒浸的时间，由"一昼夜"到"四五日"。增加了蒸的次数，由"一次"到"四五次"，这种反复的"蒸曝"较一次完成更容易粉碎。

可见，酒蒸法与酒炒法较酒浸法虽然缩短了炮制的时间，但是仍存在着工作效率低，粉碎不充分的不足。

3. 酒煮制饼法的疑惑

酒蒸与酒炒法缩短了炮制的时间，但是炮制周期仍要 1 周左右时间。为了更好地提高工作效率，古人发明了酒煮制饼法。

如南宋杨倓《杨氏家藏方》载："好酒煮软，焙七分干，砂盆研，焙干。"用黄酒煮菟丝子，"煮"的火候标准是"煮软"，何为"煮软"？笔者曾认为是指菟丝子煮至吐丝为度，即露出黄白色卷旋状的胚，形如吐丝，这也是菟丝子的鉴别要点。实际操作中发现这种预设的标准是错误的。用黄酒直接煮菟丝子，沸腾后半小时没有变化。时间加到 1 小时、2 小时，最后加到 3 小时仍没有变化。放置一夜后，第 2 天继续煮 1 小时，还是没有吐丝（图 167）。笔者深以为异，甚至怀疑菟丝子的真伪，仔细辨别确实为正品。取同批次菟丝子用清水煮半小时即吐丝。换了另外一个批次的菟丝子重复上述操作得到的结果亦相同。可见，原书"煮软"的标准并不是"吐丝"。笔者重新试验，用黄酒煮菟丝子半小时，用手指按压药物表面，发现已经发软。取出菟丝子，用砂锅焙七成干。由于煮的时间比较短，菟丝子表面的黏液不多，所以用砂锅焙的过程中并不怎么粘锅。下一步是"砂盆研"，药房中常用的是比较小的研钵，"砂盆"很少见。笔者曾在上海中医药博物馆见到一个如脸盆大小的研钵，钵杵足有拳头大。这么大的研钵虽然提高了工作效率，但确实很费力气。研

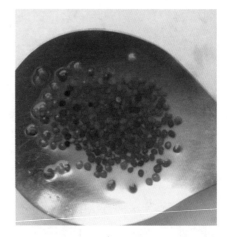

图 167 《杨氏家藏方》：菟丝子好酒煮软

后菟丝子呈饼状，再用砂锅焙干。最后笔者用炮制好的菟丝子用药碾子很容易就粉碎了。

酒煮法并不能使菟丝子吐丝，从《杨氏家藏方》中记载的"煮软"可以看出作者是有实践经验的。明代张洁《仁术便览》与罗周彦《医宗粹言》记载的方法与《杨氏家藏方》相近。区别是《仁术便览》提前将菟丝子用黄酒浸泡了三宿，增加了浸泡的时间，有利于减少下一步煮制的时间。《医宗粹言》用黄酒煮菟丝子的时间长达一昼夜，即便是这样，菟丝子仍不会吐丝，煮的汤自然也不会太黏。所以确实能够煮那么久而不糊锅。但是煮制过程中蒸发的黄酒过多，笔者估计 0.5kg 菟丝子煮 1 天，耗费的黄酒不止 5kg。

酒煮法固然较酒蒸法与酒炒法提高了工作效率，但是仍不能减少蒸、炒之后"制饼"的工序。无论是《杨氏家藏方》的"七分干"，还是《洪氏集验方》的"半干"，均需保留部分水分，以便于"制饼"。而"制饼"的工序在酒煮法中最为费力费时，而且与前面的酒煮法不相连贯。为了解决这个问题，古人创造性地发明了酒浸水煮制饼法。

4. 酒浸水煮制饼法为集大成

清代吴仪洛《本草从新》载："酒浸一宿，煮令吐丝，捣成饼，烘干再研，则末易细。"[1] 笔者实际操作，用黄酒浸泡菟丝子一夜，稍沥干，用清水煮，加水量以没过药物 10cm 为宜。水过少则不易吐丝，水过多则下一步制饼的工序费时较长。

---

[1] 吴仪洛. 本草从新 [M]. 郑州：河南科学技术出版社，2018：60.

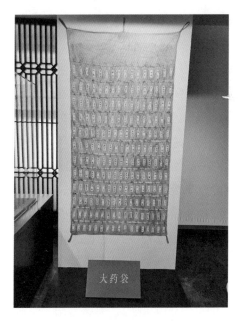

图168　故宫博物院藏大药袋

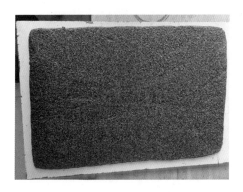

图169　姜保生老师：菟丝子饼平摊1指厚

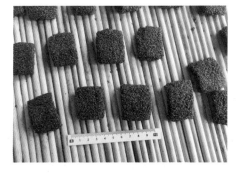

图170　姜保生老师：菟丝子饼成品晒干

笔者因为有酒煮不吐丝的经验，所以担心酒浸后再煮恐怕不容易吐丝。实际上，酒浸过的菟丝子清水煮大概半小时就吐丝了。这时药物的黏度增加，可用平铲贴着锅底搅动以免糊锅。吐丝后的菟丝子明显较酒煮者松软，此时用研钵将其捣成饼也相对较容易。但是菟丝子吐丝后的黏度不足以使其自然成饼，因此，"捣"的工序还是少不了的。将菟丝子饼用砂锅焙干，再用药碾子粉碎。

上述方法利用了菟丝子水煮吐丝后发黏的特征，创造性地将酒浸、水煮与制饼三法连贯起来，一气呵成。是菟丝子酒制法之集大成者，亦是菟丝子酒制法中之最优者。

关于近代中医界使用菟丝子饼的情况，笔者在故宫博物院永和宫参观时，发现御药房"大药袋"上标注就是"菟丝子饼"（图168）。年近九旬的山东姜保生老药师亦言，民国时期中药铺里没有卖炒菟丝子的，卖的都是菟丝子饼。姜老传授的菟丝子饼的制作方法是：菟丝子用水煮，煮至吐丝后继续用铲子搅动，尽量让水分蒸发，菟丝子会越来越黏。酌加少量的面粉及黄酒，再搅拌至快搅不动时，将药物平摊到木板上成饼状，约一指厚（图169）。等到菟丝子饼稍干能挺身时，用刀切成小块，晾干（图170）。姜老的方法特色一是将《本草从新》的"酒浸"改为在成饼时加入黄酒，提高了黄酒的利用效率，因为酒浸后经过长时间的煎煮黄酒也挥发殆尽。二是添加了少量的面糊。增加了药物的黏度，省去了《本草从新》"制饼"的工序。

5. 结语

综上所述，菟丝子酒制法以《备急千金要方》酒浸法为渊薮，后世诸法均不出此藩篱。酒蒸法与酒炒法缩短了炮制的时间，但前者工序较为复杂，后者则粉碎不充分。酒煮法进一步缩短了炮制的时间，但是酒煮菟丝子并不能吐丝，制饼还是需要用砂盆研，工序上不能连贯。作为集大成者的酒浸水煮制饼法，利用了菟丝子水煮吐丝后发黏的特征，创造性地将酒浸、水煮与制饼三法连贯起来，一气呵成。姜老传授的酒菟丝子饼制法则将酒浸水煮制饼法中的"酒浸"工序放在最后，减少了酒在煮的过程中的蒸发，省去了制饼的工序，提高了生产效率。现行部分省市如北京、山东、贵州等的炮制规范中，菟丝子饼的制作方法与姜老经验近似，但是，市场上并没有相关品种。有学者[1]研究不同炮制方法对菟丝子水煎液中成分含量的影响，发现菟丝子饼水煎液中总煎出物、总黄酮、多糖、还原糖的含量均高于其他炮制方法。期待今后对菟丝子饼的炮制工艺如煎煮时间、添加酒量、干燥方法、防腐等作进一步深入研究，以提高菟丝子饼工业化生产的质量与效率，使之可以用于临床，造福患者。

---

[1] 张汉明，苏中武，李承祜. 不同炮制方法对菟丝子水煎液中成分含量的影响 [J]. 第二军医大学学报，1992（2）：180-182.

辨胆南星

炮制"胆"与"南星"孰重

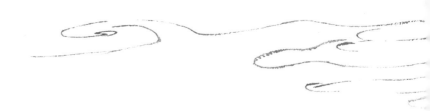

　　胆南星产生于宋代，苏颂《本草图经》载："黄牛胆以丸药。今方腊日取其汁和天南星末，却内皮中，置当风处，逾月，取以合凉风丸。"早期炮制的重点是天南星。正如明代李时珍《本草纲目·虎掌天南星》载："得牛胆则不燥。"即用苦寒无毒的牛胆汁制约苦辛有大毒的天南星。但是，随着明清时期反复添加胆汁的七制、九制胆南星的出现，胆南星的性味功能主治均发生了改变。胆南星炮制工艺所致的"胆"与"南星"孰为重点，成为明清医家争论的焦点。

1. 重在南星，以胆制燥，以姜解毒

天南星味苦气辛，为治疗风痰之要药。明代方谷《本草纂要·南星》载："惟此苦辛之剂，能大散风痰气结而为必用之药也。"本品性燥烈有毒，陈士铎指出本品力猛不可轻用，《本草新编·天南星》载："盖消痰之药，未有如南星之峻猛者也。中风闭关，不得不用之斩关直入。若其他痰病，原未有关之坚闭，又何必用南星哉。"

牛胆入药历史悠久，早在战国《五十二病方》中就有应用的记载。汉代崔寔《四民月令》"十二月"载："求牛胆合少小药。"[①]文中明确指出用牛胆治疗儿科病症。牛胆味苦，大寒，无毒。功能清热化痰，镇惊止痉定痫。古人亦经常将一些药物置牛胆中进行发酵，称为"酿"。如李时珍《本草纲目》载牛胆："腊月酿槐子服，明目，治痔湿弥佳。酿黑豆，百日后取出，每夜吞二七枚，镇肝明目。酿南星末，阴干，治惊风有奇功。"[②]可见，放入牛胆中的药物不仅有天南星，还有槐子、黑豆等药物。

古代医家阐述胆南星炮制的主要理论依据。明代题薛己《本草约言·天南星》载："因其性之燥烈。江云：风痰主药，牛胆制之。"明代缪希雍《神农本草经疏·天南星》载："南星得牛胆则燥气减。"民国曹炳章《增订伪药条辨·杜胆星》载："南星气味苦温有大毒，牛胆汁苦大寒无毒。以牛胆汁制南星，所以杀燥烈之性而并解其毒。"牛胆之苦寒，亦可清热镇痉。如明代方谷《本草纂要·南星》载："古方以牛胆制南星，名之曰胆星。盖星被胆所制，则苦寒之性制星而不燥，又胆有益肝镇惊之功，使惊风惊痰，虚火虚痰并可治矣。"二药配伍可谓相得益彰。明代李中梓亦持相同观点，《（镌补）雷公炮制药性解·南星》载："故古方以牛胆苦寒之性制其燥烈。且胆又有益肝镇惊之功，小儿尤为要药。"

胆南星炮制所用的天南星一般为生品。如《小儿药证直诀》记载的胆南星制法："腊月酿牛胆中百日，阴干。"[③]指出天南星研成粉后即装入牛胆中，并没有说明天南星需要炮制。后世著作如《本草品汇精要》《本草蒙筌》等亦未指出天南星需要前期处理。至明代李时珍《本草纲目·虎掌天南星》载："造胆星法：以南星生研末。"文中"生"字特意指出天南星要用生者。后世如《药镜》《景岳全书》《本

① 石声汉. 四民月令校注[M]. 北京：中华书局，2013：77.

② 张志斌，郑金生. 全标原版本草纲目[M]. 北京：科学出版社，2019：2018.

③ 李志庸. 钱乙刘昉医学全书[M]. 北京：中国中医药出版社，2005：29.

草乘雅半偈》《本草述》《本草备要》等书中均使用生天南星。

但是，古人制作胆南星亦有用制天南星的记载，归纳起来有四种。

第一种是汤洗法。如明代李中梓《（镌补）雷公炮制药性解·南星》载："沸水泡七次，以牛胆汁收其末入胆，久悬风处更佳。"文中记载了天南星需要用沸水浸泡七次，这种方法为从半夏的传统"汤洗法"借鉴而来。如南朝梁陶弘景《本草经集注·序录》载："以热汤洗去上滑，手挼之，皮释随剥去，更复易汤挼之，令滑尽。不尔，戟人咽。旧方二十许过，今六七过便足。"[①] 天南星的汤洗方法与此相同。民国曹炳章《增订伪药条辨·杜胆星》载："炳章按：制造胆星法：腊月黄牛胆汁，拌漂净生南星研细末如稀糊，仍入胆皮内，悬挂有风无日处阴干。"文中指出用"漂净生南星"亦是汤洗法。

第二种是姜汤洗法。如明代顾逢柏《分部本草妙用》载："生姜汤泡过，入牛胆中，悬风处经年用。"明代郑二阳《仁寿堂药镜·天南星》亦载："姜汤泡煮七次用，或研，填牡牛胆，风干，逐年用，曰胆星。"由于天南星畏生姜，生姜能杀天南星。生姜亦是炮制南星最常用之品。

第三种是姜制复炒法。明代龚廷贤《万病回春》载："生姜汤泡透，切片，姜汁浸，炒。用一两研末，腊月黑牡牛胆，将末入，搅匀，悬风处吹干，名牛胆南星。"文中用生姜汤"浸泡"南星，其目的是使生姜汤汁完全浸入南星中。晾至半干后，再用姜汁浸南星，减少其毒性。最后用清炒法，进一步减少南星的毒性。这与明代李时珍《本草纲目》记载的半夏的炮制方法相同。

第四种是姜汁明矾制法。如明代缪希雍《先醒斋医学广笔记》载："滚汤明矾或姜汁拌和泡用，一用泡过者为末，入腊月黑牛胆中阴干用。"文中所示方法与《本草纲目·虎掌天南星》中记载的天南星修事法相近："时珍曰：凡天南须用一两以上者佳。治风痰，有生用者，须以温汤洗净，仍以白矾汤，或入皂角汁，浸三日夜，日日换水，暴干用。"

《中华人民共和国药典》自1977年版开始至2020年版，关于胆南星的记载均为："本品为制南星的细粉与牛、羊或猪胆汁加工而成，或为生南星细粉与牛、羊或猪胆汁发酵加工而成。"文中指出既可用生南星，亦可用制南星。学界对《中华人民共和国药典》使用制南星虽多有异议，但其应用还是有传承依据的。

经过晾晒发酵的胆南星即可药用。如明代刘文泰《本草品汇精要·天南星》载："当风处阴干，入药用。"这也是古代主流的炮制方法。但是，明代陈嘉谟《本

① 尚志钧，尚元胜. 本草经集注辑校 [M]. 北京：人民卫生出版社，1994：49.

草蒙筌・天南星》载："锉碎炒"。即切碎后再清炒。明代王文洁《太乙仙制本草药性大全》与清代郭章宜《本草汇》均持同样观点。这也符合《本草纲目・虎掌天南星》所载："得火炮则不毒。"即用加热的方法能减少天南星的毒性。

由上可见，天南星用胆制是为了去其燥性，天南星经过水漂、姜制、炒蒸均是为了去其毒性。说明胆南星炮制的重点为天南星。

2. 重在胆，以南星收汁，功比牛黄

古人亦有观点认为，胆南星的重点在于胆汁，而天南星只是用来收集胆汁。如明代贾所学《药品化义・胆星》载："胆星，意不重南星而重胆汁，借星以收取汁用，非如他药监制也。故必须九制，则纯是汁，色染为黄，味变为苦，性化为凉，专入肝胆。……本草言其功如牛黄者，即胆汁之精华耳。腊月用黄牛胆汁，以南星末收之，约九遍，入胆内，挂檐阴干用。"[①] 文中"借星以收取汁用，非如他药监制也"一句，说明胆南星只是借用天南星来收集胆汁，即防腐作用，并非用胆汁来专门制南星的燥性。笔者在实践中发现，添加了天南星的胆汁悬挂一年，自始至终没有出现腐败变质的现象。

胆汁中反复添加胆汁的现象主要是在明清时期。如明代张介宾《景岳全书》载："胆星七制、九制者方佳。"清代严西亭等《得配本草・牛・胆星》载："惟此为消降之圣药，九制者佳。"[②] 所谓七制、九制即胆南星在发酵的过程中，每年在胆南星中添加新的胆汁，时间可长达7年者称为七制，9年者称为九制。如清代汪绂《医林纂要探源・天南星》载："胆南星：辛苦平，捣末入黑牛胆中，风干取出，复入鲜牛胆中，如此七次，色黄黑滋润。"文中将风干的胆南星取出，研成细粉，与新鲜胆汁混合，再放入新的胆囊中，反复操作七次。使胆汁在胆南星中的比例越来越高。曹炳章在《增订伪药条辨》中记载的方法大致相同，"至次年将皮剥去，再研细，用新腊牛胆同前制法，曾手制至三年，其色犹黄白，至九年才褐色耳。"

这种反复添加胆汁的南星功效类似牛黄。如清代汪绂《医林纂要探源・天南星》载："功近牛黄。"清代顾元交《本草汇笺》载：《本草》言其功如牛黄者，即胆汁之精华耳。"

但是，亦有医家指出这种过度添加胆汁的胆南星过于苦寒，有害无益。如清代许豫和《小儿诸热辨・辨九制胆星之误》载："天南星味辛而性燥猛，虑其过，故

① 贾所学. 药品化义 [M]. 北京：中国中医药出版社，2015：78.
② 严西亭，施澹宁，洪辑菴. 得配本草 [M]. 上海：上海科学技术出版社，1958：225-226.

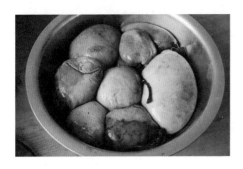

图 171　新鲜牛胆

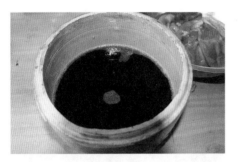

图 172　牛胆汁

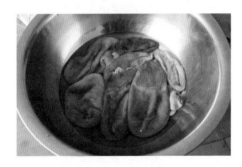

图 173　牛胆皮

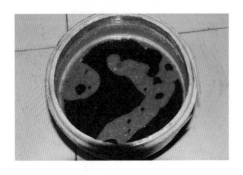

图 174　将天南星粉混入胆汁中

以胆汁之苦寒抑之。一制而陈者良。近世医家，每将牛胆汁九制南星，藏之以为奇货，而售重价。不思南星之治痰，取其辛以散风，燥以疏痰。九加胆汁，则辛燥之性全失，而苦寒纯矣。药之本性气味为主，以为制之性而过于主，是名以胆汁制南星，而实以南星收胆汁，抑思胆汁能治风痰否? 予故曰：一制而陈者良。"文中指出，胆南星反复添加胆汁，已经失去胆南星是用胆汁制约天南星燥性的本意，变成用天南星收集胆汁。这种胆南星燥性全无而苦寒太过。许氏指出只需制一次即可。对于九制的胆南星，许氏指出："亦有可用之处。如肝胆火盛，生痰生风而成癫狂之症者，用为引经恰合，此外无可用之理。"清代陈修园亦持此观点，《医学三字经》载："胆南星，寒腻大伤胃气，且能引痰入于心包、肝、胆，以成痼疾。制一二次者力尚轻，若九制则为害愈酷。"[①] 过度添加胆汁，七制、九制胆南星的出现，与明清时期的过度炮制有关。

3. 实践体会

按照山东姜保生老药师传授的方法，笔者腊月取牛胆 12 个（图 171）。其中有破损的 3 个，割开胆囊颈部，倒出胆汁，共得到胆汁 2 800 g（图 172）。胆囊皮用清水洗净，晾晒备用（图 173）。取天南星 400 g，用粉碎机加工成细粉。将胆汁装入平口坛子中，天南星粉倒入胆汁中搅拌混匀（图 174）。尝之既有胆汁的腥苦，亦有天南星的麻舌

---

① 林慧光. 陈修园医学全书 [M]. 北京：中国中医药出版社，1999：841.

感。白天打开坛子盖，置屋外晾晒，晚上搬置屋内。姜老谓此为"日晒夜露"。上下午各搅拌两次，由于天南星会在胆汁中沉淀，每次都要将沉淀的部分与胆汁搅匀，使其能充分接触发酵。如此操作49天，随着胆汁水分的不断挥发，混合液越来越浓，最后如稠粥状，水分蒸发至少一半（图175）。颜色也由最初的明黄色逐渐变成深黄色。尝之辛麻味与腥苦味均明显变淡。前述备用晾晒的胆囊皮完全没有腐败，将其用凉水泡1天会变软，用小勺将浓稠的混合液送入胆囊中。用细绳将胆囊扎紧，悬挂于阴凉通风处。期间胆囊皮随着水分的挥发逐渐变硬，胆囊也逐渐由软变硬直至捏不动。悬挂1年后胆囊完全干燥（图176），取出一个，去除胆皮，粉碎，置笼屉上蒸软后，趁热用手搓成条如筷子粗细，手心事前涂少许香油以免粘手。再将胆南星条切成半寸长的小段（图177），晾干，即成胆南星，颜色呈黄褐色，尝之没有麻舌感，咽部没有刺激感，稍有腥味，苦味大减。悬挂3年者，水分尽失，胆南星非常干燥，粉碎，蒸制，搓条，呈棕褐色（图178）。

4. 结语

在胆南星的研究过程中，笔者认为有以下几点值得讨论。

第一是胆南星功效重在清热化痰还是息风定惊。一般《中药学》教材均是将胆南星作为天南星的附药，天南星为祛风化痰药。学习者很容易将胆南星的清热化痰功效与天南星相比较，认为前者是祛热痰，后者是祛

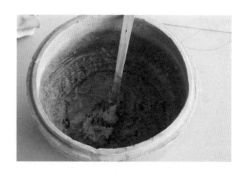

图175 经过49天日晒夜露后呈稠粥样

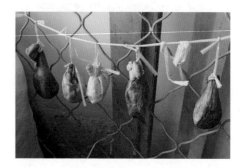

图176 悬挂于阴凉处1年

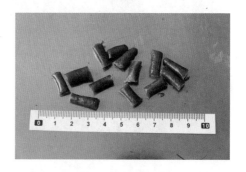

图177 搓成筷子粗长条切段

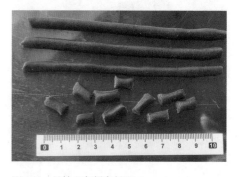

图178 悬挂3年搓条切段

风痰。实际上，胆南星的化痰息风功效，更接近牛黄。这就涉及胆南星中胆汁与天南星的比例问题，应对二者的比例进行研究，探讨何种比例化痰效果好，何种比例息风效果佳。

第二是天南星生用与制用的区别。胆南星所用的天南星在古代以生用为主流，但是水漂、姜制亦有传承。应将二者对胆南星成品的成分与药效进行对比研究。

第三是胆汁南星混合液的处理问题。将胆汁从胆囊中倒出，与天南星细粉混合均匀。文献往往泛泛说装入胆囊中。如明代薛己《薛氏医案》载："腊月南星中大者为末，用黄牛胆汁拌匀，仍入胆壳内。以线扎口。"实际操作中，有的胆囊胆汁较少，将混合液装回去比较容易。有的则含胆汁非常多，整个胆皮都是胀满的，从胆囊颈部位剪开，胆汁过多往往会突然冒出。这种胆囊即使很费力将混合液装进去，也很难用绳子扎住口，容易造成胆汁的浪费。据国医大师金世元教授回忆民国时期为了解决这个问题，有的店铺是将混合液装入容量更大的猪膀胱中。姜保生老药师传授的方法先将混合液经过"日晒夜露"，使水分蒸发大部分，再装入胆皮中，避免了胆汁的浪费。据姜老师讲，民国时期很难一次收集较多牛胆。在49天内将多次收集的胆汁混在一起，这无疑提高了工作效率。

第四是胆南星发酵的时间问题。古代文献中记载胆南星久陈的时间并不固定。有1个月者，如宋代苏颂《本草图经》载"置当风处，逾月，取以合凉风丸"；有百日者，如宋代钱乙《小儿药证直诀》载"腊月酿牛胆中百日"；有1年者，如明代陈嘉谟《本草蒙筌》载"风干过年成块"；有2年者，如明代李中梓《删补颐生微论》载"悬风处，经年用，换胆而再经年者尤佳"；有2~3年者，如明代薛己《薛氏医案》载"来年方可用，重制二三次者尤妙"；有7~9年者，如明代张介宾《景岳全书》载"胆星七制、九制者方佳"；有10年者，如明代梅得春《药性会元》载"收十年已上者，胜于牛黄。"[①]等。亦有尚未指出具体时间者，如南宋陈言《三因极一病证方论》载"当风避日悬之，候干取用"；明代李时珍《本草纲目·虎掌天南星》载"系悬风处干之。年久者弥佳。"这种发酵时间长短的差异，与胆南星的疗效有一定的关联。更重要的是，如果是每年添加胆汁使胆南星中胆汁含量逐年增加，会导致其性味改变。

据《全国中药炮制规范》载："取制南星细粉，加入净胆汁（或胆膏粉及适量水）拌匀，蒸60分钟至透，取出放凉，制成小块，干燥。或取生南星粉，加入净胆汁（或胆膏粉及适量水）搅拌均匀，放温暖处，发酵7~15天后，再连续蒸或隔

---

① 郑金生. 海外回归中医善本古籍：第九册 [M]. 北京：人民卫生出版社，2003：502.

水炖 9 昼夜，每隔 2 小时搅拌一次，除去腥臭气。至呈黑色浸膏状，口尝无麻味为度，取出，晾干。再蒸软，趁热制成小块。"从文中可见有两种制作方法，第一种只是将南星粉与胆汁简单混合无发酵过程，第二种经过了发酵，但仅有 7~15 天。后续的蒸或隔水炖 9 天，并非发酵过程，而是为了在短时间内去除生南星的毒性。这种制作方法显然与传统制法不同，值得商榷。发酵的温度与时间是古今胆南星炮制的主要区别。

第五是九制胆南星与牛黄的对比研究。九制胆南星虽有过度炮制之嫌，但是本草多言其功如牛黄。应将九制胆南星与牛黄的成分及药效进行对比研究。

第六是胆南星复方的研究。古人有制作胆南星复方的经验。如清代鲁照《串雅补·胆星》载："将南星为细末，同桃仁研烂晒干，再为细末，调黄牛胆汁，仍入胆壳内，悬挂阴干用之。"此法中加入了桃仁。民国曹炳章《增订伪药条辨》转《本草明辨》载："择腊月庚申日，以漂天南星、川贝母各半，研极细末，以黄牛胆一具，上开一孔，不令汁出，将二味和入于胆中，悬挂檐前风日之中候干。"此法中加入了川贝母。这种胆南星复方亦值得进一步研究。

蛤蚧

净制与火制探析

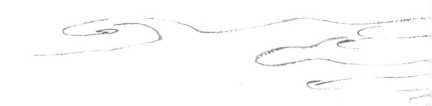

临床医生在开具处方时往往写"蛤蚧一对",药房付药时也多付未经炮制的蛤蚧,或与诸药同煎,或入膏方,或直接粉碎入丸散。实际上,该药生品具有气味腥秽、质韧难以粉碎的特性,必须经过适当的炮制才能入药。究其方法,有净制与火制两种。笔者在研究古代炮制文献与实际操作过程中发现前人在蛤蚧的净制与火制方法积累了丰富的经验,兹报道如下。

1．净制法探讨

净制法指去除药物杂质及非药物部分，商品蛤蚧需要去除用于支撑的竹片。其中用于支撑腹部、头、脊柱、尾的竹片均易于去除。但是去除支撑四肢的两根竹片比较困难，需要用小刀慢慢刮除干净。而蛤蚧净制法的重点在于去除蛤蚧本身的非药用部位。

（1）去眼与去口、去头

雷敩《雷公炮炙论》载："毒在眼。"这也是关于蛤蚧毒性的最早记载。笔者用筷子清除已经干燥的商品蛤蚧的眼部并不困难，轻捣即

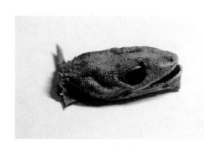

图 179　蛤蚧头部

碎，碎片可从口腔倒出。古人常将头部带眼的部位剪掉，而蛤蚧口腔向后的终点正好位于眼的下部，因此后世"去口"的描述正是去眼的简化，去除的体积约占头部的一半（图 179）。亦有将整个头部去掉的记载。

（2）去头足

古人有去除蛤蚧头足的经验。如南宋陈言《三因极一病证方论》载："去口足，温水浸去膜，刮了血脉。"[①] 宋代陈自明《妇人大全良方》载："去口足。"[②] 究其原因，民国曹炳章《增订伪药条辨·红点蛤蚧》载："药肆中所售两两成对者，乃取其两身联属之耳。其力在尾，而头足有毒，故用之者，必尾全而去其头足。"[③] 文中指出头足有毒，是将《雷公炮炙论》其毒在眼的观点扩展到四足。实际上，四足仅是皮包骨，未必是有毒，可能是曹氏臆想。

（3）头尾全用

有医家认为蛤蚧应头尾全用（图 180）。如宋代王衮《博济方》中收载的著名的人参蛤蚧散中，蛤蚧即要求用全者。宋代《小儿卫生总微论方》载："蛤蚧一只，重四钱，涂酥炙干。"文中亦没有说要去掉一部分。这种观点在金元时期得到认同，如金代刘完素《宣明论方·仙人肢丸》载："蛤蚧一对，头尾全用，河水净洗。"明确说明要

① 陈言. 三因极一病证方论 [M]. 北京: 中国中医药出版社, 2007: 188.

② 陈自明. 妇人大全良方 [M]. 北京: 人民卫生出版社, 2018: 142.

③ 曹炳章. 增订伪药条辨 [M]. 福州: 福建科学技术出版社, 2004: 103.

头尾全用。在明代的《普济方》收载了大量的含有蛤蚧的方剂，几乎都要求蛤蚧用全者。如《普济方》卷二十八："头尾全者，涂酥，炙微黄。"卷五十六："一对，全者，酥炙。"卷一百六十二："头尾全者，酥慢火炙黄。"明代刘文泰《本草品汇精要·蛤蚧》则明确指出："首尾全者佳。"①

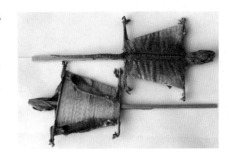

图180　蛤蚧腹背面

明代李时珍在《本草纲目·蛤蚧》修治项下收载了雷敩的论述，但是在附方项中记载了两首方剂，均用全者。如治疗"喘嗽面浮，并四肢浮者"，用"蛤蚧一雌一雄，头尾全者，法酒和蜜涂之，炙熟"。

（4）专用蛤尾

古人重视蛤蚧尾部的药效，如雷敩《雷公炮炙论》载："勿伤尾，效在尾也。"宋代掌禹锡等《嘉祐本草》载："医人云：药力在尾，尾不具者无功。"②文中指出尾部的重要作用，后世医家多引用此文。宋代唐慎微《证类本草·蛤蚧》载："最护惜其尾，或见人欲取之，多自啮断其尾，人即不取之。凡采之者，须存其尾，则用之力全故也。"文中认为缺少尾部的蛤蚧疗效会打折扣。但是，并没有说蛤蚧仅需尾部入药。这是务实中肯的态度。元代尚从善《本草元命苞·蛤蚧》亦载："尾全为妙。"明代郑宁《药性要略大全·蛤蚧》载："凡取须存其尾。"③均表达了同样的观点。

而清代的一些医案中出现了专用蛤蚧尾的记载，如《丁甘仁医案》《旌孝堂医案》《邵氏方案》等。这无疑浪费了药材，亦不符合中医的传统。

（5）去鳞不可行

按照2020年版《中华人民共和国药典》蛤蚧要求去鳞片。蛤蚧通身被覆细小粒鳞，其间杂以较大疣鳞，缀成纵行（图181）。对于较大疣鳞尚可用小刀慢慢地逐个去除，对于通身密布的细小粒鳞，用刀难以完全去除。《雷公炮炙论》记载要求去除"去甲上、尾上并腹上肉毛"，文中"肉毛"应指疣鳞。去除的原因，并非这部分有毒，

① 刘文泰. 本草品汇精要[M]. 北京：人民卫生出版社，1982：747.

② 尚志钧.《嘉祐本草》辑复[M]. 北京：北京科学技术出版社，2019：417.

③ 郑金生. 海外回归中医善本古籍丛书：第十册[M]. 北京：人民卫生出版社，2003：203.

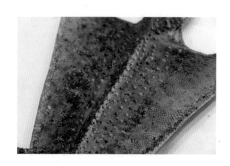

图181 蛤蚧疣鳞与粒鳞

因为原书明确记载的是"毒在眼"。去除"肉毛"很可能是道家的用药思想。因为《雷公炮炙论》本身就是一部讲述道家用药，而非医家用药的专书[①]。

笔者实际操作发现，商品蛤蚧背部脊柱两侧仅有一层薄皮，触之即破，其上面的鳞片既然难以去除，只能连皮剪掉。脊柱上覆盖的鳞片亦难以去除，但是在用火炙的过程中薄皮会翘起，可以连皮去除。尾部的鳞片与薄皮无论是生品还是火制均无法去除。因此，《中华人民共和国药典》要求的"去鳞片"对商品蛤蚧不具备可操作性。

另外，古代文献中还有一些封建迷信思想浓厚的净制方法，如宋代陈直《养老奉亲书》载："蛤蚧一个。如是丈夫患，取腰前一截雄者用之；女人患，取雌者腰后一截用之。"《圣济总录》载："一对各取一半，并去头。"本文不予讨论。

2．火制法探讨

火制法的目的有二。第一是蛤蚧作为一种名贵药材，一般入丸散剂，需要粉碎。笔者将去眼的蛤蚧用普通粉碎机粉碎，仅有一半能成细粉。难以粉碎的部分包括带有鳞片的薄皮与肉质。这是因为薄皮有韧性，粉碎时会随着刀片转动，像丝瓜络一样，刀片难以用上力。肉质的部分主要包括尾部与腹部的肉，因为其中含有油质，粉碎时会呈碎绒状，亦难以成细粉。为了观察蛤蚧尾的粉碎情况，笔者特意将两对蛤蚧尾一同粉碎，结果呈碎绒状，几乎没有细粉。可见生蛤蚧难以完全粉碎，而没有粉碎的部分主要在尾部，也就是古人认为药效最好的部位。第二是古人非常注重去除蛤蚧的腥气。如《普济方》载："以河水浸五宿，逐日换水，净浸去腥气。"中药房所见到的商品蛤蚧并没有什么异味，但是粉碎后味腥，非常难闻，含有蛤蚧的水丸气味也不好。

古人为了解决上述两个问题，采用了火制的方法。蛤蚧经过火制后腥气全无。且肉中油脂渗出，水分蒸发，肉质松脆，易于粉碎。

（1）酒炙法

由于黄酒有很好矫臭矫味作用，古人对蛤蚧的酒炙法应用较多。具体有以下几

---

① 郑金生. 药林外史 [M]. 桂林：广西师范大学出版社，2007：172.

种方法。

第一种是酒浸隔纸焙。如《雷公炮炙论》载："用酒浸，才干，用纸两重，于火上缓隔焙纸炙，待两重纸干、焦透后，去纸，取蛤蚧于瓷器中盛，于东舍角畔悬一宿，取用，力可十倍。勿伤尾，效在尾也。"笔者取蛤蚧1只，用黄酒浸1夜（图182）。用剪刀分割为头部、脊柱、四足、尾、薄皮、肉质等部分。这是因为各个部位的厚度不同，达到酥脆的时间也不一样，这种分割法与中药炮制中的大小分档同理。文中"缓隔焙纸炙"令人费解，应该存在语序错乱的问题。由于《雷公炮炙论》原书早已亡佚，后世所见多摘录自宋代唐慎微《证类本草》。可能是转载时的错误。正确语序应是"隔纸缓焙炙"。取桑皮纸两张，平铺于砂锅内，将分割好的蛤蚧放在纸上，慢火加热砂锅。随着温度的升高，腹部两侧的薄皮开始皱缩，颜色逐渐加深。腹部两侧的肉质部分颜色由淡黄慢慢变成暗黄红色。尾部表面有油脂渗出，尾根部位有细小的油泡冒出。四足的变化较缓，头部的变化最慢。其间用筷子不停地翻动，以免焦糊。炙的火候以色深黄，质酥脆为准，依时间顺序成熟部位依次为腹部两侧的薄皮、肉质部分、四足、脊柱、头、尾。随着时间的延长，桑皮纸的颜色逐渐加深，桑皮纸上由于有油脂渗入，表面的焦褐色呈斑块状分布，没有油脂的部分为黄褐色（图183）。可见，雷公原文中"待两重纸干、焦透后"，再取蛤蚧的方法并不合适。至于将炙好的蛤蚧置到瓮中，于东舍角畔悬一宿，取用，力可增十倍的说法则有明显的道家神秘色彩。

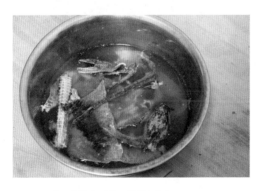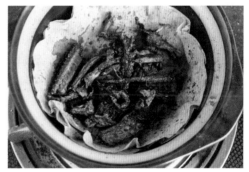

图182 《雷公炮炙论》：蛤蚧酒浸　　　　图183 《雷公炮炙论》：隔纸焙

第二种是酒浸火炙。酒浸后亦可直接于火上炙。如《妇人大全良方·识别修制药物法度》载："并酒炙用。"笔者取蛤蚧一只用黄酒浸一夜，沥干后置铁丝网上，用炭火炙，这种炙法由于药物距离火有一定高度，所以火力较隔纸焙要温和。时间也略有增长。药物翻动的频率也较少。尾部由于含油脂较多用时较长。

第三种是酒、盐浸火炙。如明代《普济方》载："青盐酒炙脆为度。"

第四种是酒、蜜浸火炙。如《圣济总录》载："净洗，用法酒和蜜涂，炙熟。"《本草纲目·蛤蚧》载："蛤蚧一雌一雄，头尾全者，法酒和蜜涂之，炙熟。"笔者将适量蜂蜜兑入黄酒中，蜂蜜很快就融化在酒中，用毛刷蘸取蜜酒涂到分割好的蛤蚧上，置炭火上炙。炙至酥脆的蛤蚧色红黄有光泽（图184），且容易粉碎成细粉（图185）。

上述酒炙法均需将蛤蚧剪切，笔者发现亦有不需剪切的方法。如《普济方》载："酒浸一宿，捶，炒干。"文中"捶"字是舂或捣的意思。如《礼记·内则》载："捶而食。"笔者取蛤蚧1只用黄酒浸1夜，用石臼将其捣碎，非常费力，蛤蚧捣碎后形如燕麦片，由于尚有少许黄酒混在一起，故蛤蚧碎片粘在一起（图186）。用铁锅文火炒干，由于蛤蚧为片状与粉状的混合物，部分蛤蚧有焦糊现象（图187）。笔者尝试用砂锅文火焙，焦糊的程度明显减轻。这种方法虽然省去了剪切与分类的麻烦，但是捣碎太费力，炒干易焦糊等缺点也很明显。因此，并不是一种优选的炮制方法。

（2）酥炙法

在古代酥油是非常贵重的食材，多用于炮制贵重药材。酥炙法是古人炮制蛤蚧的常用方法，如《太平圣惠方》载："涂酥炙微黄。"《嘉祐本草》载："以酥炙用良。"笔者取蛤蚧一对，用剪刀切成小块，用毛刷刷取酥油，均匀涂布到蛤蚧表面，置于铁丝网上

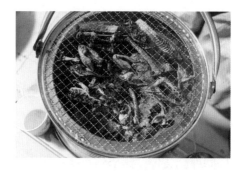

图184 《本草纲目》：蛤蚧蜜酒炙

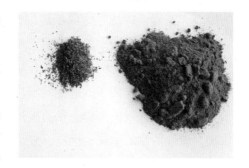

图185 《本草纲目》：蜜酒炙后粉碎大部分成细粉

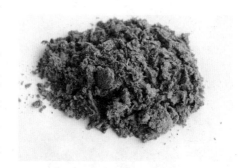

图186 《普济方》：蛤蚧酒浸一宿，捶

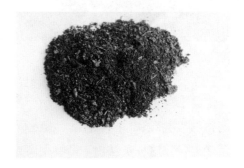

图187 《普济方》：蛤蚧炒干

以炭火炙。随着蛤蚧表面逐渐受热，酥油随之融化，再次刷取酥油时，毛刷也会带有一些余温，再次涂布酥油就比较容易均匀。如此反复操作，脊柱两侧的薄皮仅需刷1次酥油即可，腹部的肉、四足与脊柱部分需刷酥油2~3次，头与尾的涂布次数要更多些（图188）。酥炙过程中，蛤蚧表面变化不大，薄皮炙至酥脆并没有明显的皱缩，尾部

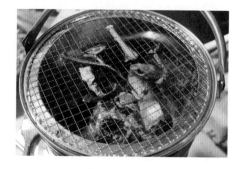

图188 《太平圣惠方》：蛤蚧涂酥炙微黄

也没有油脂向外渗出时受热出现的油泡。但是其内部的质地变化比较明显，且不会出现外焦里嫩的现象，这与酥炙鹿角的情况一致。酥炙法可能是蛤蚧火炙法中最优者。古人还有将蛤蚧酒浸后再酥炙的经验，如清代魏之琇《续名医类案》载："以蛤蚧二十枚，酒浸酥炙。"[1]

　　笔者曾尝试用整只的商品蛤蚧不剪切亦不去掉支撑的竹板与竹片，方法同前，虽然没有出现焦糊的现象，但是酥脆程度不好掌握。可见，酥炙法虽好，但是也不能脱离中药传统炮制要求大小分档的规则。

　　（3）醋炙法

　　古人亦有用醋浸后再以火炙的方法，其目的是矫味去腥。如《太平圣惠方》载："用醋少许涂炙令赤色。"[2]《三因极一病证方论》载："用好醋炙。"笔者用山西陈醋浸1夜，第2日如前述酒炙法操作（图189）。其间发现由于醋浸后的蛤蚧色偏黄赤，而火炙法的颜色标准亦为黄赤色。这两种颜色相近，火炙过程中不易掌握炮制火候。其间会

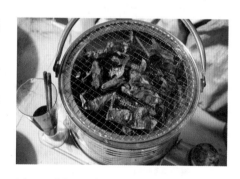

图189 《太平圣惠方》：用醋少许涂炙令赤色

误认为颜色已合适，但是质地仍软。或者色偏深红误认为是醋加热的颜色，实际上已经是炙过度发生焦糊了。总之，醋炙法的火候不易掌握。

　　（4）皂角水炙法

　　古人还有用皂角水浸蛤蚧后再酥炙的方法。如《普济方》载："（蛤蚧）一枚大

①　魏之琇. 续名医类案 [M]. 北京：人民卫生出版社，1997：1045.
②　王怀隐. 太平圣惠方 [M]. 北京：人民卫生出版社，2017：500.

者，皂荚水浸一宿，涂酥炙。"笔者用猪牙皂20g，水浸1夜后捣碎，煎煮30分钟，取浓汁，呈深棕色，将蛤蚧1只用剪刀分割后浸入皂角水中，经1夜取出，晾半天，表面已干。置炭火上炙，操作同酥炙法（图190）。这种用皂角水浸蛤蚧的方法来源于宋代陈直《养老奉亲书》记载的保救丹："治疗老人秋后多发嗽，远年一切嗽疾，并劳嗽痰壅者。"方由蛤蚧、皂角、地黄、五味子、杏仁、半夏、丁香组成。其中蛤蚧与皂角配伍，补肺肾化痰浊。

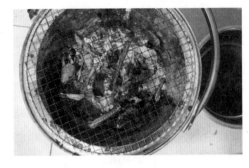

图190 《普济方》：皂荚水浸一宿，涂酥炙

3．结语

综上所述，对于蛤蚧的净制，古人有去眼、去口、去头、去足、去鳞的经验，亦有头足全用或仅用蛤尾者。由于古人对于蛤蚧的用药部位并没有形成统一的观点。仅宜保留"去眼"的经验。火炙法的目的一是易于粉碎，二是去除腥气。包括酒炙法、酥炙法、醋炙法、皂角水炙法等，以酥炙法为最优。笔者认为中药房在付药时以下两点值得注意。

第一是蛤蚧的净制问题。由于古人对于蛤蚧的用药部位并没有形成统一的观点。而《中华人民共和国药典》自1963年版开始至今，历版《中华人民共和国药典》对蛤蚧的净制描述均为："除去鳞片及头足。"这种方法更多的是传承了清代医家的经验。实际上，流传颇广的人参蛤蚧散中蛤蚧亦是全用的，后世并没有质疑的声音。《雷公炮炙论》认为其毒在眼，但是从文献记载看并没有因为服用蛤蚧眼而中毒的记载。这与该书为道家用药专著有关。当然，为了体现中药的炮制传承，笔者认为可以保留"去眼"的净制方法。但是，不必去除口、鳞片、四足。1只干燥商品蛤蚧的重量大约20g，如果去掉头部、鳞、四足，仅剩尾部、脊柱、两侧腹部的肉，合计仅有10g。如果仅用尾部只有1.5g。作为一种临床常用的名贵药材，从药物经济学讲，在没有确切证据文献及实验结果证明去除的部位有毒的情况下，这样处理太过浪费。

第二是蛤蚧的临方炮制问题。蛤蚧的火炙法中以酥炙为首选，由于传统的炭火耗时过长，并不适合在门诊药房应用。可以将蛤蚧表面涂酥油后，用烤箱烘烤3分钟取出，重复2次即可炙透。对于2020年版《中华人民共和国药典》记载的酒蛤蚧炮制方法，笔者的经验，将蛤蚧用黄酒润透后，亦可用烤箱炙透。当然，以上操作均需先将蛤蚧从竹签上取出，并大小分档。

龟甲胶

传统制作工艺探讨

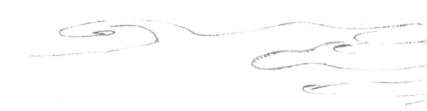

龟甲始载于《神农本草经》，在元代以前，龟甲并不是一味医家常用的中药。至元代朱丹溪创立滋阴学派。其在《本草衍义补遗》中指出败龟板："大有补阴之力而本草不言，惜哉！其补阴之功猛而去瘀血，续筋骨，治劳倦。"由于丹溪的倡导，龟甲的应用日渐广泛。明代梅得春《药性会元》记载了用龟板煮胶，原书"败龟板"载："方家以此照鹿角胶煎法熬成，名玄武胶，入药尤快捷。"

明代医家多认为龟甲胶的滋阴力量要强于龟甲，如李中梓《医宗必读·龟甲》载："煎成胶良。"贾所学《药品化义·龟甲》载："如煎胶用，倍有力。"清代医家对二者的功效区别进一步清晰，如张志聪、高世栻《本草崇原·龟甲》载：《本经》只说龟甲，后人以甲熬胶，功用相同，其质稍滞。甲性坚劲，胶性柔润，学者以意会之，而分用焉，可也。"[1]

古人龟甲胶的煮制方法多参照《齐民要术》"煮胶法"或依鹿角胶煮法。但是前者对象为动物皮，后者为鹿角。龟甲胶的制作工艺虽与二者相近，但还是有其自身特色，兹报道如下。

---

[1]　郑林. 张志聪医学全书 [M]. 北京：中国中医药出版社，1999：1125.

1. 上甲下甲的选择

龟甲有上甲与下甲之分，下甲亦称龟板。明清时期对熬制龟甲胶的材料多取用下甲，如明代梅得春《药性会元·败龟板》载："如熬膏，每龟板十斤。"清代章穆《调疾饮食辩·龟》载："今人惟取下板熬胶用，以龟运任脉，故能补阴。任脉行身之前，故不用上甲，而用下板也。"甚至有医家主张只取下甲中间者，如卢之颐《本草乘雅半偈·龟甲》载："须用神龟，神龟版当心前一处，四方透明如琥珀色者，最佳。锯去四边，石上磨净。"[1]

据郑金生教授[2]考证，中国古代所用龟甲，本来就是上甲与下甲同等入药。完全采用下甲入药，只是在元明以后才盛行。其中，最有力的证据就是明代李时珍在《本草纲目·水龟》中指出："古者上下甲皆用之。"[3]正是由于郑教授的周密考证，1990年版《中华人民共和国药典》终于将中华人民共和国成立后一直习用的"龟板"之名，更正为"龟甲"，并沿用至今。

2. 去皮与打碎

关于去皮。清代张璐主张去除龟甲的表皮，《本经逢原·龟板》载："凡制胶，须去背甲，以净腹板，水浸去外衣，则胶无腥浊之气。"[4]可见去皮的目的是去除龟甲胶的腥浊气味。实际上，造成龟甲胶有腥味的主要原因是龟甲中残留的腐肉没有处理干净，并非表皮。应对的办法是用水充分浸泡。如清代吴仪洛《本草从新·龟板》载："水浸三日，用桑柴熬胶。"[5]文中用水浸泡三日，并不能将表皮从龟甲上剥下来，但是可以将龟甲内部的腐肉泡软，再用小刀和刷子将其刮下。这样就减少了成品的腥秽气味。至于传统龟甲去皮的工序，则更多地用于炙龟甲。其原因是用砂烫时表面会因受热而发黑，影响炙龟甲的品相。而煮龟甲胶并不存在表皮经火炙发黑的问题。再者，龟皮中也含有胶质，去掉龟皮会减少龟甲的出胶率，浪费药材。

关于打碎。整个的龟甲需要打碎再煮胶。如清代吴仪洛《本草从新·龟板》载："洗净捶碎。"清代杨璇《伤寒温疫条辨》载："龟板胶河水洗净，捶碎入水。"根据笔者实践体会：打碎的程度以多半个手

① 卢之颐. 本草乘雅半偈 [M]. 北京: 中国中医药出版社, 2016: 91.

② 郑金生. "龟甲、败龟、龟板" 考辨: 论龟甲当用上、下甲 [J]. 中医杂志, 1982(3): 56-58.

③ 张志斌, 郑金生. 全标原版本草纲目 [M]. 北京: 科学出版社, 2019: 1851.

④ 张民庆, 王兴华, 刘华东. 张璐医学全书 [M]. 北京: 中国中医药出版社, 2009: 910.

⑤ 吴仪洛. 本草从新 [M]. 郑州: 河南科学技术出版社, 2018: 199.

掌大小即可。打碎过程中会产生一些碎渣，可以收集在一起装纱布袋中再煮，以免焦糊。但是，如果后续的煮胶工序需要将龟甲装入坛子中用隔水煮法，龟甲是需要捣成细小碎片。如清代潘楫《医灯续焰·龟胶》载："石臼中捣碎，入瓷坛中包固。再坐大锅中隔水煮。"

3. 防焦之法

龟甲煮胶的方法有两种。

第一种是水煮法。其防止焦糊的方法，如北魏贾思勰《齐民要术》"煮胶"采用的方法是："长作木匕，匕头施铁刃，时时彻搅之，勿令著底。"即用一个带有铁刃的长柄木勺，贴着锅底不断搅拌，不要让皮片粘在锅底。这种方法用于搅拌动物皮固然有效，但是用于打碎的龟甲却不适宜。因为龟甲质地坚硬，搅拌困难且费力。而且龟甲在煮的过程中骨质逐渐疏松，搅拌会使骨质不断脱落，沉到锅底容易焦糊。

笔者基于明代刘文泰《本草品汇精要》煮鹿角胶时的防止焦糊的办法（见本书"鹿角胶传统炮制工艺探讨"部分），在煮制龟甲胶时在不锈钢锅底放一个铁质支架，支架上面放一个满是孔的不锈钢桶，将龟甲装入网桶中煮。实践多次，几乎没有焦糊的情况。

第二种方法是隔水煮法。这种方法避免了龟甲与锅底的直接接触，只要锅中水不干，就不会发生焦糊。但是，此法并非龟甲胶煮制的主流方法，仅见于清代潘楫《医灯续焰》，原书"龟胶"载："石臼中捣碎，入瓷坛中包固。再坐大锅中，隔水煮。水干，旋以温水添足，不断火，一二昼夜。视板酥烂汁稠，滤去板滓。将汁入锡锅中，或瓷锅，桑火缓缓熬收。"文中坛中置龟甲，隔水煮的方法显然能够避免出现焦糊。其缺点是坛子一次装的龟甲量少，隔水煮温度低，使煮胶的效率低下，并不是一种优选的方法。

4. 煮胶的时间

古代煮胶常昼夜不息，如《齐民要术·煮胶法》载："水少更添，常使溏沛。经宿晬时，勿令绝火。"保持胶液长时间沸腾。笔者体会主要是省火省工。以蜂窝煤炉子为例，白天煮龟甲，夜间将炉子压上，仅保温。第2天再次加热至沸腾，大约要半天的时间。不但费时，而且费煤。

煮胶的时间，如清代文晟《新编六书·龟胶》载："用桑柴火熬两日夜，胶始成。"清代黄宫绣《本草求真·龟板》载："用桑火熬一昼夜，其膏始成。今人熬胶，止在釜中煎一昼夜，曷能成胶？"① 文中煮一昼夜的时间显然是太短了。根据笔者实践体会：用蜂窝煤炉白天煮，晚上压上火保温。大约 5～6 天的时间能煮好。当然煮胶的时间只是一个参考，龟甲的新旧、老嫩、是否火灼、血板（生杀后剔肉取甲）与烫板（烫煮后去肉取甲）等因素，都会影响煮胶的时间。笔者体会煮胶开始的前两天出胶比较多，须及时倒出过滤静置凝固。再次加水后，出胶就比较少了。一般加 3～4 次水就不再出胶了。

5．过滤沉淀

得到的胶液，由于混有部分未去净的腐肉、打碎龟甲时出现的渣滓、脱落的表皮，因此需要过滤以去除这些杂质。过滤的方法，北魏贾思勰《齐民要术·煮胶法》载："取净干盆，置灶埵上，以漉米床，加盆；布蓬草于床上。以大杓抒取胶汁，写著蓬草上，滤去滓秽。抒时勿停火。"可见当时的过滤工具是在漉米架子上铺蓬草。文中"抒时勿停火"一句非常重要，即一定要在胶液加热情况下才能过滤。后世由于网织技术的提高，逐渐淘汰了这种过滤方法。

明清时期民间有用明矾净化水质的经验，即在水中加少许明矾，吸附水中悬浮的杂质，并形成沉淀。这种方法在煮制阿胶、黄明胶等胶类时亦为常用方法。历版《中华人民共和国药典》中龟甲胶的制作均有"或加明矾细粉少许"的记载。笔者曾将前述过滤过的胶液放入少量明矾，静置一夜，并没有多少杂质沉淀。因此，如果前期将生龟甲处理干净，过滤充分，并没有必要再加明矾以沉淀纯净。国家对药品中铝的含量有所限制，在没有必要添加的情况下，还是不添加为好。

6．实践验证

笔者到安国市场购买龟甲的过程中了解到，虽然自 1990 年版至今，历版《中华人民共和国药典》均规定龟上甲与下甲同等入药，但是在安国市场二者却仍是分开售卖，上甲便宜下甲贵。问商家原因，谓："下甲补阴之力更优。"正所谓积习难改！

笔者购龟上甲 10kg，这批货总体来说比较干净，腐肉不多。将龟甲置清水中浸泡 3 天，用小刀刮去残留的腐肉，用鬃刷刷去泥土杂质，洗净。用锤子将龟甲砸碎，大约手掌大小。取不锈钢桶，桶底置煤气灶支架，支架上放一个不锈钢网桶。将龟甲放到网桶中加水煮，用蜂窝煤炉加热。由于龟甲较轻，占网桶的体积较多，

---

① 张瑞贤. 本草名著集成 [M]. 北京：华夏出版社，1998：872.

所以分次加入。即在上一批放入的龟甲逐渐变软，网桶中有新的空隙时再放下一批。龟甲不要放得过多，其间不必搅动龟甲，不会焦糊。由于条件所限，做不到古人昼夜不停。白天煮晚上则封上炉子，第2天接着煮。其间水分不断蒸发，要随时添热水。胶液在沸腾的状态下，胶质溶出得较快。在煮胶的过程中，会有一些杂质飘浮在表面，这时要用木铲将其撇去。大约2天的时间，胶液就比较黏稠了。将胶液趁热倒出，过100目筛网，静置。在桶中重新添水，再煮2天。这次胶质煮出得明显减少，2天后倒出胶液。再重复上述操作1次。一共6天时间，龟甲变酥软，胶质完全煮出。

　　将3次得到的胶液收集到一起，置不锈钢桶中加热，开始浓缩。由于胶液比较稀，所以开始并不需要搅拌。胶液浓缩后体积缩小，要移入不锈钢锅中继续浓缩。随着胶液逐渐变稠，要用木铲垂直于锅底顺时针移动，炉子的火力要不断减小，木铲的移动速度亦要逐渐加快。用木铲挑起胶液观察挂旗情况，"挂旗"的程度越大，说明水分蒸发得越多，后续晾胶时间越短。

　　取一个不锈钢长方盘，盘的底面与四个竖面均要涂薄薄一层香油，目的是防止胶液粘在盘中不易脱出。将胶液倒入盘中（图191），色泽黄赤，开始凝胶。静置一夜后，胶体凝固。用小刀顺着盘子两个相邻边缘将胶块切开，用手伸进去即可将胶块整体取出（图192）。将胶块切成三条，称为"放大条"，再切成小片称为"开片"。等切好的胶片放到盖帘上，置阴凉通风处开始晾胶。每日翻1次，待胶片表面干燥，弯曲时表面会有细裂纹，将其收集起来置木箱子中，封好。其间每天要倒箱、立箱，改变胶片在箱中的位置。大约过3~4天时间，将胶片取出，这时胶中水分向外散发，胶片再次变软，摊在盖帘上继续晾晒。如此反复操作，大约1个月，胶片完全干燥，制作完成。胶体棕褐色，迎着阳光照射可透亮，无异味，掰开断面明亮干净。

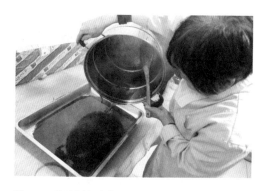

图191　胶液倒入胶盘

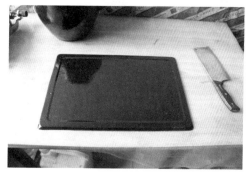

图192　凝胶（底面）

为了验证添加辅料对胶体的影响。笔者对《中华人民共和国药典》收载的三种辅料进行了如下实验。第一种是仅添加黄酒，第二种是添加黄酒与冰糖，第三种是添加黄酒、冰糖、豆油。添加的火候参考了制作阿胶的经验。添加后的工序与前述龟甲胶工序相同。将得到的三种龟甲胶经过与前述未添加辅料者比较，发现添加黄酒者腥味较轻，加冰糖者胶体脆性增加外观较明亮，加豆油者胶体表面油润。可见，黄酒、冰糖、豆油三者对改变龟甲胶品相及矫味具有一定的作用。

7. 结语

综上所述，古人在龟甲胶的制作工艺积累了丰富的经验。龟的上甲与下甲均可用于煮胶。龟甲没有必要去皮，需打碎。煮胶时需将龟甲与锅底隔离的防止焦糊法。过滤用的明矾无必要。结合历版《中华人民共和国药典》关于龟甲胶的制作工艺，笔者认为辅料的添加问题值得引起注意。

古代文献中很少有龟甲胶添加辅料的记载。明代梅得春《药性会元·败龟板》载："如熬膏，每龟板十斤，用茵陈二两，如煎鹿角胶法。"文中添加茵陈的方法后世文献并未见传承。值得注意的是历版《中华人民共和国药典》在龟甲胶胶液的浓缩过程中，均添加了辅料。具体如下：1963 年版描述为："或加入适量黄酒、冰糖。" 1977—2000 年版均描述为："或加入适量黄酒。" 2005—2020 年版描述为："可加适量的黄酒、冰糖、豆油。"从文中的表述可知辅料为可添加，亦可不添加。但是，现在厂家据 2020 年版《中华人民共和国药典》生产销售的龟甲胶，没有一家不添加辅料，而且是全部添加了黄酒、冰糖、豆油三种。《中华人民共和国药典》添加辅料的历史，黄酒为近 60 年，冰糖为近 30 年，豆油仅有 15 年。时间短而且在古代文献中没有传承依据，值得商榷。可能是根据当时某些药业厂家的实际操作添加的这些辅料。经笔者前述实验证实，添加辅料改善了龟甲胶的品相与气味，对药效并没有影响。而且冰糖与豆油会一直留在龟甲胶中，这显然是对患者无益而对商家有利的做法。因此，建议《中华人民共和国药典》对商家添加辅料的用量进行限制，对于科研用的龟甲胶应该使用不添加辅料者。

栀子

炮制琐谈

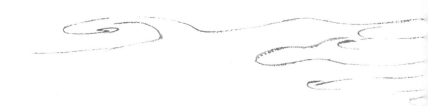

　　栀子首见于《神农本草经》。仲景方中的栀子仅要求擘开，晋代《肘后备急方》中出现了栀子去皮用种仁的记载。元代开始对栀子去皮与留皮的功效进行比较；明清时期，炒制栀子的应用逐渐增加，由于栀子种皮薄而酥脆，种仁质硬，在炒制过程很难炒到一起。这在焦栀子的炮制过程中是难以回避的问题。古人对栀子的去皮、姜制、炒焦等炮制方法进行了深入的研究，分述如下。

1. 栀子去皮的目的与方法

《伤寒论》栀子豉汤类方中的栀子，均要求"擘"，即掰开。东晋葛洪《肘后备急方》中始有栀子去皮的记载。雷敩《雷公炮炙论》载："凡使，先去皮、须了，取仁。"文中去"须"是指去除栀子顶部的宿存萼片。

唐代孙思邈对栀子的净制与切制方法作了规范，《备急千金要方·合和》载："凡汤中用完物，皆擘破，干枣、栀子之类是也。……用栀子者去皮。"从文中可见，对于栀子的炮制，一是去皮，二是擘破打碎。

宋代的主流方书《太平圣惠方》与《圣济总录》中关于炮制栀子的表述多为"栀子去皮"或"栀子仁"。《太平惠民和剂局方·论炮炙三品药石类例》所载的栀子炮制方法为《雷公炮炙论》之法，亦需去皮。元代开始从理论上对栀子去皮与留皮的目的进行比较、探讨。后世对栀子去皮的目的有以下4种观点。

第一种是去心胸中热。元代王好古《汤液本草》载："用仁，去心胸中热，用皮，去肌表热。"这种观点是元代的主流，后世多遵循此法。元代朱震亨《丹溪心法》亦载："胸中烦热，须用栀子仁。有实热而烦躁者，宜用栀子仁。"[1] 明代蒋仪《药镜》载山栀："仁与心通用。其仁心热可疗，炒服于衄血有益。皮为肌类，剥其皮，肌热可除。"[2] 这是中医传统的取类比象的诠释方法，郑金生教授称此为"法象药理"。

第二种是去心经热。元代尚从善《本草元命苞》载："连皮泄肺热，去壳入心经。"文中将王好古定位的"心胸"，进一步缩窄到"心"。明代陈嘉谟认识到了两种论点的区别，其在《本草蒙筌》中解释为栀子泻肺火，肺清则小便利，小便利则心火清。清代刘若金在《本草述》中表述为栀子"留皮泻肺火，去皮泻心火"。亦将去皮栀子的作用部位定位至"心"。

第三种是内热用仁。清代汪昂《本草备要》载："内热用仁，表热用皮。"[3] 这显然是对栀子清泻火热内郁的功效而言。明代倪朱谟《本草汇言》载："则栀子之清气凉血，散三焦火郁之说，确然矣。"[4]

第四种是下焦病用仁。《本草纲目》载栀子"治上焦、中焦连壳

① 田思胜. 朱丹溪医学全书 [M]. 北京: 中国中医药出版社, 2006: 151.

② 蒋仪. 药镜 [M]. 北京: 中国中医药出版社, 2015: 77.

③ 汪昂. 本草备要 [M]. 北京: 人民卫生出版社, 2017: 132.

④ 倪朱谟. 本草汇言 [M]. 北京: 中医古籍出版社, 2005: 396.

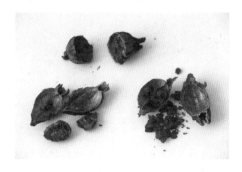

图193 栀子横切与纵切

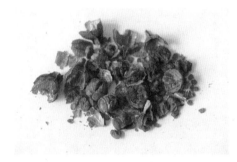

图194 栀子拍碎法

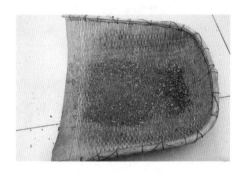

图195 栀子碾碎簸出法

用。下焦去壳，洗去黄浆，炒用。"[1] 栀子虽入三焦，但是主要作用部位在上、中二焦。去壳入下焦的观点显然与传统的理解不同。对于文中"洗去黄浆"的含义，笔者取生栀子20g去皮，用150ml清水洗，水很快就变成黄色。换水再洗，连续5次。水的颜色逐渐变淡，但仍是黄色。故推测文中洗去的黄浆应是鲜栀子。

关于栀子去皮的方法，笔者总结有以下几种。

第一种是生栀子去皮。笔者尝试了以下5种方法。①横切法：《河南省中药饮片炮制规范》（2005年）载："取净栀子横切，去仁，取壳。"但是，将栀子横切成两瓣，实际上很难将栀子仁取出来。②纵切法：山东省姜保生老药师的经验是将栀子用清水润过后纵切成两瓣，此操作方法很容易将栀子仁剥出（图193）。③拍碎法：将铲子或刀将栀子轻轻拍碎，拣出仁（图194）。④碾碎簸出法：将栀子用药碾子轻轻碾碎，用簸箕将种皮簸出（图195）。⑤手掰法：由于栀子皮酥脆，用力可直接掰开，但是掰久了操作者手会痛。以上诸法，以纵切法得到的种仁最为规整，但是工作效率不高。碾碎簸出法效率最高，但是其中杂有粉状的种皮，种仁质量不高。

第二种是炒栀子去皮。《本草纲目·栀子》治疗吃饭直出："栀子二十个，微炒去皮，水煎服。"笔者取整个生栀子清炒，至表面棕褐色取出，栀子皮酥脆，容易用手掰开，栀子仁呈棕黄色。

① 张志斌，郑金生. 全标原版本草纲目 [M]. 北京：科学出版社，2019：1575.

2．栀子姜制的目的与方法

栀子与生姜配伍，首见于《伤寒论·辨太阳病脉证并治》的栀子生姜豉汤载："发汗吐下后，虚烦不得眠。若剧者，必反复颠倒，心中懊恼，栀子豉汤主之。……若少气者，栀子甘草豉汤主之。若呕者，栀子生姜豉汤主之。"可见栀子生姜豉汤治疗的是热郁胸膈所致的心烦呕逆证。由于有些患者服用栀子豉汤后会出现呕吐的现象，所以有的医家将呕吐的原因归于栀子本身，衍生出栀子为涌吐药的错误观点。对此，明代李时珍在《本草纲目》中指出"好古曰：《本草》不言栀子能吐，仲景用为吐药。栀子本非吐药，为邪气在上，拒而不纳，食令上吐，则邪因以出，所谓其高者因而越之也。"清代陈修园《神农本草经读》亦载："仲景栀子豉汤用之者，取其交媾水火、调和心肾之功，加香豉以引其吐，非栀子能涌吐也。俗本谓栀子生用则吐，炒黑则不吐，何其陋欤？"[①] 古人将一方之效，归于一味药之功的例子还有很多。

由上可见，用姜汁制栀子的目的，主要是对热郁胸膈呕逆，汤药难以下咽者而设，乃是用生姜止呕的作用。如明代方谷《本草纂要》载："郁烦之症呕逆不受者，须姜制炒用可也，除此之外并宜生用。"[②] 临床上，辨证为肝郁克伐脾土的患者，呕逆亦为常见症状。古人从治疗郁烦呕吐的栀子生姜豉汤受到启发，用生姜汁制栀子。

古人还用栀子治疗火郁之胃痛。如《本草汇言》载："山栀泻三焦之火，最清胃脘之血。其性屈曲下行，降火从小便中出。凡心胃痛，过服热耗之剂，愈痛不止，用栀子以清气导热，则痛自安。"由于栀子苦寒，对于过服热耗之剂的心胃痛，往往需用姜汁佐制。如明代梅得春《药性会元》载："又治热郁胃脘痛，俗谓心疼，以此为君，姜汁佐之为向导。"另外，栀子用姜汁制后，其寒性减弱。为了进一步减弱栀子的寒性，古人还有先行将栀子炒焦再用姜汁送服的经验，如清代刘若金《本草述》载："胃脘火痛，大山栀子七枚，或九枚，炒焦，水一盏，煎七分，入生姜汁饮之立止。"

笔者实际操作了姜汁制栀子的方法：取生栀子200g，用药碾子串碎。取生姜20g，捣碎，加少量清水，混匀，过滤。姜渣再捣，加清水过滤。舍去残渣，得到姜汁50ml。将姜汁润入碎栀子中2小时，用中火清炒，炒至栀子呈棕红色即可。

---

① 林慧光. 陈修园医学全书 [M]. 北京：中国中医药出版社，1999：797.
② 方谷. 本草纂要 [M]. 北京：中国中医药出版社，2015：34.

3. 生用与炒制之争

古人对栀子是否需要炮制是有争议的。元代以前的本草文献和方书以生用串碎（将药物轧碎或碾碎的一种方法）为主流。明清时期的医家对栀子应生用还是炒用出现分歧（图196）。

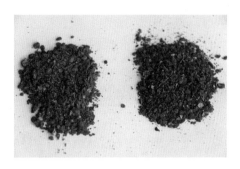

图196 生栀子（左）与炒栀子（右）

主张生用者，如明代方谷《本草纂要》载："若夫虚火之人饮食不纳者，须炒黑用之可也；郁烦之症呕逆不受者，须姜制炒用可也，除此之外并宜生用。"从文中可见，除了虚火纳呆须炒黑、郁烦呕逆须姜制这两种情况外，均主张栀子生用。清代陈修园《神农本草经读》载："唯生用之，气味尚存，若炒黑则为死灰，无用之物矣。"亦主张生用。

亦有主张炒用者，其主要目的是减轻栀子的寒性。如清代吴钢《类经证治本草》载："诚斋曰：栀子大泻火，寒胃伐气。施之女人有郁热者宜之。若本人脾胃向虚者，亦不可用。小儿尤不宜服，损伐生生之气，不可挽回矣。又曰：生者更不宜用。除伤寒阳明实热之外，皆当禁之。且幸今市中皆炒焦用，犹稍可耳。"[1]清代陆以湉亦在《冷庐医话》对当时医家运用栀子的现状作了介绍："本草谓栀子生用泻火，炒黑止血。《临证指南》治外感证，多用黑山栀。黄退庵云，近多炒用，用生者绝少。"[2]说明当时炒用是主流。并在文后指出了生栀子少用的原因："余按：仲景栀子汤，有病人旧微溏不可与服之禁，盖以其苦寒也，若炒黑则寒性减，无论旧溏与否，皆可服矣，此所以用生者少欤。"

4. 栀子炒焦之疑

栀子炒焦的方法，据2020年版《中华人民共和国药典》载：取栀子，或碾碎，照清炒法（通则0213）用中火炒至表面焦褐色或焦黑色，果皮内表面和种子表面为黄棕色或棕褐色，取出，放凉。可见焦栀子的炒制既可用整个栀子，亦可碾碎用。焦栀子功能凉血止血，用于血热吐血衄、尿血、崩漏。

笔者取整个栀子，大小分档，用中火清炒，炒至表面焦褐色，取出，喷少许清

---

① 吴钢. 类经证治本草 [M]. 北京：中国中医药出版社，2016：149.
② 陆以湉. 中国医学大成：三九：冷庐医话 [M]. 上海：上海科学技术出版社，1990：卷5页18.

水，切开栀子，种仁表面的颜色不一，或棕褐色，或红褐色，或焦褐色（图 197）。将种仁掰开，内部的颜色亦不一致，或红，或黄棕，或棕褐，或黑褐。究其原因，栀子的外观虽然通过分档，大小基本一致，但是种仁的成熟饱满程度却并不一致。所以通过栀子皮的颜色变化难以推断种仁的颜色。而且，栀子皮呈焦褐色或黑褐色，已然失去了药性，应当去除。但是，此时栀子皮非常酥脆，很容易成粉，混入栀子仁中难以分拣，所以整个栀子炒焦并不是一种优选的方法。

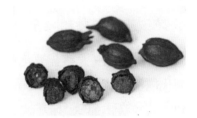

图 197　焦栀子（整个炒）

　　笔者再取生栀子，用药碾子轻轻串过（方法为取少量生栀子置于碾药槽中，用手往复推动滚轮，注意不要向下用力或用脚踩踏，否则容易将栀子粉碾过细成粉状）。将串好的栀子过筛，大小分档。用中火清炒，当部分栀子仁呈棕黄色时，栀子皮已经呈焦褐色。实践多次，确实很难同时炒至一样的火候，这是因为栀子皮轻薄酥脆易焦糊的缘故（图 198）。

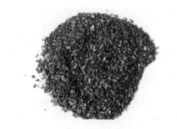

图 198　焦栀子（碾碎后炒）

　　上述两种方法失败的原因，均为栀子皮与种仁没有分开。为了解决这个问题，笔者取生栀子用水润过，纵切去皮，取仁。将种仁用药碾子轻轻串过，使种仁均匀散开。用中火清炒，炒至种仁表面呈棕褐色（图 199），这个过程很容易掌握。虽然也会有一些炭化的黑粉，但是占比非常小。取栀子皮，中火清炒，棕红色为炒栀子皮（图 200），棕褐色为焦栀子皮（图 201），炒制过程顺利，没有遇到困难。

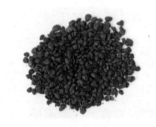

图 199　焦栀子仁

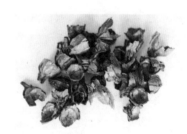

图 200　炒栀子皮

　　古人也意识到栀子皮与种仁很难炒至同样的火候。如《丹溪心法》载："山栀子，炒令十分有二分焦黑。"文中指出，栀子仅要求 20% 的部分炒至焦黑，与现代炒至全部焦黑显然不同。这种火候只是在炒栀子的基础上，稍微多炒一会而已。笔者取

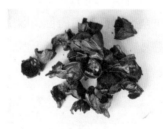

图 201　焦栀子皮

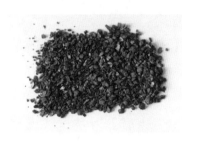

图202 《丹溪心法》：炒令十分有二分焦黑

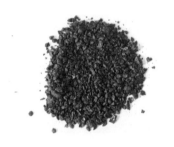

图203 《痘疹心法》：栀子炒焦黑

生栀子，轻轻串碎，用中火清炒。炒到少部分呈棕褐色，炒制过程顺利（图202）。

笔者认为，如果一定要将焦栀子炒至颜色一致的焦褐色，最终只能全炒为黑炭。如明代万全《痘疹心法》载："外用栀子炒焦黑，研末吹之。"文中炒至焦黑，显然并没有存性（图203）。

5. 结语

综上所述，栀子去皮用仁始于晋代，元代开始出现对留皮与去皮的理论探讨。去皮的手工方法有横切、纵切、拍碎、碾碎簸出等，以水润纵切为最优。姜制栀子的主要目的是治疗郁烦呕吐、胃火郁热疼痛。元代以前，栀子以生用为主流，明清时期医家对生用与炒用出现分歧。笔者经实践发现，整个栀子或串碎的栀子均难以炒匀，唯有将皮与种仁分离才能分别炒至棕褐色，认为关于栀子的炮制研究应该注意以下几点。

第一是恢复栀子仁这一传统规格。从本草文献记载的内容来看，元代以前的栀子以用种仁为主流。后世医家多遵王好古用仁去心胸中热、用皮去肌表热的观点。现行《中华人民共和国药典》已经没有栀子仁这个品种。据梁献葵等[①]的研究发现，栀子仁中的栀子指标性含量与皮、须中的含量有明显差异，且指纹图谱差别较大。应该对栀子皮与仁的临床药效学指标进行研究，为恢复栀子仁这一炮制品种提供理论依据。

第二是优化栀子皮与种仁的分离方法。笔者尝试了多种栀子手工去皮的方法，以水润后纵切为佳，但是工作效率较低。应借鉴现代加工工艺，提高工作效率。

第三是焦栀子炮制方法的研究。2020年版《中华人民共和国药典》收载的焦栀子并未要求去皮。栀子在炒制的过程中容易出现仁色黄而皮已焦的情况，很难炒至颜色均匀一致。解决的方法，一是皮与种仁分开炒，再合在一起用；二是去皮用种仁，改规格为焦栀子仁。

---

① 梁献葵，王艳慧，雷敬卫，等. 栀子皮、仁、须中3个成分含量测定及指纹图谱 [J]. 中国实验方剂学杂志，2019，25（4）：193-200.

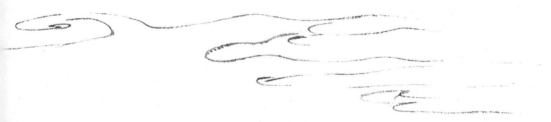

乳香"至粘难研"
传统炮制对策比较研究

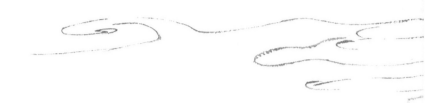

　　乳香古代多入丸散，须研成细粉。由于乳香质黏，用乳钵研磨乳香会粘在一起，很难研成细粉。正如宋代苏颂《本草图经》载："乳性至粘难研。"古人对乳香炮制的目的主要是解决其难以研磨成细粉的问题，并有众多的炮制方法。本文对乳香传统的风干法、研法、水飞、炒法、焙法、熨法、煮法、煎膏法、米蒸法等进行文献分析，并对古法进行还原与优选。兹将研究结果报道如下。

1．常温法

常温法的优点是不用加热，简单便捷，具体有如下三种方法。

（1）风干法

宋代庞元英《文昌杂录》载："乳香最难研，先置壁罅中日许，入钵乃不粘。"文中将乳香放在墙壁的缝隙中 1 天即能研细，显然是不可能的。后世明代刘文泰《本草品汇精要·熏陆香》载："用时以缯袋挂于窗隙间，良久取研之，乃不粘也。"文中"缯"是古代对丝织品的总称，《说文解字》载："缯，帛也"。将放置的时间进一步缩短为"良久"。明代李时珍《本草纲目·熏陆香乳香》载："《经验方》用乳香，以五月五日午时，令一人在壁内奉乳钵，一童子在壁外，以笔管自壁缝中逐粒递过，放钵内研细，水丸芡子大。每服一丸，无灰酒下。"[1] 文中将乳香在墙缝隙中停留改为自笔管中穿过。

风干法仅能使乳香中的挥发油减少，并不能使其树脂与树胶减少。该法显然是形而上学，并没有实际意义。亦有医家明知风干法无效，但是在崇古思想影响下，在传统火焙去油后，增加了风干的工序。如明代罗周彦《医宗粹言》载："制乳香没药法：先将乳、没为粗末，以箸炙之，去油，冷定，用纸包，内壁缝中良久，研如粉。"文中"内壁缝中良久"的工序显然是多余的。

（2）研法

将乳香与他药同研，是古人研细的重要方法，如宋代陈衍《宝庆本草折衷·乳香》载："或和众药同研，皆易于成细末矣。"所用的药物有如下几种。

第一种是指甲。如宋代庞元英《文昌杂录》载："研乳香，取指甲三两片置钵中，尤易末尔。"后世《本草纲目》《本草汇言》等均收载此法。笔者取人指甲少许，注意指甲要切碎，否则在研磨的过程中会飞溅出乳钵。由于指甲较硬，与乳香同研，确实能减少乳香的黏性，但是，其效果不如灯心草。

第二种是灯心草。明代李时珍《本草纲目·熏陆香乳香》载："或言以灯心同研则易细。"该药是与乳香同研最常用的药物。后世医书多有收载，如明代罗周彦《医宗粹言》载："一法以灯心同研。"清代汪昂《本草备要·乳香》载："或用灯心同研则易细。"灯心草的特点是体轻质软易断。笔者取乳香与灯心草若干置乳钵中。由于灯心草质轻，不易与乳香研在一起，故先用研杵将灯心草与乳香同捣。乳香成小颗

---

① 张志斌，郑金生. 全标原版本草纲目 [M]. 北京：科学出版社，2019：1483.

粒，灯心草亦断成小段。再将二者同研，混入灯心草的乳香的黏性大减，而灯心草亦逐渐呈粉状。当时正值冬季大雪，中药房温度较低，二者很容易研成细粉。而在家中温度较高的情况下，研细的效果不佳。

第三种是糯米。明代李时珍《本草纲目·薰陆香乳香》载："或言以糯米数粒同研。"后世《本草汇言》《本草乘雅半偈》《本草纲目易知录》等，均收载此法。笔者取乳香若干，加入少许糯米，糯米质硬，能减少乳香的黏性，但是效果不如灯心草。

第四种是与同方药物同捣。乳香与其他非脂类药物同研，会大大减少其黏性。所以在古籍中常可见其配伍。如宋代唐慎微《证类本草·乳香》载："治急慢惊风。乳香半两，甘遂半两同研细。"[①] 文中以乳香配甘遂。东晋葛洪《肘后备急方·治卒耳聋诸病方》载："磁石，菖蒲，通草，薰陆香，杏仁，蓖麻，松脂，捣筛为末，分等。"[②] 文中将乳香与诸药同捣，并不需要特别处理。这已然组成了一个方剂。并不是严格意义上的炮制方法。

（3）水飞法

水飞法可去除乳香中的石头、树枝、杂草等杂质，亦可使乳香的黏性减轻。如清代汪昂《本草备要·乳香》载："性粘难研，水飞过。"

具体方法，明代李时珍《本草纲目·薰陆香乳香》载："时珍曰：或言乳香入丸药，以少酒研如泥，以水飞过，晒干用。"文中用少量黄酒先将乳香研细，再用水飞。笔者取乳香若干，用黄酒少许研细，很快乳香研成乳白稍带黄色的浓液。加入适量水，继续研，将大部分呈悬浊液的液体倒置一小盆中（图204）。继续研细后，再加水，反复操作。直至乳钵中所余药渣难以研细为止。将得到的乳香悬浊液静置沉淀，待7天后，盆中底部出现部分沉淀，很细（图205）。但是上部分的液体仍很混浊，与水飞朱砂的清透完全不同，这与乳香质轻，沉淀缓慢有关，另外也提示乳香中还存在着部分能溶于水的成分。笔者曾在夏天操作，由于沉淀时间过长，出现了发霉长毛的情况（图206）。因此，水飞并不是一种优选的方法。

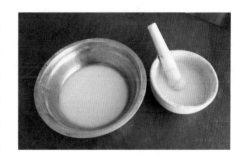

图204 《本草纲目》：乳香以少酒研如泥以水飞过

---

① 唐慎微. 证类本草 [M]. 北京：中国医药科技出版社，2011：403.
② 沈澍农. 肘后备急方校注 [M]. 北京：人民卫生出版社，2017：224.

2. 加热法

古人发现升高温度可以使乳香中的
"油"析出，从而使其脆性增加，黏性减轻。
具体方法如下。

（1）炒法

古人有炒制乳香的经验。如宋代唐慎微
《证类本草·乳香》载："入丸散微炒杀毒，
得不粘。"可见，炒法不仅能使乳香的黏性
降低，还能杀乳香之毒。明代叶文龄《医学
统旨》亦载："入丸散用之，微炒。"据山东
省姜保生老药师传授的经验，笔者取生乳
香，大小分档，用小火炒至乳香表面微溶，
喷入5%的食醋，再稍炒（图207）。这是
传统的炮制方法，既可减轻乳香的胃肠道反
应，亦可增强其活血化瘀的作用，多用于水
煎剂。笔者取醋炙乳香用乳钵研，其黏性仍
较大。炒法的缺点，正如曹炳章《增订伪药
条辨·乳香》载："炒之则油仍不净，且增
火气。"轻炒后的乳香油脂仍较多，黏性仍
较强，难以研成细粉。

由于微炒法研细的效果并不明显，有医
家认为应该增加炒制的时间，达到"炒干"
或"炒枯去油"的火候标准。如清代黄元御
《玉楸药解·乳香》载："炒干研用。"笔者
取生乳香用小火炒至乳香表面微熔，稍有黏
性，再炒则黏性增大，锅底由于粘上油脂，
色油亮。随着乳香中油脂析出的增多，乳香
本身的黏性亦逐渐减少，直至没有黏性。这
种状态就是古人所谓的"去油"，油脂减少
黏性消失即为"炒枯"的状态（图208）。

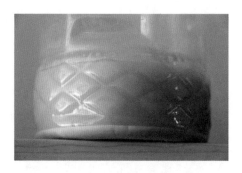

图205 《本草纲目》：乳香细粉沉淀

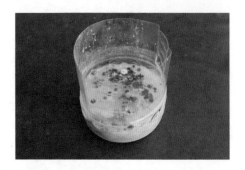

图206 久置出现霉斑

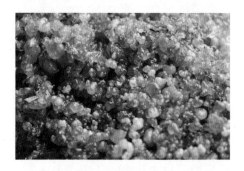

图207 醋炒乳香

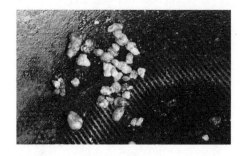

图208 《玉楸药解》：乳香炒干

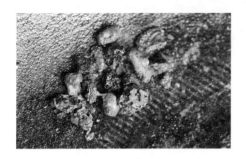

图 209 《本草纲目易知录》：乳香熬焦枯去油

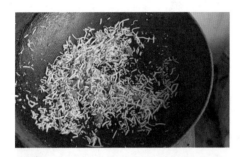

图 210 《外科全生集》：乳香灯心同炒

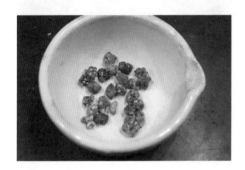

图 211 《外科全生集》：除去灯心

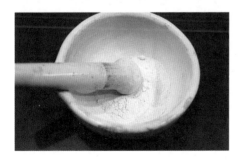

图 212 《外科全生集》：乳香研细粉

用乳钵很容易研成细粉。已经"炒枯"的乳香如果继续炒，就会出现焦糊的情况，古人称为"焦枯"（图 209）。如清代戴葆元《本草纲目易知录·乳香》载："葆按：今药肆中制者，和没药入铁锅，熬焦枯去油，名乳没子。"[①] 笔者取乳香、没药各少许小火同炒，由于没药加热并没有多少黏性，火候仍以乳香为准。将乳香炒至表面有焦斑的程度，已完全没有黏性，用乳钵研很容易研细。

古人还有将乳香与灯心草同炒的经验，如清代王洪绪《外科全生集》载："乳香，每斤用灯心四两同炒，炒至圆脆可为粉为度，扇去灯心磨粉用。"笔者取乳香大小分档，将灯心草剪成 2cm 长的小段，二者用小火同炒（图 210）。炒至乳香表面微溶，粘有少许灯心草。放冷后，灯心草大部分均可从乳香上剥离，但是有少量灯心草会粘在乳香表面，剥离非常困难（图 211）。将乳香用乳钵研，能研成细粉，效果很好（图 212）。可能与灯心草能吸收乳香中的油脂有关。

（2）焙法

焙法的温度较炒法低，有利于乳香油脂的渗出，亦为乳香研细的常用方法。多用瓦片或砂锅。如明代倪朱谟《本草汇言·熏陆乳香》载："用乳香、没药各三钱，俱瓦上焙出油。"乳香的焙法，更多的是使用植物的叶片，这是因为植物叶片能够吸收乳香中的油性成分，从而使其容易碾成粉。如明代王文洁《太乙仙制本草药性大全·乳香》

---

① 戴葆元. 本草纲目易知录 [M]. 北京：中国中医药出版社，2017：345.

载："太乙曰：用箬叶微炒，出油入药。"文中"用叶微炒"并非将叶片与乳香同炒，而是将乳香置叶片上，下面用火微加热，使油脂渗入叶片中。古人对植物叶片的选择有多种，分述如下。

第一种是香蒲叶。如明代刘文泰《本草品汇精要·乳香》载："制：凡使置蒻上，以灰火烘焙，镕化候冷，研细用。"文中"蒻"指蒲席，即嫩的香蒲做的软席。《说文解字》载："蒻，蒲子，可以为平席。"

第二种是箬叶。如明代郑宁《药性要略大全·乳香》载："用箬叶微炒出油入药。"[①] 明代方谷《本草纂要·乳香》载："如入散药，须以箬上火炙去油，另研。"文中"箬叶"有两种解释，一种是笋壳，一种是箬竹的叶。常用的粽子叶多为箬竹叶。笔者取湿箬竹叶一张，置炭灰火上，乳香先用研杵捣碎，平铺于箬叶上。随着温度的升高，乳香逐渐变软，用小铲慢慢翻动，使受热均匀。乳香的油脂会渗出，附在箬叶表面，色油亮。乳香的黏性会逐渐减轻。乳香的颜色亦逐渐变深，呈黄棕色时停止加热（图213）。这时乳香仍是软的，待冷后用乳钵容易研成细粉。

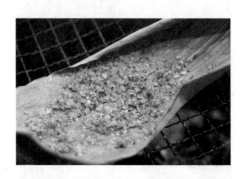

图213 《药性要略大全》：用箬叶微炒出油

第三种是荷叶。如明代王肯堂《证治准绳》载："用荷叶于炭火上炙，令半熔，就地上碗盖另研。"文中将乳香置荷叶上，再用炭火炙，用碗盖代替乳钵，操作方法与前述方法相同。

古人还有将焙法与研法配合的经验。如明代陈嘉谟《本草蒙筌·乳香》载："凡欲用之，不可不择。箬盛烘燥，灯草同擂。"[②] 明代皇甫嵩《本草发明·乳香》载："凡用，箬叶上烘燥，同灯草擂细，罗，合散丸"。文中"擂"的含义是研磨，如《玉篇》载："研物也。"所用方法为先在箬叶上炙干，再与灯心草同研，研细的效果更佳。

（3）熨法

相较于温和的焙法，熨法的火力要大得多。如宋代陈衍《宝庆本草折衷·乳

① 郑金生. 海外回归中医善本古籍丛书：第十册 [M]. 北京：人民卫生出版社，2002：143.
② 张瑞贤. 本草名著集成 [M]. 北京：华夏出版社，1998：161.

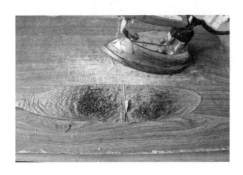

图214 《宝庆本草折衷》：乳香熨法

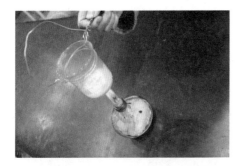

图215 《增订伪药条辨》：乳香以水煎烊

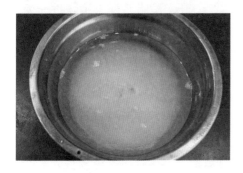

图216 未出现凝结成豆的现象

香》载："又以竹箬摊乳香，更以箬盖之，熨斗贮烈火，熨上，箬或焦，则换箬，再盖再熨，候乳香洋透，去上箬，置风劲处令冷，刮取乳香。"文中"箬"字，《类篇》载："竹皮也。"竹箬即笋壳。文中所述用熨斗熨烫，是在传统焙的基础上又加压，使乳香与笋壳接触得更加紧密。笔者没有找到笋壳，用箬叶代替。用湿箬叶平铺在木板上，上铺捣碎的乳香，再覆箬叶。用铁熨斗轻轻熨烫，很快就听到箬叶受热水分蒸发而发出的"滋滋"声。乳香受热后变软，并很快被压扁。由于乳香粘在箬叶上，难以趁热剥离。所以原书所谓的频繁更换笋叶的方法是要等乳香晾凉后，才能更换（图214）。这种方法由于火力较猛，且工作效率低，并不是一种优选的方法。

（4）煮法

乳香水煮后会形成悬浊液，民国曹炳章《增订伪药条辨·乳香》载："去油，以水煎烊，去底脚皮滓，投入冷水内，乳香则凝结成颗粒如黄豆，沉于水底。油得如脂，则浮于水面，去之。以此制法，为最地道。"笔者取乳香若干，加水少许，同入烧杯内，用酒精灯加热（图215）。待乳香熔化后，倒入冷水中。乳香悬浊液由于浓度较高，会沉于水下并与水分层。但是，并没有凝结成黄豆样的颗粒。将上层的清水倒出，剩下的仍乳香的悬浊液（图216）。故曹氏书中所述方法存疑。

宋代王怀隐《太平圣惠方》载："治大风癞，顽麻风，紫点白癜，宜服此方：乳香（五两，黄明者，炒令软冷捣）、白胶香（五两，光明好者）、松脂（五两，上好者）、龙脑（三两）。上件药，将上三味同捣。入于银锅或石锅中。以水一斗五升煮药二十沸。专看火候，勿使溢出。即泻入冷水中滤取药，又依前以水一斗五升，又炼一依前法，如此三十遍。泻入冷水中，滤出曝干，细研如粉。入龙脑同研令匀。"笔者取乳香少许加水，煮成悬浊液，倒入冷水后，用双层无纺布过滤，仅有少量杂质不能滤过，多次操作均如此。可见，反复煮与过滤的目的可能只是去掉杂质。得到的悬浊液仍需静置沉淀。

由于上述煮法操作过程令人费解，笔者参考了《浙江省中药炮制规范》中乳香的炮制方法："乳香 50 斤，水 150 斤。先将水煮沸，加入乳香煮 3~4 小时，趁热过滤，再加沸水煮 1 小时过滤，将滤液合并，浓缩液合并，浓缩至黏稠状，青烟消失，倒出压成 3 分厚，放冷切 0.5 寸方块即可。"从文中可见，水煮的目的在形成悬浊液后便于过滤去杂质，得到的悬浊液并不需要沉淀，而是进一步浓缩至黏稠状。这种方法减轻了水飞的劳动强度，但是水煮时间过久，恐损药效。

（5）煎膏法

乳香作为外用膏药的"糁药"，必须用细粉。但是，如果是煎膏，则不必研细。如东晋葛洪《肘后备急方·地黄膏》载："地黄汁一升，松脂二两，薰陆香一两，羊肾脂及牛酥，各如鸡子大，先于地黄汁煎松脂及香令消。即纳羊脂、酥，并更用蜡半鸡子大，一时相和。缓火煎，水尽膏成。"[①] 文中乳香、松脂溶入地黄煎汁中，再与羊脂、白蜡混合，煎膏。这种方法是将乳香直接溶解到药膏中，省去了研细的过程，巧妙地解决了乳香"至粘难研"的难题。

（6）米蒸法

古人还有将乳香与小米同蒸的经验。如宋代赵佶《圣济总录·乳香膏方》载："乳香三两，没药二两，二味锉如皂子大，用生绢袋盛，内黄米内蒸如胶，候冷别研。"[②] 笔者取乳香 9g、没药 6g，装无纺布袋中。取小盆盛用浸泡过的小米，将药袋埋于小米中，置笼屉上蒸。"圆气"后 10 分钟取出（图 217）。发现乳香变软，没药没有变化，继续蒸 20 分钟取出，乳香均已熔化，没药变软（图 218）。取出，将乳香、没药晾干，用乳钵研，二者混合能研成细粉。

① 沈澍农. 肘后备急方校注 [M]. 北京：人民卫生出版社，2017：199.
② 赵佶. 圣济总录 [M]. 北京：人民卫生出版社，2009：1638.

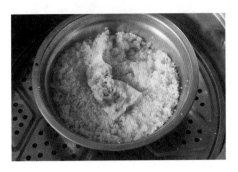

图217 《圣济总录》：乳香没药袋盛于黄米内蒸

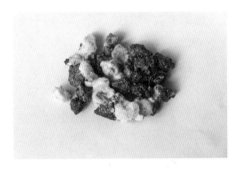

图218 《圣济总录》：乳香没药蒸软

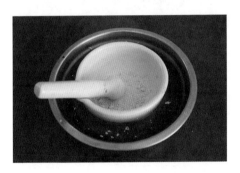

图219 《本草纲目》：乳钵坐热水中乳之

（7）温研法

古人有将乳钵加热再研乳香的经验。如明代李时珍《本草纲目·薰陆香乳香》载："或言以乳钵坐热水中乳之，皆易细。"笔者取乳钵坐于热水盆中（图219），加乳香若干研磨。乳香受热后变软，研磨的过程中容易粘到乳钵中，其研细的效果还不如常温者。这种方法显然是错误的。

3．结语

综上所述，针对乳香"至粘难研"的难题，古人进行了多方面的探讨。通过实践发现，常温法：风干法不可行，水飞法沉淀缓慢且有部分成分溶解于水中并不适合乳香，比较指甲、灯心草、糯米三者与乳香同研的效果，以灯心草为优。加热法：煮法与温研法均不可取，微炒法研细效果不明显而炒枯法过于损失药效，熨法温度过高，煎膏法效佳但应用受限，米蒸法操作烦琐且部分油脂渗入米中，其疗效待考，以植物叶焙法为优。综合而言，《本草蒙筌》记载的"箬盛烘燥，灯草同擂"为最优法。

结合现代研究，笔者认为尚有以下五点值得注意。

第一是乳香烘制法评价标准问题。乳香现代炮制方法中与"箬盛烘燥"最贴近的是烘制法。学者对烘制的温度、时间、乳香堆放的厚度、乳香直径等均进行了深入的探讨。这些探讨无疑是有益的，但是评价标准并未以解决乳香"至粘难研"为目标。多简单地检测挥发油的含量变化。亦有将乳香成品的浸出物或以成品对兔眼充血、水肿影响为评价指标者。值得注意的是，蒋世银等①在研究中涉及了乳香的结块与疏松程度。实际上，这才是古代乳香炮制的关键指标。

第二是乳香的炮制原理研究。据2020年版《中华人民共和国药典》记载乳香生药的检测标准是挥发油的含量，但是检测标准未必就是药效指标。现代学者对挥发油是否是乳香的药效成分是有争议的。有学者②曾归纳其观点有三，一是认为挥发油是毒性成分，能刺激胃肠道，应予去除。二是认为挥发油是镇痛成分，应尽量保留。三是认为挥发油既是有毒成分又是有效成分，炮制可以减毒。这些观点大相径庭，让人莫衷一是。笔者在阅读传统炮制文献的过程中，并没有发现古人刻意保留对乳香香味的记载，所以，挥发油含量可能并不是乳香药效的检测标准。因此，可以转变思路，从降低乳香黏性的角度出发，探讨其炮制机理。

第三是低温粉碎法。笔者在实践中发现，冬季药房温度很低的情况下，乳香在研磨时黏性会明显降低，比较容易碾细。故在临方炮制时，可以将乳香与乳钵同时放入冰箱冷藏甚至冷冻，趁冷研磨，简单快捷。这种低温粉碎的方法，虽然古代文献中并没有相关记载，但是在老药工访谈中发现亦有传承。如制作西黄丸时，常选择在冬季制作，其原因就是西黄丸中的乳香、没药在低温下容易粉碎。

现代药业乳香粉碎工艺，多先将其冷冻后再粉碎。梁慧等③研究的乳香超微粉，亦是在乳香原粉的基础上混合适量淀粉，在-20℃下低温冷冻一段时间，再投入超微粉碎机粉碎。这种方法尚需与传统炮制方法相结合，才能"守正"。

第四是乳香的临方炮制。在古代，乳香多入丸散，作为外用膏药的糁药时应用尤多。如《中华人民共和国药典》收载的传统狗皮膏，有乳香、没药、丁香、肉桂、樟脑、冰片六味糁药，均要求分别粉碎。显然，其中乳香的粉碎难度最大。《本草蒙筌》记载的"箬盛烘燥，灯草同擂"为传统乳香炮制的最优法。狗皮膏中的乳香应按此方操作。但是，箬盛烘燥的操作并不方便。临床炮制时，可以将乳香用乳钵捣成粗粉，再置于湿箬叶上，置烤箱中小火烘焙，取出，放凉，再与灯心同捣，亦可达到古人的标准。

中药房一般配有小型粉碎机，用于临方粉碎药物。由于粉碎机运转速度很快，产热较多，会使乳香结在一起粘在机器，很难刮下来。

① 蒋世银，叶桂存. 中药乳香炮制工艺改进[J]. 时珍国医国药，2006(6)：1006.

② 郑玉丽，张振凌. 乳香的炮制历史沿革和现代研究进展[C]//2010中药炮制技术、学术交流暨产业发展高峰论坛论文集. 北京：中华中医药学会，2010：80-83.

③ 梁慧，倪兆成，颜美秋，等. 乳香超微粉的制备工艺及理化性质研究[J]. 中草药，2017，48（7）：1321-1326.

其实，这种方法与古代用加热的乳钵研磨的方法相近，并不适用于乳香。但是，如果临方炮制急于付药亦可酌用，需注意粉碎时间要尽量短，20～40s即可。而且不要单独粉碎，需复方同研，即先将其他药物粉碎好，再加入乳香粉碎。

前述的低温粉碎法亦可选用，但只适于随加工随用。若先期低温粉碎好，待室温升高时，粉状的乳香仍会黏结在一起。

第五是乳香炮制温度的研究。从古人炮制乳香的经验看，乳香的炮制工艺分为常温与加热两大类，以加热法为主流。其中萜类等物质加热条件下结构与含量的改变，是在研究中需要注意的问题。正如屠呦呦教授受《肘后备急方》的启发，发现青蒿捣汁与水煎的成分差异，最终发现青蒿素一样，古代传统炮制方法的温度在现代中药研究中应得到重视。

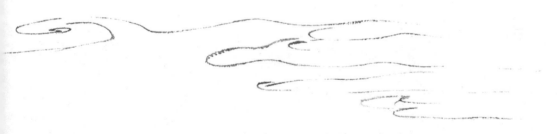

皂角

传统炮制工艺探析

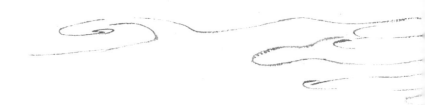

皂角亦称皂荚，在古代是一味临床常用药，明代李时珍《本草纲目》将其功效归纳为："吹之导之，则通上下诸窍；服之，则治风湿痰喘肿满，杀虫；涂之，则散肿消毒，搜风治疮。"[1] 文中吹、导、涂三法均为生品外用，口服祛痰除喘则需炮制。现代中医同仁鲜有应用此药者，究其原因可能是与其果肉对鼻腔与胃黏膜刺激性比较大有关。其实古人为了减毒、增效，在皂角去皮、酥炙、煎膏、制胶等方面均有深入的探讨。兹将文献考证与古法重现相结合的研究结果报道如下。

---

① 张志斌，郑金生. 全标原版本草纲目 [M]. 北京：科学出版社，2019：1526.

1. 皂角

（1）皂角去皮的目的与方法

在古代文献中，皂角的净制一般要求去皮。如《金匮要略》皂荚丸载："刮去皮。"陶弘景《本草经集注·序录》载："皂荚去皮子炙之。"

皂角果肉具有非常强的刺激性，古人常用其取嚏。如东晋葛洪《肘后备急方·救卒中恶死方》载："取皂荚如大豆，吹其两鼻中，嚏则气通矣。"唐代孙思邈《备急千金要方》记载自缢将绝，用皂角末吹鼻中。明代李时珍《本草纲目》记载治疗鬼魇不寤，用皂荚末吹鼻中，能起死人。笔者取干燥的皂角掰断，断口会有细小的粉末飞出，靠近鼻子，有强烈的刺激感，喷嚏不断。

笔者刮取皂角果皮，用水果刀或剪刀，刀片垂直于皂角刮取。皂角皮较厚，用刀刮去皮并不困难。成熟饱满的皂角表面凸凹较少，操作容易些。对于凹陷的部分，用刀尖轻轻刮取，亦可去掉果皮。猪牙皂表面光滑，操作较肥皂荚简单。果皮并不能取嚏。果肉部分则有强烈的刺激性。刮取的过程中，细小的果肉粉末会弥散在空气中，刺激鼻黏膜，打喷嚏。据中药房人员讲，曾用小型柜台粉碎机加工皂角，整个药房的人都会打喷嚏。

但是，在刮取果皮时不免会刮取部分果肉。古人为了减少去皮时的黏膜刺激性，发明了用水浸后再刮去皮的方法。如宋代唐慎微《证类本草·皂荚》载："雷公云：凡使须要赤腻肥并不蛀者，然用新汲水浸一宿了，用铜刀削上粗皮。"[①] 笔者取皂角用水浸一夜后，皂角稍变软。用刀刮时较干燥皂角省力，且没有粉末飞起，鼻腔完全感觉不到刺激性（图220）。可见，水浸后再刮皮对操作者有保护作用。

操作时要注意用刀刮时不要用力过度，容易将皮内的粗纤维刮出。粗纤维并不是皂角的有效部位，但是其嵌在皂角肉质之中，皂角果肉亦会被刮出，影响药效。另外，要注意水浸时皂角不要掰开，否则水分会从断面浸入到果肉中，浸一夜后，皂角会变软，难以用刀刮去皮。对已经折断的皂角，水浸的时间要缩短。

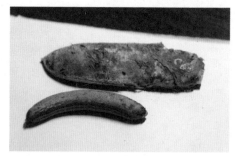

图220 《雷公炮炙论》：用铜刀削上粗皮

---

① 唐慎微. 证类本草 [M]. 北京：中国医药科技出版社，2011：449.

皂角一般要去掉果皮后再进行炮制，但是亦有将顺序颠倒者，如《肘后备急方·治中蛊毒方》载："皂荚三梃，长一尺者，炙去皮子。"笔者取皂角，置于炭火上炙至松脆后再刮皮，手感与刮生皂角并无明显差别。刮取的过程中，鼻黏膜无刺激性。但是粗皮被刮掉的同时，果肉部分亦容易有细粉刮落。因此从药物经济学角度看，炮制后再刮皮的方法并不划算。

（2）经典的酥炙法

酥炙法是皂角的经典炮制方法，《证类本草·皂荚》载："雷公云：凡使须要赤腻肥并不蛀者，然用新汲水浸一宿了，用铜刀削上粗皮，用酥反复炙，酥尽为度，然出槌之，去子，捣筛。"笔者取皂角用水浸泡一夜，刮去皮，稍沥干，用酥油涂，置炭火上炙。由于皂角扁平，笔者先用小勺刮取少量酥油放到皂角上，酥油受热后很快就由固体变成液体，这时再用毛刷将酥油刷匀（图221）。皂角去皮后酥油很容易渗入果肉中，待表面的酥油渗入后要继续涂抹，耗费的酥油远较酥炙鹿角多。这是因为鹿角质地紧密，酥油浸入缓慢而且量少的缘故。古人为了探讨既要达到酥脆的效果，又要用最小的酥油量，规定了皂角与酥油的比例。

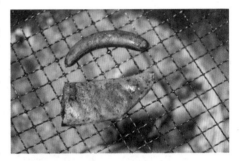

图221 《雷公炮炙论》：酥炙皂角

《证类本草》中记载一两皂荚用二分酥油，而李时珍在《本草纲目》记载："每荚一两，用酥五钱。"两书记载的酥油用量差异非常大。考证宋代度量衡，《太平惠民和剂局方·论合和法》载："其方中凡言分者，即二钱半为一分也。凡言两者，即四分为一两也。凡言斤者，即十六两为一斤也。"[1]可见，宋代一分为二钱半，故《证类本草》与《本草纲目》记载的皂荚与酥油的比例相同，均为2比1。

酥炙时随着时间的延长，皂角的颜色逐渐由浅棕色变成深棕色，空气中弥漫着一股特殊的香味，非常好闻，完全没有鼻黏膜的不适感。皂角质地也变得酥脆，用手很容易掰开，用药碾子可轻松碾成粉。

由于皂角子与皂角果肉功效不同，需要将二者分离。如前述《证类本草》记载先酥炙皂角然后去子。亦有主张先去子后再酥炙者，如宋代王贶《全生指迷方》载："去子，酥炙。"[2]如果酥炙前去子就需要将皂角剖开再取出，而皂角的内面是不

① 太平惠民和剂局. 太平惠民和剂局方 [M]. 北京：人民卫生出版社，1985：409.
② 王贶. 全生指迷方 [M]. 北京：人民卫生出版社，1986：83.

平整的，这样涂抹酥油时会有困难。而且皂角子的硬度非常高，生品用水煮难以煎出有效成分。用酥油炙后，皂角子容易打碎，易煎出有效成分。因此，笔者认为应该酥炙后再去皂角子。

《金匮要略·肺痿肺痈咳嗽上气病脉证治》中的"皂荚丸"即为酥制皂角再炼蜜为丸，原书载："皂荚八两，刮去皮，用酥炙。右一味，末之，蜜丸梧子大，以枣膏和汤服三丸，日三夜一服。"笔者取皂角，用刀刮去皮，置炭火上炙，反复涂抹酥油，直至皂角酥脆为度。将酥炙好的皂角轧成细粉（图222）。炼蜂蜜为起鱼眼泡的老蜜，将蜂蜜倒入细粉中，揉匀，搓成梧桐子大小的丸。蜜丸色深棕，光亮，仿佛打了蜡一样（图223）。这种色泽显然与酥油有关。嚼之有甜味，舌部有明显的麻木感。按仲景用量每服三丸，日三夜一服，称取一日量12粒，仅有2.4g。且用枣膏和汤送服，已经将皂角的副作用降低到了非常低的程度。

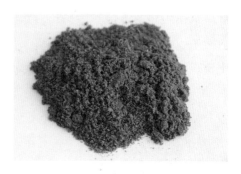

图222 《金匮要略》：酥炙皂角粉碎

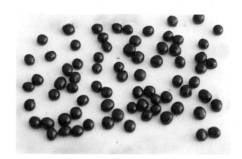

图223 《金匮要略》：皂荚丸

（3）煎膏法的弊端与对策

古人还有用皂角煎膏制丸的经验。如《本草纲目·皂荚》载："胸中痰结：皂荚三十挺去皮切，水五升浸一夜，挼取汁，慢熬至可丸，丸如梧子大。每食后，盐浆水下十丸。"笔者取皂角10挺，用刀刮去皮，用水浸泡一夜。文中"挼"是揉搓的意思，如唐代韩愈《读东方朔杂事》诗："两手自相挼。"笔者两手用力在水中揉搓，原本浸泡后只是稍软的皂角柔韧性非常好，果肉很快就揉了出来，并有泡沫出现（图224）。

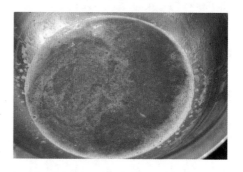

图224 《本草纲目》：皂角搓揉后取汁

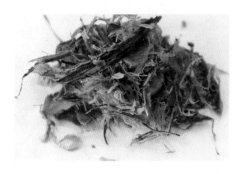

图 225 《本草纲目》：皂角搓揉所剩渣滓

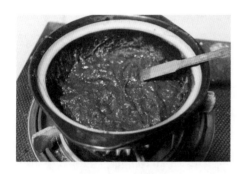

图 226 《本草纲目》：皂角汁浓缩

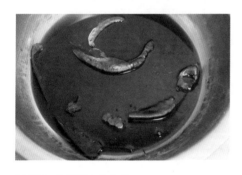

图 227 皂角不去皮水煎

最后剩下的多为果肉中的纤维组织及皂角子（图225）。对于果肉中尚存的少许纤维组织碎片，笔者尝试用细罗过滤去除。但是由于果肉经揉搓后呈粥样，难以过滤，只好作罢。笔者将果肉与水的混合液文火加热，水分缓慢蒸发，颜色由青黄色逐渐加深成深棕色，黏稠度不断增加。为避免焦糊，将其倒入砂锅内文火继续加热，并用木制小平铲贴着锅底搅拌（图226）。液体不断浓缩，逐渐呈棕褐色膏状。其间尝试蘸少许膏液置纸上放凉后用手搓成丸。但直至整锅膏液浓缩至用木铲能滚成一个团时，才能用手搓成大小如梧桐子的丸。搓成的皂角丸共计仅有10g。闻之完全没有刺激鼻腔的感觉，尝之辛辣味较酥炙皂角浓厚。

上述煎膏法首先去掉了作为非药用部位的果皮，用水浸泡后便于揉搓出果肉，再将混浊液加热浓缩成丸。这种方法的弊端有二：第一是在煎膏过程中锅底残留的药物过多，耗损太大；第二是搓丸困难，虽然皂角果肉有一定黏性，但其与蜂蜜饴糖有本质的区别，待绝大部分水分蒸发后才能成丸。

关于皂角煎膏是否要先去皮的问题，笔者取皂角10挺，不去皮，用水煎半小时左右，煎出液的颜色呈棕黑色，已经和皂角的颜色非常接近了（图227）。停火，将皂角放凉，用手揉搓皂角，发现皂角皮非常柔滑，用手难以搓碎。考虑难以搓碎的原因可能是由于皂角没有切成段，笔者再取皂角10挺，切成2cm的小段，重复上述操作。发现将皂角刚放入冷水中就漂起一些透明的小泡沫，随着温度的升高，泡沫逐渐消失，水的颜色逐渐加深。果肉部分虽然松散，但是并不会脱落溶到水中。半小时左右，液体颜色逐渐变深呈棕黑色。将皂角放凉，用手揉搓，仍难以将其搓碎（图228）。可见，揉搓取皂角肉的过程中，将皂角刮去皮后用水浸泡才是正确的工序。

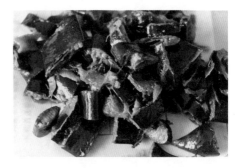

图228 皂角不去皮切段水煎

古人有用皂角煎膏作为赋形剂的经验。如《太平圣惠方·皂荚煎丸方》载："治妇人风痰，皂荚煎圆方：皂荚（一斤，细锉，去子，用水七升，揉绞取汁，于银锅内煎熬如膏）、天南星（三两，炮裂）、防风（二两，去芦头）、天麻（二两）、旋覆花（二两），薄荷（三两，干者）。右件药捣细罗为末，入前煎中拌和为圆如梧桐子大，每服不计时候，以生姜汤下十圆。"[①] 笔者取皂荚240g，用刀切成1cm长的小段，去子。水浸两天后用手揉搓，果肉比较容易揉出。去掉果皮及纤维组织，取汁煎至浓如膏状。取天南星45g、防风30g、天麻30g、旋覆花30g、薄荷45g共为细粉。将皂角膏倒入药粉中，揉成团，用手搓成如梧桐子大的小丸。10丸的重量大约为1.3g。上述皂荚煎丸的制法方法的优势是明显的。首先皂荚处理要求"细锉"，即切得非常细碎，这样即便不去果皮，仍能高效地揉搓出果肉。第二，浓煎出的皂角只需成膏，易于操作。第三，皂角膏与药粉混合团丸，既发挥了皂角的药效，也利用了皂角果肉的黏性可作为赋形剂的特点。

2. 皂角子

（1）皂角子去皮法

古人处方中用皂角子多写作"皂荚子仁"或"皂荚子心"，故皂角子需去掉种皮。如《小儿卫生总微论方》载："皂荚子仁汤调下。"《太平惠民和剂局方·金珠化痰丸》载："皂荚子仁为末。"

皂角子质地坚硬，用铜缸子难以捣碎，所以生品去皮是非常困难的。由于种皮与子叶连接非常紧密，故炒法亦难以使二者分离。对于这个问题，古人进行了深入的研究。《证类本草·皂荚》载："子收得，拣取圆满坚硬不蛀者，用瓶盛下水于火畔煮，待泡熟，剥去硬皮一重了，取向里白嫩肉两片。去黄，其黄消人肾气。将

---

① 王怀隐. 太平圣惠方 [M]. 北京：人民卫生出版社，2017：1495.

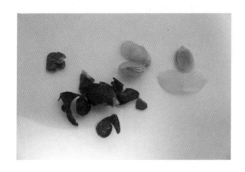

图229　皂角子的种皮、子叶、胚

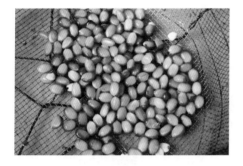

图230　皂角子压摩去种皮

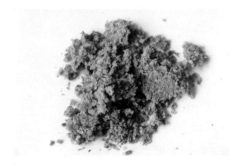

图231　皂角子子叶粉碎呈碎渣状

白两片用铜刀细切，于日中干用。"文中去皮的方法非常特殊。用瓶装皂角子后于火边煮，可见煮的温度并不高，然后再剥去硬皮。其目的是既要使种皮变软，又不使其有效成分煎出到水中。笔者用电磁炉加热，将火调到最小档，水仅不时响边，并不能沸腾。煮到皮稍软能剥下的程度时，竟然用了近两小时。用手将种皮剥下，里面是两片白色的子叶，即原书所谓的"白嫩肉两片"。掰开子叶，里面露出两片黄色的胚（图229）。由于水煮后子叶发黏，种皮会粘在子叶表面，用手一个一个地清理很费力，效率很低。笔者尝试取少许皂角子放到铁筛网上，用手掌按压皂角子的同时用力做圆周运动，在摩擦力的作用下，种皮会慢慢磨掉，大约5分钟的时间，上百枚皂角子就基本去掉种皮了（图230）。受此启发，笔者认为如果用现代的中药加工的滚筒处理会更好，但是前提是将皂角子加热煮软。

（2）皂角子胶的制作

古人有用皂角子煎胶作为赋形剂的经验。如《太平圣惠方·水银丸》载："右件药捣罗为末，研入水银令匀，煎皂荚子胶和圆如梧桐子大。"

皂角子煎胶首先要去除种皮和胚，按前述《雷公炮炙论》记载的方法去除后。将白色的子叶用药碾子轧碎，由于子叶并未完全干燥，并不能轧成细粉，而是呈碎渣样，稍有黏性，手捏稍有弹性（图231）。加少量水后用火加热，开锅后再熬一会，原本碎渣样的子叶逐渐溶解。再进一步小火加热，蒸发一部分水分，使液体变浓，呈胶状，即为皂角子胶（图232）。

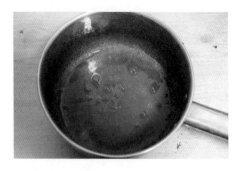

图232 皂角子胶

笔者尝试制作《普济方》记载的乳香丸，原书载："乳香丸治蛀牙疼痛不可忍者。乳香（研）、胡椒、阿魏研各等分，右为末，煎皂荚子胶，和丸如绿豆大。每用纸裹一丸，安在蛀牙内，吐涎，以瘥为度。"称取乳香、胡椒、阿魏各10g。先将胡椒研成细粉，再将乳香与阿魏加入，用乳钵研细。加适量的皂角子胶，注意由于上述三种药物均不甚吸水，故皂角子胶的量要逐渐增加。和成团，再搓成绿豆大小的小丸。制作过程顺利，乳香丸紧致易于成型。

（3）皂角子仁的炒法

皂角子仁指皂角去掉种皮与胚后剩余的子叶。常用的炒法是清炒与麸炒，如《太平圣惠方》载"皂荚子仁三分微炒""皂荚子仁四十九枚炒黄焦"。笔者用中火清炒，皂角子由青白色炒至颜色稍深，略带黄色即为微炒。再炒至深黄带焦斑即为炒黄焦。古人还有皂角子仁麸炒的经验，笔者将铁锅加热，放入麦麸，随即加入皂角子仁。皂角子仁务必要分成两片，否则中间容易夹杂麦麸不易清除。炒至皂角子仁至微发黄，略带焦斑。

宋代陈自明《妇人大全良方》载："治妇人、脚气人，大便或秘或利，虚人尤宜方。皂荚子三百枚，破作两片，慢火炒燥甚，即入酥一枣大。又炒至燥，又入酥。至焦黑，为细末。上炼蜜丸如梧桐子大，每服三十丸。煎蒺藜酸枣仁汤下，空腹服。两时久未利，再进一服，渐加至百丸不妨，以通为度。"[1]文中皂荚子要求破作两片，显然是指皂角子仁。笔者取皂角子仁300枚，微火煮，去除皮与胚，仅保留子叶。文火炒至表面干燥（图233）。入酥油如枣大1块（图234），将皂角子仁与酥油块同炒。皂角子仁表面颜色变深油亮，稍带焦斑。酥油逐渐渗入皂角子仁内部，表面逐渐变得干燥（图235）。这时第二次加入枣大的酥油块，重复上述操作（图236）。待第三次加酥油块，皂角子仁呈焦黑色（图237）。火候已到，取出，用药碾子粉碎成细粉（图238）。炼蜜为丸，如梧桐子大小。取30丸称重量为6.5g。上方中用酥炒法的机制，一是用反复酥炒的方法有利于皂角子的酥脆干燥。二是酥油在

① 陈自明. 妇人大全良方[M]. 北京：人民卫生出版社，2018：189.

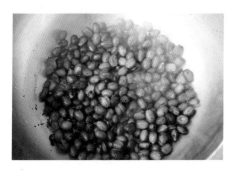

图233 《妇人大全良方》：皂角子仁慢火炒爆甚

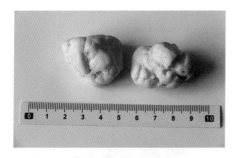

图234 《妇人大全良方》：入酥油如枣大

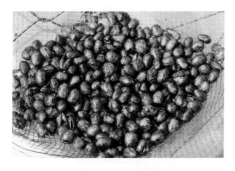

图235 《妇人大全良方》：酥油炒皂角子仁（第1次）

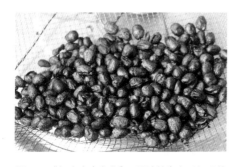

图236 《妇人大全良方》：酥油炒皂角子仁（第2次）

孟诜《食疗本草》记载具有"利肠胃"的功效，增加了皂角子的通便作用。

（4）皂角子炒黄之谜

皂角子种皮质地坚硬，故多用炒法。如《兰台轨范》载："皂荚子，炒黄色。"笔者用常规清炒法，中火，表面逐渐有少许焦斑，但是，始终听不到爆裂声。颜色由棕红变为深棕。并没有见到黄色。

《太平圣惠方》载："皂荚子三百枚，不蛀者，汤浸经宿，用麸炒黄，捣罗为末。"笔者考虑用麸炒可能黄色会染到皂角子上。用常规中火将锅烧热，以麦麸立刻冒烟为度，放入少许麦麸，随即加入皂角子，勤翻动，麦麸逐渐变黄，但其颜色并没有染到皂角子上，一直到麦麸稍微带焦色，皂角子仍然没有变黄的迹象，始终没有听到皂角子的爆裂声。

由于两次的尝试均没有见到古人所描述的黄色，笔者考虑炒黄可能与皂角子中的胚有关。而上述两种炒法均没有见到胚的出现，可能与火候有关。

笔者重新操作清炒法，在皂角子已经有焦斑的火候下，继续炒，皂角子的表面逐渐呈均匀的焦褐色，突然个别皂角子发出清脆的爆裂声，里面的胚组织突然向外鼓出，呈亮黄色。爆裂的皂角子会向锅外蹦，这时将火力减弱，再炒一会，待绝大部分皂角子爆裂后，出锅。观察炒好的皂角子，胚的部分鼓起呈两片，黄色鲜亮，子叶的部分亦鼓起显黄棕色，果皮部分呈焦褐色（图239），用手已经可以剥下来。笔者再次尝试麸炒法，待麦麸稍微带焦色仍继续炒，麦麸已经呈焦褐色，仍没有停火。这时，听到了清脆的爆裂声，皂角子的胚开始向外鼓起，其颜色深黄，没有清炒法的颜色鲜亮。这与焦褐色的麦麸相染有关（图240）。皂角子向锅外蹦的情况也较清炒法少，这与麦麸同炒约束有关。

可见，皂角子炒黄的火候要求不是"微炒"，而是"炒爆"。即达到一定温度的情况下胚芽才能爆出来，呈现"黄色"。

3．结语

综上所述，古人皂角的炮制方法：去皮的目的是去除非药用部位，刮皮的方法以水浸后刮为优，无粉末飞起，对操作者刺激性小。皂角炙后再去皮的方法容易伤及果肉，损耗大。酥炙法规定了皂角与酥油的比例为2∶1。皂角去皮后煎膏可作为赋形剂。皂角子的炮制方法：去除种皮需经长时间小火煮，手工剥皮效率低，用铁筛网搓揉较好。皂角子炒黄指将种子炒爆，胚芽爆出呈黄色。皂角子煎胶可作赋形剂。

结合现代研究，笔者认为尚有以下几点值得注意。

第一是皂角的净制。2020年版《中华人民共和国药典》中大皂角的炮制方法为："用时捣碎。"猪牙皂的炮制方法为："除去杂质，洗净，晒干。用时捣碎。"二药均未涉及去皮、弦、子，这显然不符合皂角传统的净制方法。

第二是皂角炮制方法的研究。地方的炮制规范中，大皂角的炮制方法有清炒、炒炭

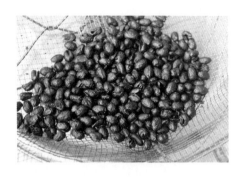

图237 《妇人大全良方》：酥油炒皂角子仁（第3次）

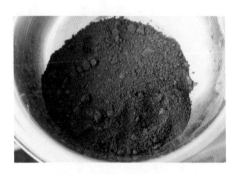

图238 《妇人大全良方》：皂角子仁研细粉

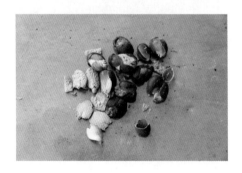

图239 皂角子炒爆

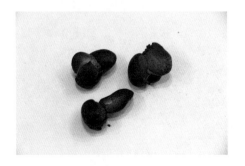

图240 皂角子麸炒爆

法、火燎法，猪牙皂则有清炒法与砂烫法。清炒法古人应用很少，如明代兰茂《滇南本草》载："用皂角未红而肥者，去筋并子与膜，然后炒焦，杵为末听用。"至于砂烫的方法，笔者在古代文献中并未发现。由于传统的酥制、煎膏方法的缺乏，导致本品临床内服时副作用较大，进而导致医生畏用。而医生的畏用，又导致科研人员对本品的研究进一步减少。这种恶性循环，导致皂角这一古代备受医家重视的品种，日渐淡出医家视野，非常可惜！因此，应加强本品炮制减毒的研究，特别是酥炙法的研究。

第三是皂荚丸开发。《金匮要略》所载皂荚丸主治咳逆上气，时时吐浊，但坐不得眠。李时珍《本草纲目》谓本方"服之则治风湿痰喘肿满"。皂荚所治症状与现代医学的慢性阻塞性肺疾病与间质性肺炎出现的症状相近。原书中酥炙后制蜜丸，再用大枣分次送服。已经将皂角的副作用降至很低的水平。现代学者往往不应用仲景原方，或将皂角入水煎剂，或以赤砂糖代替蜜炙，或以皂角研细分冲。究其原因，一是没有留意仲景皂荚丸的炮制工艺，二是市场上并没有皂荚丸成药。因此，应加强皂荚丸加以开发利用，研究中注意不能脱离仲景原方的炮制工艺。

第四是皂角子煎胶的研究。皂角子具有通便的功效，《本草纲目》谓其："治风热大肠虚秘。"笔者认为用皂角子用于治疗便秘有三种炮制方法，一是生品打碎入煎剂，二是去皮熬胶作为赋形剂，三是酥炙研粉入丸剂。以去皮熬胶为首选，既有通便之效，亦可赋形剂替蜂蜜。现代研究发现[①]，皂角子中的皂荚豆胶可用作食物的稳定剂和增稠剂，并能够提高面粉的弹性。增强饮料及乳制品的滑腻口感，且可避免产品的分层和沉淀。如果将这些现代研究与药用结合起来，将有利于皂角子的进一步开发利用。

① 张婷，姜海慧，姜祎，等. 皂荚研究进展 [J]. 中国野生植物资源，2021，40（9）：46-54.

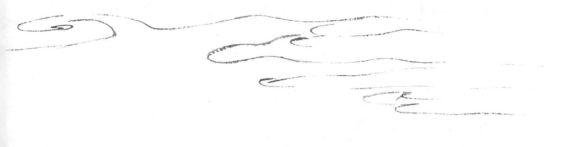

川楝子

传统净制与切制法探讨

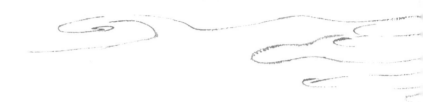

　　川楝子传统炮制方法众多，如清代刘若金《本草述·楝》载："更究其修事制者何所宜，故阅诸证所用，去核皆同，有酒煮者，盐煮者，麸炒者，巴豆炒者，有单炒者，有不用制者，不以一法尽也。"[①] 仔细分析各种炮制方法，发现其核心的基础问题在于净制与切制。由于川楝子具有果皮致密水分浸润困难，果肉着水呈黏性，果核坚硬的特点，其净制与切制方法与其他核果类药物迥异，本研究对川楝子的去皮、去核、取肉、切制及在与巴豆同炒时的处理方法等，进行了初步的探讨。

---

①　刘若金. 本草述 [M]. 北京：中医古籍出版社，2005：533.

1. 去皮之法

川楝子去皮的记载首见于雷敩《雷公炮炙论》，如宋代唐慎微《证类本草·楝实》载："雷公云：凡采得后晒干，酒拌浸令湿，蒸，待上皮软，剥去皮，取肉去核。勿单用。其核碎捶，用浆水煮一伏时了用。"笔者取市售已切成两瓣的生川楝子若干，置盆中用黄酒拌匀，上覆湿屉布，2小时后至笼屉上蒸，"圆气"后10分钟取出，川楝子皮变软，部分翘起，较容易剥下，但是由于果肉着水变湿后发黏，容易粘在果皮上。另取整个未经切制的川楝子，由于果皮致密，水分难以润入，用黄酒润过，果皮变软。置笼屉上蒸（图241），"圆气"后10分钟取出，手摸果皮与果肉间有明显的分离感，稍晾，趁热剥去皮（图242）。果皮容易去掉，果肉变软，并没有发黏，可见，进入果肉的水分很少。

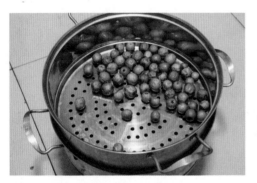

图241 《雷公炮炙论》：蒸，待上皮软

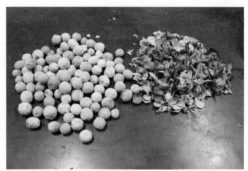

图242 《雷公炮炙论》：剥去皮

宋代陈自明《妇人大全良方·识别修制药物法度》亦载："川楝子，蒸，去皮核。"可见，宋代川楝子蒸后去皮核的方法已然成为定式。清代刘若金《本草述》亦载："酒浸蒸软，去皮核。"可谓言简意赅。

区别于雷敩的方法，明代医家尝试用温开水浸泡去皮。如王文洁《太乙仙制本草药性大全》载："汤温浸过，去皮。"许希周《药性粗评》载："凡用以温汤浸，令皮皱，去皮取肉。"笔者实践发现，与雷公去皮法相比，温汤浸泡法的缺点有二，一是浸泡时间过长，二是去皮效果不佳。

唐代孙思邈《备急千金要方·合和》收载的"治乳痈始作方"与"治疗长虫方"中均应用了"楝实"，但均未指出需要净制。后世医家亦有遵雷公法者，如元代许国桢《御药院方·延龄丹》载："金铃子，去皮。"《普济方》载："川楝子，去皮。"

2．何为去核

川楝子为核果，内果皮坚硬且厚，黑色的种子较小（图243）。宋代唐慎微《证类本草·楝实》载："取肉去核。勿单用，其核碎捶。"那么雷公所谓的"取肉去核"是去内果皮还是去种子呢？文中用"碎捶"，显然用力较大，川楝子的种子质酥脆，笔者用手即能掰开，而内果皮，用铜缸子非常用力亦难以捣碎，仅捣成一些小块。因此，文中的"核"应为内果皮。

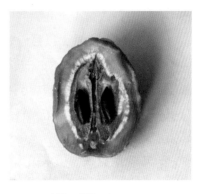

图243　川楝子纵切面

其实，古人对核果类果实，称"核"者多指内果皮，称"仁"者多指种子。如《本草纲目》中的桃仁收载在桃的附药中，称为"核仁"。杏仁收载在杏的附药中，亦称为"核仁"。

川楝子果肉与核分别入药的习惯始自雷敩。后世医家多遵此观点，如宋代杨倓《杨氏家藏方·盐煎散》载："川楝子，麸炒，去核。"南宋张锐《鸡峰普济方·硇砂煎丸》载："川楝子，二两，酒浸去皮核。"至明代已然沿袭成法，如陈嘉谟《本草蒙筌·楝实》载："大抵用核莫用肉，用肉莫用核，此常理也。"[1] 但是，亦有医家提出异议，如宋代陈衍《宝庆本草折衷·楝实》载："雷公及众方悉去核以取肉，而《集验方》乃以肉并核锉炒，合威灵仙元。盖亦有核肉同用者矣。"[2] 后世医家肉核混用的情况亦很多。

3．取肉之法

川楝子取肉之法，《雷公炮炙论》仅简单地表述为"取肉去核。"后世总结了三种方法。

第一种是切法。如宋代《苏沈良方·硇砂煎丸》载："金铃子三两，洗过切破，四两无灰酒浸一宿，候软以刀子削下瓤，去皮核不用。"文中将川楝子切后酒浸，果肉着水变黏，所谓"削下瓤"应指削下果肉。笔者将川楝子水润透后去皮，由于川楝子果肉遇水润湿显黏性，粘在果核上难以剥离。需用刀一点点切下来，非常费力，效率亦很低。笔者尝试将去皮后焙干的川楝子用刀切，发现由于川楝子的果肉

① 张瑞贤. 本草名著集成 [M]. 北京：华夏出版社，1998：149.
② 郑金生. 南宋珍稀本草三种 [M]. 北京：人民卫生出版社，2007：528.

很薄，而果核是椭圆形，所以每一刀能切下来的果肉很少，需要不断变换刀片的方向才能切到果肉，费力且效率低。笔者取整个的川楝子水浸后蒸软去果皮，由于果肉中并没有润入多少水分，所以并不黏。这时用刀能切下来，但是仍比较费力。比较以上三种切制方法，以最后一种最优，但是切法显然并不是最优的方法。

第二种是捣碎法。如宋代《太平惠民和剂局方·指南总论》载："楝实，凡使先以酒浸润，俟上皮、核，剥去虚皮，焙干，以面炒，入木臼内杵为粗末，罗过，去核，方入药用。"[①] 文中先将川楝子去皮，焙干面炒后再杵为粗末，罗去果核，得到果肉。文中用木臼捣，是考虑到并不需要用太大的力量，否则容易将果核捣碎。但是，亦有医家认为用木臼力量太小，如元代许国桢《御药院方·沉香荜澄茄丸》载："川楝子，炮，捶碎去核用肉。"[②] 文中"捶碎"的力量显然很大，果核亦可捣碎。笔者取川楝子去皮再焙干，用铜缸子捣。由于川楝子果核很硬，仅能捣成较大的几块，而果肉部分则易捣碎，呈小粗粒或粉状。将果核部分拣出，即得到果肉。这种操作方法工作效率高，明显优于去皮后趁湿取果肉的方法。这种将川楝子润湿去果皮，再焙干杵碎取果肉的工艺，是川楝子独特的净制方法。

第三种是水煮法。古人利用川楝子果肉着水呈黏性的特点，有将果肉作为赋形剂的经验。如宋代《太平惠民和剂局方·麝香大戟丸》载："上为末，独留川楝子，以好酒一、二升，葱白七枚，长三、四寸，煮川楝子软，去核取肉，和药捣杵，丸如梧桐子大。"文中川楝子酒煮，去皮核取肉。笔者取川楝子全果若干，加黄酒煮，开锅后 5 分钟，部分果皮即可剥下。果肉变软，将果皮用刀切口，继续煮 20 分钟。果皮与果肉分离，果肉已煮烂（图 244）。稍晾，用手挤即可将果肉与果核脱离。由于果肉很黏，粘在手上不易脱下。将果皮与果核拣出用少量清水洗净，剩下的水仍倒入盛果肉的小盆中。得到川楝子果肉混浊液，黏性大（图 245），与诸药粉混合，制作丸剂。

4. 切制

后世医家并没有完全继承《雷公炮炙论》肉核分用的经验，川楝子全果亦为常用之品。由于川楝子质地坚硬，需要经过切制才能入药。古人切制的方法有如下几种。

---

① 太平惠民和剂局. 太平惠民和剂局方 [M]. 北京：人民卫生出版社，2007：323.

② 许国桢. 御药院方 [M]. 北京：人民卫生出版社，1992：63.

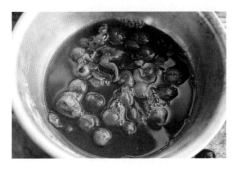

图 244 《太平惠民和剂局方》：川楝子酒煮

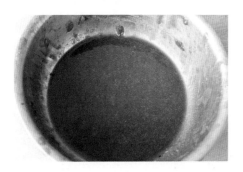

图 245 《太平惠民和剂局方》：泥状果肉

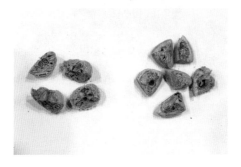

图 246 川楝子切四瓣与切六瓣

第一种是切成四瓣。宋代赵佶《圣济总录》载："楝实四两，十字锉开。"文中指出川楝子切成四瓣。笔者将川楝子润透后，由于果核厚且硬，所以切制较费力。切成两瓣后，将两瓣再各切一刀。据山东省姜保生老药师的讲述，民国时期老药铺的川楝子是一个切六瓣，即一个切两瓣，每瓣再切两刀成三瓣（图 246）。

第二种是捣碎。元代罗天益《卫生宝鉴·咀药类》载："捣细用。"文中并没有指出需要去皮核，应该是整个捣细。所谓捣细并非捣成细粉，只是捣成细小的颗粒。其中果核部分难以捣碎。

第三种是切片。川楝子切片，显然是包括了果核部分。宋代王璆《是斋百一选方·茴香金铃丸》载："金铃子，每个锉作四片。"文中川楝子平行三刀呈四片，由于川楝子果核硬且脆，切薄片容易碎，所以多切成厚片。对于质地坚硬而脆的川楝子而言，切四瓣显然比切片更容易些。

5．与巴豆同炒时川楝子的处理

川楝子为治疗疝气之要药。正如清代刘若金《本草述》载："楝实之用在疝证，处剂者十用七八。"但是其味苦性寒，与寒邪客于小肠的病机并不相符。对此，古人的经验是用川楝子与巴豆同炒。二药配伍的机制，清代张秉成《成方便读》载："其妙用在巴豆与川楝二味同炒，去巴豆不用，但取其荡涤攻坚刚猛直前之性味，同川楝入肝，导之下行，又不欲其直下之意。"总之，是以巴豆之热制川楝子之寒，且巴豆冲墙倒壁之力能增加川楝子的力量。

古人非常看重川楝子与巴豆的配伍，二药同炒制过程中，对川楝子的净制与切制进行了多种探讨，具体有以下几种。

第一种是汤浸去皮，与麦麸同炒。宋代唐慎微《证类本草·楝实》载："治丈夫本脏气伤，膀胱连小肠等气。金铃子一百个，汤温浸过去皮，巴豆二百个捶微破，麸二升，同于铜铫内炒，金铃子赤熟为度，放冷取出，去核为末。每服三钱，非时热酒、醋汤调并得，其麸、巴豆不用也。"文中有三点值得注意：一是川楝子去皮后并没有捣碎。川楝子皮硬且厚，水润尚且困难，去皮后才能与巴豆直接接触，吸收其气味。二是巴豆是捶微破。巴豆仅为捶微破，说明方剂的初衷并不希望巴豆与川楝子接触过多，恐其直下邪气致泻。三是麦麸的作用。巴豆麦麸同炒，是利用麦麸吸收巴豆中的部分油质，减少其泻下的副作用。炒制的标准是以川楝子色赤为度。文中100个川楝子用麦麸2L，按宋代度量衡1L约等于现代的700ml[①]，称700ml麦麸约合156g。笔者取川楝子20个温水浸泡1天半，手工去皮，晒干。取巴豆40个打微破，方法是用铜杵轻捣，听到一声清脆的声音即可，提示巴豆种皮已经有裂隙。川楝子、巴豆与麦麸62g，同时下锅，中火炒。炒至川楝子的颜色焦黄似熟铜色为候，麦麸的颜色呈焦褐色，巴豆多裂开，露出白色的种仁（图247）。去掉巴豆、麦麸，得到制过的川楝子，将川楝子捣碎，取肉研细粉（图248）。为了检验川楝子果肉中吸入巴豆油后是否有致泻作用，笔者曾将前述20个炒制过的川楝子，约80g，水煎半小时，顿服，服后稍恶心，始终没有腹泻的症状。而炒过的巴豆仁，药房人员曾服半个，并没有丝毫腹泻的症状，而服生巴豆仁仅小米粒大小即腹泻2次。笔者服用生巴豆仁仅半个大米粒大，即能腹泻5次。可见，巴豆炒后攻下力量明显减弱。

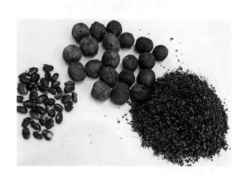

图247 《证类本草》：川楝子赤熟为度

第二种是切四瓣，麸炒去皮。宋代赵佶《圣济总录·楝实散》载："楝实（四两，

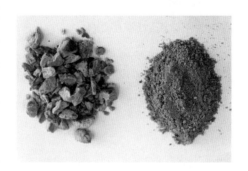

图248 《证类本草》：川楝子去核为末

① 邱光明. 中国古代度量衡 [M]. 北京：中国国际广播出版社，2011：144.

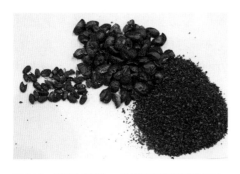

图 249 《圣济总录》：川楝子巴豆与麦麸同炒，候麸色黑药焦黄

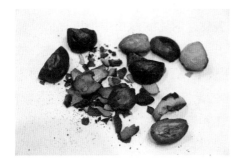

图 250 《圣济总录》：川楝子去皮困难

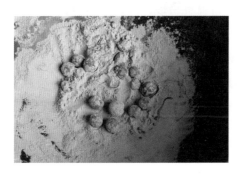

图 251 《本草纲目》：川楝子汤浸去皮，与面同炒

十字锉开），巴豆（椎令微破，二味用麸一升同炒，候麸色黑，药焦黄，去巴豆并麸，取楝实去皮用）。"文中川楝子并没有去皮，直接切成四瓣，与巴豆、麦麸同炒。火候标准与《证类本草》相同。炒后川楝子再去皮。由于原书没有巴豆的剂量，按上述《证类本草》中三药的比例，笔者取川楝子 20 枚水浸 2 天，切四瓣。巴豆 40 个，轻捣微破。麦麸 62g。三药同炒，至川楝子色焦黄，巴豆裂开，麦麸黑褐色为止（图 249）。将炒好的川楝子拣出，发现果皮仅少部分脱下或用小刀可以剥下，大部分难以分离（图 250）。这种切四瓣再麸炒的方法，巴豆接触内果皮的面积比较大，但是坚硬的内果皮并不能吸附多少药物，另外炒后再去皮似并无必要。故该法显然不如《证类本草》的汤浸去皮，与麦麸同炒法。

第三种汤浸去皮，与面同炒。明代李时珍《本草纲目·楝》载："丈夫疝气：本脏气伤，膀胱连小肠等气。金铃子一百个，温汤浸过去皮，巴豆二百个，微打破，以面二升，同于铜铫内炒至金铃子赤为度。放冷取出，去核为末，巴、面不用。"[1] 文中 100 个川楝子用面 2L，按宋代度量衡 1L 面粉换算后约 496g。笔者取川楝子 20 个温水浸泡 1 天半，剥去上皮。晒干。与巴豆 40 个微打破、白面 198g 同入锅中，小火勤翻。少部分面粉容易粘到锅底，颜色会呈棕色，翻炒过程中川楝子与巴豆均粘上白面呈白色，随着炒制时间的推移，白面的颜色加深呈微黄色，川楝子表面亦逐渐呈黄褐色（图 251）。

---

① 张志斌，郑金生. 全标原版本草纲目 [M]. 北京：科学出版社，2019：1517.

筛去面粉，巴豆炼出，得到制川楝十。该法与前述《证类本草》的区别，只是将麦麸改为白面，后世《本草述钩元》《本草求原》等均有转载。而川楝子面炒的方法，在宋代《太平惠民和剂局方·指南总论》中已列为常用之法。所以上文并非李时珍传抄错误，而是延续了宋代的炮制方法。比较面炒与麸炒二法，面炒者炒制温度低，时间长，火候不易掌握，而麸炒者用中火，温度高，时间短，火候容易掌握。

第四种是去皮清炒。宋代赵佶《圣济总录·木香散》载："楝实，巴豆（各三十枚，剥去皮，同楝实炒候黑色，去巴豆，用楝实）。"[①]文中有两点需要注意，一是巴豆去皮，前述麸炒法中的巴豆需"捶微破"或"椎令微破"，面炒中的巴豆需"微打破"，均没有去皮，故与川楝子接触面积较小。而本法所载川楝子与巴豆均去皮，同炒时巴豆油会大量地渗入川楝子果肉中。二是没有用麦麸或面粉作为辅料同炒，川楝子与巴豆接触过多，吸收的巴豆油过多。以上均会导致川楝子中的巴豆油含量过多。元代沙图穆苏《瑞竹堂经验方·木香楝子散》载："川楝子二十个为末，未碾前先同巴豆二十粒同楝子炒黄赤色，去巴豆不用。"[②]文中川楝子与巴豆同炒，但是并没有说明二者是否需要去皮。笔者推测，川楝子应为去皮者。

第五种是取肉清炒。南宋杨倓《杨氏家藏方·金铃子散》载："金铃子肉，四十九枚，锉碎如豆大，不令碎细。用巴豆四十九枚，去皮不令碎，与金铃子肉同炒，至金铃子深黄色，不用巴豆。"[③]文中川楝子取肉切碎，巴豆去皮，与前述去皮清炒者相比，二者接触得更密切。

第六种是取肉麸炒。宋代刘信甫《活人事证方后集·金铃丸》载："金铃子，四十个，去皮、核，只取肉。用巴豆二十粒，去皮，入麸同炒。金铃子肉如桑根色为度，弃却巴豆、麸，只使金铃肉。"文中用川楝子取肉，与去皮的巴豆同炒。火候以川楝子肉炒至桑根色为度，桑根色与《证类本草》中"金铃子赤熟为度"是同义。

第七种是切四瓣，带皮清炒。宋代《苏沈良方·川楝散》载："治小肠气，下元闭塞不通。川楝子（一两和皮四片）巴豆（一两并壳捶令碎），上同和匀，入铫内，炒令紫色，取出，去巴豆，只取川楝子，净刷为末，每服一钱，先炒茴香，秤一钱令香，用酒一盏冲，

① 赵佶. 圣济总录 [M]. 北京：人民卫生出版社，2013：1129.

② 沙图穆苏. 瑞竹堂经验方 [M]. 北京：人民卫生出版社，1982：28.

③ 杨倓. 杨氏家藏方 [M]. 北京：人民卫生出版社，1988：210.

更煎三五沸，去滓，调川楝子末，连进二服，得下泄即瘥。"文中明确指出川楝子要带皮切四瓣，显然并不希望果肉与巴豆接触过多。巴豆连壳捶碎，显然破碎程度远大于《圣济总录》的"捶微破"，这种处理方法是川楝子与巴豆同炒的各种方法中，巴豆唯一要求捶碎者，亦是力量最大的一种。所以方后云"得下泄即瘥"。

以上七种方法中，笔者认为第一种汤浸去皮，与麦麸同炒的方法最优。

6. 结语

综上所述，川楝子净制与切制的方法与其他果类药物迥异。去皮法以《证类本草》记载的酒浸蒸去皮法效果最好，明显优于后世的温汤浸法去皮。古籍中川楝子核是指坚硬的内果皮。川楝子去皮后，再焙干杵碎取果肉，是川楝子独特的取肉方法。切制法有切瓣、捣碎、切片三种。与巴豆同炒，川楝子的处理方式包括：汤浸去皮与麦麸同炒、切四瓣麸炒去皮、汤浸去皮与面同炒、去皮清炒、切四瓣带皮清炒、取肉清炒、取肉麸炒等，以去皮后与麦麸同炒为最优。在川楝子净制与切制的研究过程中，笔者认为有以下几点值得讨论。

第一是切制的规格。2020年版《中华人民共和国药典》中关于川楝子的规格描述为："本品呈半球状、厚片或不规则的碎块。"笔者在药房中见到的川楝子多呈半球状。从古代文献看，川楝子切制多为捣碎、切片，或十字剖开，并没有一切两瓣的半球状的规格。由于川楝子质地坚硬，仅切两瓣难以煎出有效成分。川楝子质脆，切薄片容易碎，而切厚片又与半球状相近。古人十字剖开或一切六瓣的规格均可考虑，而半球状应予排除。

第二是去皮的目的与方法。古人去皮的目的很可能是由于川楝子果皮致密，水分浸润困难，有效成分难以煎出。去皮的方法，古法中以酒（或水）浸蒸，去皮效果为最优，但是，并没有明确说明浸泡与蒸制的时间，应进一步研究，或从现代工艺中寻找更好的去皮方法。

第三是古今川楝子入药部位的不同导致的用量问题。古人川楝子的入药部位以果肉为主流，但是全果入药的情况亦不少见。这就要求同仁在运用古方的过程中一定要注意川楝子的入药部位。由于现行《中华人民共和国药典》规定川楝子是全果入药，如果古籍中用果肉，那么在临床上至少要提高一倍的用量才与古籍相当。

第四是川楝子与巴豆配伍中的净制。二药是治疗疝气的经典配伍，但是，如果不重视川楝子的净制，则达不到预期效果。如现行众多《方剂学》教材多收录了《医学发明》所载天台乌药散，原书载："天台乌药，木香，茴香（炒），青皮（去白），良姜（炒），各半两，槟榔（锉，二个），川楝子（十个），巴豆（七十粒）。

右八味，先以巴豆微打破，同楝子用麸炒，候黑色，豆、麸不用外，为细末，每服一钱，温酒送下，疼甚者，炒生姜热酒下，亦得。"文中川楝子没有说明是否需要净制。本方川楝子同巴豆麦麸同炒的经验，显然是取法自《证类本草》，原书中川楝子是需要汤浸去皮的。如果直接用带皮的川楝子全果，川楝子吸收的巴豆油要少得多，难以制约川楝子的寒性，亦难增加川楝子的力量。如果用带皮切瓣者，古人显然又不会用麸炒。因此，方剂的整体功效的体现，离不开药物的炮制，而作为炮制基础的净制显得尤为重要。

硇砂

传统炮制工艺与京帮炮制经验探讨

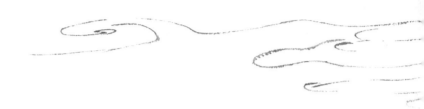

硇砂始载于唐代，苏敬《新修本草》载："主积聚，破结血，烂胎，止痛下气，疗咳嗽宿冷，去恶肉，生好肌。"本品内、外科均可应用。如明代李时珍《本草纲目》载："时珍曰：硇砂大热有毒之物，噎膈反胃积块内藏之病，用之则有神功。"现代医家用硇砂内服主要用于治疗消化系统肿瘤。如李可先生用本品加硼砂、火硝、雄黄、青黛等治疗食管癌，仝小林院士用本品加干蟾皮、三七粉用于治疗胃癌。硇砂亦为外科要药，如宋代苏颂《本草图经》载："今医家治咽喉最为要切。"明代陈嘉谟《本草蒙筌·硇砂》载："因多烂肉之功，每为外科要剂。肿毒资破口去血，溃痛仗剔腐生肌。除翳膜，明双睛。"

硇砂临床疗效卓著，是王道之药，为历代医家所重视。但是，由于其毒副作用大，医家又视其为虎狼之药。故又属临床少用品种。古人对其炮制解毒进行了深入的研究。

京帮特色中药炮制流派发源于北京，为全国主要炮制流派之一。其炮制工艺以北京同仁堂、鹤年堂为代表。京帮在药物的净制、切制、蒸、炒、炙、煅、发酵、制霜等方面均有自己独特的炮制技术，由此产生了颇具特色的中药炮制品种。笔者在文献整理与古法重现中发现，京帮在醋制硇砂的炮制方面有着丰富的经验。这些经验对硇砂的现代研究亦有重要的借鉴意义，兹分述如下。

1. 古人对硇砂毒性的认识

关于硇砂的毒性，古籍中多记载为有毒或大毒。如唐代甄权《药性论》载："硇砂，有大毒。畏浆水，忌羊血。味酸咸。能销五金八石，腐坏人肠胃。生食之，化人心为血。"文中指出硇砂对胃肠有腐蚀刺激性。甄权指出硇砂有能"销五金八石"的作用，是指硇砂本身的腐蚀性。这种腐蚀性后世亦作为其大毒的依据。如明代缪希雍《神农本草经疏》载："能消五金八石，腐坏人肠胃。生食之，化人心为血，其毒之猛烈如此，可畏矣！"清代黄元御《玉楸药解》亦载："如此毒物，解使金石销毁，何可入腹？但宜入膏散外用耳！"

古人对硇砂的毒性认识并无异议。但是，宋代苏颂在《本草图经》中记载了当时西部土人有用硇砂腌肉的习惯："此本攻积聚之物，热而有毒，多食腐坏人肠胃，生用又能化人心为血，固非平居可饵者。而西土人用淹肉炙以当盐食之，无害，盖积习之久，若魏武啖野葛不毒之义也。"苏颂难以解释这种现象，模糊地用魏武帝曹操喜食野葛而不中毒相类比。文中野葛即指钩吻，是一种剧毒的植物。对此，清代刘若金在《本草述》中质疑："更可疑者，苏颂曰是物有毒，能腐人肠胃。而又曰西土人用淹肉，炙以当盐。推求其故而不得，则曰彼土人习久则不毒也。噫！何其自为背谬至此，犹欲著之为信书乎？"刘氏认为这种现象的出现是药物的基源问题："愚揣之，其西人用以当盐者，即彼中淋炼之卤汁。而阳毒能腐人肠胃者，乃北庭所产之砂也。是其性味之阴阳迥殊，而施治之证有若冰炭，不审时珍滚同而称举之，抑又何耶？"即认为土人所用当盐者为卤汁，而非硇砂。刘氏对此非常严谨，文后指出这种观点只是推测，尚须至实地考察证实。

2. 传统炮制方法

硇砂中往往含有较多杂质，去除杂质的方法，是利用硇砂易溶于水、醋等液体，而泥土砂石不易溶的差异。去除沉淀于底部的泥砂。这种方法古人亦称为"水飞法"，现代学者将硇砂的净制与后续加热析出的工序统称为"提净法"。古今并不矛盾。为了表述更加清晰，本研究将净制与提净法分别阐述。

（1）净制法

硇砂的水飞法与朱砂不同。后者目的是得到极细的沉淀物，而硇砂净制的目的是去除难以溶解于水而沉淀于底部的泥土与砂石。古人所用液体有以下几种。

第一种是水。如宋代苏颂《本草图经》载："又夹砂石，用之须飞澄去土石。"

文中"飞澄"的含义是水飞澄清的意思。硇砂易溶于水，如明代李时珍《本草纲目·硇砂》载："若近冷及得湿，即化为水或渗失也。"根据笔者实践体会：硇砂质地松软，易捣碎，加清水后，硇砂表面很快就有细小的气泡冒出，可以闻到一股类似沼气的臭味。即便不经研磨硇砂亦可完全溶于水中，但用乳钵研磨可加快硇砂的分解。笔者将一块拇指大小的紫硇砂置清水中，2 小时即完全溶解。如果用热水，硇砂溶解的速度会加快，如宋代赵佶《圣济总录·丁香丸》载："硇砂，半两，用百沸汤化破，研细，纸滤过，入瓷碗内，慢火熬干。"文中用沸水浸泡硇砂并将其捣碎，显然溶解速度会加快。用纸作过滤是因为硇砂的水溶液中还有一些絮状的褐色漂浮物，过滤后的硇砂溶液更纯净。

另外，关于硇砂的采收，明代李时珍《本草纲目》载："时珍曰：硇砂亦消石之类，乃卤液所结，出于青海，与月华相射而生，附盐而成质，虏人采取淋炼而成。"文中指出采取天然的硇砂后，需经过"淋炼"。笔者认为"淋"即将硇砂加水溶化，而炼则是煮制。

第二种是酒。如李时珍《本草纲目》中记载了一首治疗肾脏积冷，气攻心腹疼痛，面青足冷的方剂："硇砂二两，桃仁一两去皮，酒一小盏，煎硇十余沸，去砂石，入桃仁泥，旋旋煎成膏，蒸饼和丸梧子大。每热酒下二十丸。"文中亦是以酒作为溶剂，水飞硇砂，以去除砂石。

第三种是醋。如宋代王怀隐《太平圣惠方·木瓜丸》载："硇砂，二两，以醋一盏化去夹石。"醋味酸，《日华子本草》载："北庭砂，味辛、酸、暖，无毒。畏一切酸。"文中北庭砂即硇砂。硇砂畏一切酸，当然包括醋。笔者实践发现，硇砂用醋浸泡，溶解的时间较用水短。而且醋味遮盖了硇砂的臭味。

第四种是浆水。唐代甄权《药性论》指出硇砂畏浆水。浆水味酸，又称醋浆水。宋代赵佶《圣济总录·茱萸丸》载："硇砂，半两，用醋浆水淹搅五七百度，用纸滤过，瓷器内慢火逼令干。"文中用浆水的效果与醋并无二致。浆水的制作方法，明代陈嘉谟《本草蒙筌》载："节择清明，熟炊粟饭。乘热投磁缸内，冷水浸五六朝。味渐酸而生白花，色类浆故名浆水。"后世《本草纲目》在引用该文时，将"熟炊粟饭"改为"炊粟米热"，义同。均要求将熟米趁热投冷水中浸泡。

（2）提净法

硇砂经过上述净制法后过滤，得到硇砂溶液。将其再经过加热可使更纯净的硇砂析出。加热的方式有两种。

第一种是炖法。指将硇砂溶液用水浴加热的方法，使水分蒸发，硇砂不断析出。该法为硇砂炮制的主流方法。如宋代寇宗奭《本草衍义》载："用之须水飞过，入瓷器中，于重汤中煮其器，使自干，杀其毒及去其尘秽。"文中"于重汤中煮其器"即指水浴加热。后世如刘文泰《本草品汇精要》、王纶《本草集要》、滕弘《神农本经会通》、梅得春《药性会元》等均有转述。《本草蒙筌》载："水飞去土石重煮。"文中"重煮"亦是重汤煮之意，作者又恐读者不解，故又在文后加以注解"水飞后，又水煮干用"。笔者将盛有硇砂水溶液的瓷碗，水浴加热。直至水分全部蒸发，得到白色结晶状物质，即为制硇砂。

第二种是煮法。指将硇砂溶液置容器中煮制，使水分蒸发，得到霜状结晶物。该法始于宋代，如《圣济总录·磨滞丸》载："硇砂，醋熬成霜，研末。"这种煮制的方法在明代逐渐成为主流，如《本草纲目》载："时珍曰：今时人多用水飞净，醋煮干如霜，刮下用之。"文中将硇砂溶液直接煮干即可，显然较水浴加热效率高。硇砂水飞后已成水溶液，所谓"醋煮"显然是将醋加入水中，并非用纯醋煮制。笔者取硇砂 30g，捣碎，加水溶化，过滤，加棕色米醋 9g，置砂锅中加热，至水分全完蒸发，得到棕色结晶。而用白醋煮者颜色则呈灰白色（图 252）。

煮制的容器多用瓷器或砂锅，但亦有古籍记载有违于此。如《普济方·内外障眼》载："净水洗去泥，以水入铁铫，煮干如盐样白方好。"文中将硇砂溶液直接用铁铫煮干，硇砂对铁铫的腐蚀性是显而易见的，显然这种容器的选择是错误的。

（3）煅制法

古人有煅制硇砂的经验，煅制的目的是减毒、增效。关于减毒，宋代唐慎微《证类本草》载："煅赤使用，并无毒。"关于增效，宋代王继先《绍兴本草》载："又有一法，制炼而经火者，除痼冷坚积尤验。"指出煅制后硇砂祛寒积的能力加强。

有医家对煅制的器具提出特殊要求，如用黄丹石灰作柜者，宋代掌禹锡等《嘉祐本草》载："凡修制，用黄丹、石灰作柜，煅赤。"文中以黄丹为原料，石灰为赋形剂，制作柜状的容器，用于煅制硇砂。至于应用黄丹的原因，清代刘若金《本草述》载："黄丹，乃铅炼就者，铅属至阴，故可以解硇之阳毒。"其中黄丹与硇砂是否会起反应，还待进一步研究。

古人煅制硇砂的器具还有陶罐。如宋代唐慎微《证类本草》："硇砂丸方：硇砂不计多少，用罐子内着硇砂，上面更坐罐子一个，用纸筋、白土和上下俱泥了。窨干后，从辰初时便用苍耳自在落下叶，将来捣罗为末，药上铺头盖底，上面罐子内用水坐着，水旋添，火烧从罐子外五寸已来围绕，欲尽更添火，移向前罐子周回，

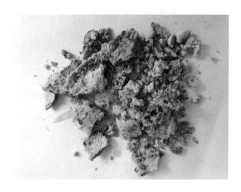

图 252　白醋煮硇砂

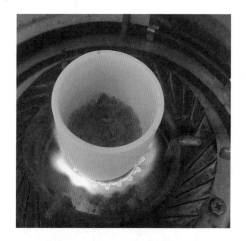

图 253　煅制硇砂

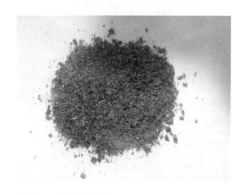

图 254　煅硇砂成品

火尽更旋烧促向前，计一伏时为度，更不移火，却闲杂人及妇人不得见，一伏时住。取来捣罗为末，醋、面糊为丸如桐子大。每服逐日十丸至十五丸，温酒或米饮下，并无忌，若烧吃三二斤，进食无病。"文中用陶罐煅制，硇砂捣碎后置陶罐中，硇砂上下铺苍耳叶粉末。煅制的方法并无出奇之处，只是在陶罐上面又放置一陶罐，其目的似为降低下面陶罐的温度。

古籍中还记载了一种特殊的炮制方法，明代郑宁《药性要略大全·硇砂》载："又法：将硇砂入罐，用苍耳叶捣泥固济其口，重汤煮一伏时，醋糊丸服之，并无毒。"文中将硇砂置陶罐中，水浴加热。水浴的温度很低，很难说这是煅制。如果将硇砂水飞后去砂石，将其水溶液倒入陶罐中，再水浴加热，则为传统的重汤煮制法。笔者推测可能是原书省略了水飞的工序。并非煅制法。

笔者选用了坩埚，取硇砂若干，捣碎，置坩埚内，用燃气加热 1 小时，目视硇砂色变红（图 253）。取出，放凉，颜色较原来稍红，无腥臭味，味咸（图 254）

3. 京帮传统炮制经验

京帮炮制硇砂的经验，亦是遵从古法，分为炖法与煮法两种，均属现代中药炮制的提净法。但是炮制工艺更加细化，操作性更强。分述如下。

（1）炖法

据同仁堂《中药炮制方法》（1959 年）载："操作方法，先将大块的生硇砂，置于铅铁盆中加约 2 倍的清水及 1/4 的醋，将盆放在一个盛水的锅内利用水蒸气来炖，约 8 小时，盆内的硇砂等则成为混浊的液体，去火放置一夜，则有褐色的不溶杂质沉淀于盆底，其上层仍为较清的液体，第 2 天继续再蒸，即在液体的表面上，析出薄而透明的白色结晶。即用细铁纱笊篱轻轻地捞取，倒在垫有洁净纸张的圆匾内，结晶是很快的应随升随捞，进行干燥，此即醋炙硇砂，为洁白色。"文中所示方法为传统的水炖法。但是没有前期将硇砂溶于液体中后再过滤的工序，而是直接水浴加热。

文中明确指出了添加清水的比例为硇砂量的 2 倍，醋的添加比例为硇砂量的 25%。二者相加液体总量仅为硇砂用量的 2.25 倍，而第 1 天炖制的时间长达 8 小时。这么久的炖制时间是否已经可以将硇砂析出？不必静置一夜，等到第 2 天再炖制了？带着这个疑问，笔者重复了同仁堂的炖制法。取硇砂 200g，加清水 400ml，白醋 50ml，倒入搪瓷盆中。很快硇砂表面就有小气泡，空气中弥漫着轻度沼气味，硇砂开始缓慢溶解。在水浴加热过程中，水溶液很快混浊，不断有深绿色絮状物溶出。2 小时左右，水面即有晶体析出，用笊篱捞出。置白纸上，呈深灰色。显然并不是所要求的白色结晶。3 小时左右，再次捞取，硇砂仍呈深灰色。遂停止加热。第 2 天早上，发现搪瓷盆上部液体清澈，下部有白色的硇砂、掺杂的石块。无絮状物。再次水浴加热，液体表面很快即有白色晶体析出，待结晶铺满液面。即捞出置白纸上，反复操作（图 255）。经过 2 小时左右即很少有结晶再析出。但是盆底仍有较多前一日沉淀的硇砂，说明其并未再溶于水而析出。随着液体蒸发，液面不断下降，直至接近盆底。笔者尝试往搪瓷盆中倒入少量开水，液体突然浑浊，呈深绿色，色如前一日，显然是沉淀在底部的絮状物再次浮起。30 分钟后，液体逐渐澄清，但颜色呈淡绿色，其中仍有少许絮状物悬浮，底部则为白色硇砂与深绿色絮状物的混合状态。实验被迫终止。将捞出的硇砂结晶晾干，得到白色的醋制硇砂（图 256）。

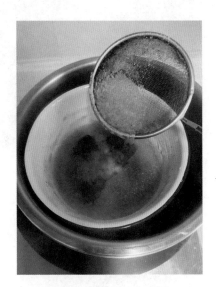

图 255　捞取硇砂

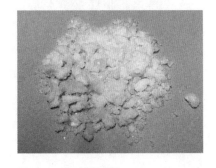

图 256　硇砂干燥成品

可见，同仁堂制法的优点是省去了净制的工艺，静置一夜后仍能得到洁白的硇砂。缺点是所用清水的量过少，使第1天炖制时即有较多硇砂析出，静置一夜后沉淀于盆底，不易再析出。其所用水量仅为硇砂的2倍，炖8小时显然太久了。因此，很可能是同仁堂《中药炮制方法》在印刷时有误。

笔者近期与北京同仁堂制药厂于葆墀老师一同讲授炮制课程，于老师有着丰富的中药炮制经验，是首届"北京大工匠"。由于需要前期录制一些炮制操作的视频，有幸目睹了于老师亲自操作传统制紫硇砂的全过程：取较碎小的紫硇砂2kg，加40℃水12kg，待紫硇砂基本溶于水后，过滤，倒入不锈钢盆中，加陈醋600ml。将盆放在水锅内，隔水加热蒸发。注意盆的液面要低于锅的液面，有利于快速蒸发。随时捞取液面上析出的白色结晶，直至无结晶为止，干燥。由于加入的水量为硇砂用量的6倍，虽然所用为带酱色的米醋，早期所捞出的硇砂仍是白色的结晶。

据《北京市中药饮片切制经验》（1960年）载："取砸碎的紫硇砂，置盆内加开水溶化，除去残渣杂质，倒入磁盆内。另取一锅，内盛醋水。再将磁盆放入锅内，加热蒸发，捞出盆内硇砂液面析出的白霜，置白纸上，再覆盖白纸一张，干燥即得。每100斤硇砂，用米醋50斤。"该法较同仁堂法增加了先期过滤的净制法，所用米醋为硇砂用量的50%，但是没有记载水的用量。在干燥方法方面，上下各覆白纸吸湿，有利于干燥。

《北京市中药炮制规范》（1986年）中将紫硇砂与白硇砂的炮制方法分列，二者均有水炖法，工艺与1960年版的《北京市中药饮片切制经验》所载大致相同。白硇砂则仅有水炖法，而紫硇砂还有直火煮法。《北京市中药饮片炮制规范》（2023年）收录了紫硇砂，炮制方法与1986年版相同。

（2）煮法

据《北京市中药饮片切制经验》（1960年）载："炙紫硇砂，捣碎研细，过细罗。置乳钵内，加热水使之溶化。然后倒入竹筐内过滤，竹筐上放洁净的麦秸3斤，再覆盖小米大的白砂子一层，中部挖一坑，下接一盆。滤液倒入铜锅内，加热提炼，至液面析出白霜，即捞出置白纸上。提炼多次，至不再析出白霜为止，最后晒干。锅内残留的白渣可另晒干，用于调配膏药。"文中所述的记载见于20世纪60年代，其传承来源很可能是民国甚至是清末。将经过过滤的硇砂溶液，直接用铜锅加热浓缩，析出白霜。至于文中竹筐上所铺麦秸、白砂均是为使硇砂滤液更干净而设。这是由于硇砂水溶液中会出现絮状物，普通滤网难以过滤干净，古人多用纸过滤。现代滤网的规格已经很多，用100目以上即可。

根据笔者实践体会：将硇砂水飞后过滤溶液，水煮时，并没有硇砂从液面析出。只是随着液体的浓缩，硇砂会逐渐沉积于盆底。水分完全蒸发后，所得硇砂靠上部分颜色洁白，底部的颜色则呈灰白色。《北京市中药炮制规范》（1986年）中将硇砂的炮制方法简述为："或将上法滤过获得的清液置锅内，加适量醋，加热蒸发至干，取出。"这种方法生产效率高，但是所得硇砂的纯度显然不如炖法。

（3）生用

据同仁堂《中药炮制方法》（1959年）载："炮制前后的情况，生硇砂，紫褐色有毒，柔蚀五金为一切酸，并含有杂质，除配膏药生用化腐生肌外，一般是用醋炙过的。"可见，京帮认为生品硇砂多用于膏药的糁药，鲜有内服者。另外，醋制硇砂所余的渣滓亦用于膏药的糁药。《北京市中药饮片切制经验》（1960年）亦载，锅内残留的白渣可另晒干，用于调配膏药。需要注意的是，这些渣滓是经过净制提制后所余，并非生硇砂。笔者体会净制后所余的杂质多是夹杂砂石，其中亦有故意掺加的色泽像硇砂的石块，因此需重视硇砂中的杂质问题，仔细挑出。

据姜保生老师讲，亦有临床医生习用生紫硇砂治疗食管癌，认为其力量较大，常与猫眼草配伍。其每日用量一般不超过1g。

（4）注意事项

京帮醋制硇砂过程中有一些细节需要注意，关系到硇砂的品质与成品率。同仁堂《中药炮制方法》（1959年）中指出以下几点注意事项。

第一是硇砂制作的季节。京帮认为醋制硇砂的制作季节是春秋，其原因是冬季过冷而夏季过潮湿，产品不宜于干燥。

第二是制硇砂所用盆。要用"镀锡"的铁盆或搪瓷盆，以免受腐蚀，不要用铁盆，也不要用铜盆。

第三是炖制硇砂时，先用武火，水开后转入微火，不可盖锅盖，如有结晶析出，应随即轻轻地捞出，否则结晶品便会沉淀到盆底去，成为细粒，难以捞出，收得率即降低，且往往收取的硇砂不是洁白的。

第四是不要用掺加了酱色的醋，醋量也不可过多，以免颜色变黄而不润泽。

同仁堂《中药炮制方法》（1959年）记载硇砂用醋："各地所产的醋，其成分及气味是不一的，以山西及镇江醋为著名，山西醋中醋酸含量约3%~7%，镇江醋的含酸量较低约1%，另含有酯类，故尚有芳香气味，炮炙药料所用的醋，以米醋（即酒醋）为上专供食用的麸醋加有酱色不宜供药用。"文中对醋的要求显然是为了使所制硇砂的色泽洁白。1961年北京中医学院《中药炮制学》"醋煮硇砂"亦载：

"不要用带色的醋，以免影响颜色不洁白。"笔者体会，用带酱色的醋，隔水煮制硇砂时，醋水较多时，析出硇砂的颜色仍是白色的。但是随着醋水的蒸发，浓度逐渐升高，硇砂的颜色亦带酱色。同样，在用煮法时，所制硇砂更容易带酱色。

文中指出"酒醋"为上，所谓"酒醋"即指用传统方法所酿之醋。将"酒"与"醋"放到一起，是因为二者制作工艺有重叠之处。传统酿醋的原料是高粱、黄米，将其浸泡后蒸熟，晾至适宜温度后拌入大曲。发酵后，再次拌入大曲及辅料，辅料多为麦麸、细谷糠、豆粕等，再次发酵。后经熏醋、淋醋、陈酿等工序完成。京帮所谓"麸醋"即是在第二次发酵，即将酒精醋化的过程中添加了麦麸。由于麦麸的颜色较深，使醋的颜色亦会呈酱色。其实，传统酿醋工艺中大多要求加入麦麸，只是没有麸醋添加的那么多而已。笔者观察，现行市场上的白醋虽然多是酿造工艺，其配料表中却仅有水、食用酒精、大米、食用盐。其酿造显然不是传统工艺，只是将酒精醋化。而传统工艺制作的镇江香醋，其配料表中有水、糯米、大米、食用盐、白砂糖、大曲（大麦、小麦、豌豆）。北京龙门香醋的配料表则为水、大米、小麦麸皮、大曲（大麦、小麦、豌豆）、食用盐、风味型酵母提取物、白砂糖、食用香精。二者的酿造工艺显然是由传统工艺演化而来，仍保留了传统的核心部分。

实际上，传统酿造白醋的颜色并非现在市售者无色透明，而是呈淡黄色，其颜色仅是较酱色浅而已。笔者认为，市售酿造的白醋亦可用，如果是按传统工艺生产，没有用麦麸作辅料、颜色较浅的传统醋更佳。

4. 结语

古人积累了丰富的硇砂炮制经验。将硇砂溶解于水、醋、酒、浆水等液体中，去除杂质。对所得溶液进行炖或煮，使硇砂结晶析出。或用煅制、炒制的方法炮制。京帮炮制方法延续了古法，而且更加注重细节，如炮制的季节、锅具、醋的选择等。而同仁堂炖法省去了净制的过程，将炖制分为两天进行，其间静置一夜，亦可得到洁白的醋制硇砂。硇砂炮制的现代研究较少，主要集中在炮制机制与工艺筛选方法。

在研究过程中，我们体会在京帮炮制经验的研究过程中要注意以下几点。

第一是对药物古代炮制工艺的学习。即通过查阅古代文献了解该药物的炮制工艺沿革、炮制机理及工艺细节，并通过与文物的互印互证，补充传世文献的不足。最重要的是要进行古法复原，即按照古代文献的记载，重现古人的工艺。如果仅学习京帮的炮制经验，就容易陷入只见树木，不见森林的困境，弄不清京帮炮制经验的渊源与特色所在。

第二是注重京帮炮制工艺的细节。国医大师金世元教授指出，中药炮制要根据中药材本身的特点进行炮制加工。所以，针对同一味药物，古今的差别不会迥异。但是在炮制工艺的细节方法，差异还是明显的。像硇砂的炮制，同是京帮，在是否净制方面就有不同的观点。对醋的选择，更是发古人所未发。还有在炖制过程中不要加盖，否则硇砂会沉底的经验。这些均是古书上所没有记载的，需要特别注意。

学习京帮炮制经验的主要目的是守正。而守正最重要的方法就是复原，即原汁原味地复原京帮老师傅的炮制经验。这些经验绝大部分是准确的，但是在传统过程中可能会有一些偏差，需要在复原时加以辨别。如京帮炖制硇砂时的用水量问题，通过工艺复原才发现原书中的用水量记载有误。

第三是京帮与其他地方炮制经验的比较。研究中注意比较学习，发现同一药物不同流派炮制方法的异同，取长补短。

阳起石

传统炮制法刍议

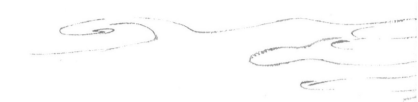

　　阳起石首载于《神农本草经》，唐代以前鲜见于方书，正如唐慎微《证类本草·阳起石》载："古方服食不见用者，今补下药多使之。"① 宋明两代的官修方书如《太平圣惠民和剂局方》《太平圣惠方》《圣济总录》《普济方》等书中均大量收载了含有阳起石的方剂，至清代方书中收载逐渐减少，中华人民共和国成立后《中华人民共和国药典》仅 1963 年版、1977 年版收载，其后至今历版均未见收载。本品属临床上少用品种，学者对其研究亦较少。本研究通过文献考证与实践操作的方法，对阳起石的研细、火煅、酒煮、酒浸、升炼等炮制方法进行初步的研究，兹分述如下。

---

① 唐慎微. 证类本草 [M]. 北京：中国医药科技出版社，2011：106.

1. 不入汤剂

阳起石入药用多为丸散，很少入汤剂。孙思邈《备急千金要方》所收载的含有阳起石的7首处方中，5首是丸散，2首是入汤剂。宋代《太平惠民和剂局方·论炮炙三品药石类例》记载："阳起石，凡使：先以炭火烧通赤，好酒内淬七遍，如只以好酒煮半日亦得，并研细水飞过，方入药用。"[①]文中指出阳起石酒炙的方法有火烧酒淬与酒煮两种，均需研细水飞方入药用。从该书及同代《太平圣惠方》与《圣济总录》中，很少见到汤剂中有阳起石。

明代《普济方》与《本草纲目》中所载阳起石复方，均未见入汤剂者。刘文泰《本草品汇精要·阳起石》则明确指出："火煅水飞研用，不入汤药。"

清代医家医案中阳起石多入丸散或研细调服。如叶天士《临床指南医案》"脱肛"案："王（六二）阳气下陷，肾真不摄，肛坠气泄如风，向老下元阳惫，非升柴能举其陷。人参，鹿茸，补骨脂，炒大茴香，茯苓，调入阳起石三分。"案中阳起石特意指出需"调入"，显然是阳起石粉末。薛雪《扫叶庄医案》"劳倦阳虚寒热"案："痢久伤肾，气不收摄，肛门如锥刺，痛而下坠，小溲不利。先议升阳一法。生鹿角，人参，茯苓，阳起石（另研细调入），当归身，生菟丝子。"[②]案中阳起石亦需另研细调入。

中华人民共和国成立后，《中华人民共和国药典》1963年版中，没有指出阳起石的服法。1977年版则明确指出阳起石"多入丸剂服"，这是符合历史传承的。自此以后，历版《中华人民共和国药典》中均未再收录阳起石。现行1992年版《中华人民共和国卫生部药品标准·中药材》中阳起石亦"多入丸散"。但是，目前临床医生多习惯将阳起石入煎剂，还是比较普遍的现象。

2. 制粉的方法

阳起石多入丸散需制成细粉。阳起石质地松软，制粉并不难，方法有两种。

第一种是直接研细。阳起石生品用药碾子即能由块状轧至粉状。如王怀隐《太平圣惠方·灵宝丹》载："阳起石，研如粉。"王文洁《太乙仙制本草药性大全·阳起石》载："绝细研。"笔者实践操作发现，阳起石很难碾至"绝细"的程度，往往要配合水飞法。

---

① 太平惠民和剂局. 太平惠民和剂局方 [M]. 北京：人民卫生出版社，2007：314.
② 薛雪. 扫叶庄医案 [M]. 上海：上海科学技术出版社，2010：49.

第二种是水飞法。将阳起石碾成粗粉后，再用水飞法即可达到极细的程度。如寇宗奭《本草衍义·阳起石》载："须水飞研用。"[①] 笔者将小块的阳起石用药碾子碾成粗粉，取少许置乳钵中，加适量水研磨。研至钵杵阻力很小时，再加适量水，稍研磨后，将悬浊液倒出至玻璃杯中，静置。反复操作，得到的阳起石确实能达到细如面的程度。

3. 同是火煅淬法不同

古人有将阳起石煅淬的经验。传统的明煅法，一般先将药物捣成小块或粗粉，装入坩埚内，敞口。坩埚外表面要用盐泥固济，待干透后，置炭火或无烟煤火中煅至红透为度。笔者体会，如果用现代的氧化铝类的坩埚，其外表面并不需要用盐泥固济。至于红透的标准，光线充足的情况下并看不到阳起石变红，取样品至暗室中才可见红色。

煅制的具体时间，如张锐《鸡峰普济方·炮制法》载："阳起石，煅一昼夜。"亦有文献指出煅制的时间不宜过长，如《太平惠民和剂局方·养气丹》载："阳起石略煅。"笔者认为，阳起石质松软，研粉并不难，古人煅制的目的并非易于研细。所以煅制的时间不宜过久。

至于火煅后淬制的液体，归纳起来有以下几种。

第一种是黄酒。本品最为常用，如许希周《药性粗评·阳起石》载："凡用火烧通赤，酒淬七次，研细水飞过。"文中反复煅淬达7次，后世《神农本经会通》《本草纲目》所记述的方法相同。笔者取阳起石，用药碾子碾成粗粉，置坩埚中，于红炉火中敞口煅至出现红色为止。将煅好的阳起石倒入黄酒中，静置30分钟后，将黄酒倒出。阳起石倒入1个新坩埚中，再次火煅，共重复7次。得到的阳起石色暗青灰色。再用乳钵研细水飞。

第二种是水。如掌禹锡等《嘉祐本草》载："合药时烧后水煅用，凝白者为上。"文中指出将阳起石火煅后，置水中淬过。

第三种是醋。如汪昂《本草备要·阳起石》载："火煅醋淬七次，研粉，水飞用。"

第四种是驴鞭汁。这种方法比较特别，陈士铎《本草新编·阳起石》载："其法用阳起石一两，先用驴鞭肉汁煮三炷香取起，白炭火烧红，即于驴鞭汁淬之七次，而阳起石可用矣。"

---

① 寇宗奭. 本草衍义 [M]. 北京：人民卫生出版社，1990：31.

4. 酒煮法亦是主流

煮法的温度显然要低于煅法。古人最常用的是黄酒。如《太平惠民和剂局方·论炮炙三品药石类例》记载："如只以好酒煮半日亦得。"在《太平圣惠方》中的保寿丸、覆盆子丸、补骨脂丸、腽肭脐丸、黄芪丸、鹿茸丸等方剂中阳起石均为酒煮半日。该书中阳起石酒煮法明显多于火煅法。至于煮制的方法，洪遵《洪氏集验方·麋茸丸》载："阳起石，夜间用瓷罐子盛，以酒二升，煮一宿，水洗，焙干，乳钵研如粉。"[1]笔者取阳起石碾成粗粉，取30g，加黄酒500ml，小火慢煮4小时。用清水将黄酒洗净，置砂锅中小火焙干，再用乳钵研成细粉。得到的阳起石色微黄质细腻（图257）。

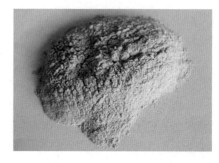

图257 《洪氏集验方》：阳起石酒煮研细粉

亦有用浆水煮者，如杨倓《杨氏家藏方·腽肭脐丸》载："阳起石，用浆水煮一日，细研，飞过，焙干用。"笔者取阳起石粗粉，置浆水中，白天煮，夜间压上炉子，第2天取出，阳起石色青白。

古人还有将阳起石用酒浸泡的经验。如沙图穆苏《瑞竹堂经验方·橘皮煎丸》载："阳起石，酒浸焙干，研如粉。"《圣济总录·陈橘皮煎丸》载："阳起石，酒浸研如粉。"这种浸泡的功效可能不如酒煮者。

5. 神奇的升阳起石法

明代彭用光《体仁汇编》中首次记载了"升阳起石法"，其工序非常复杂："阳起石，不拘多少，先用头烧酒浸一宿，次日取出，焙干，每两加樟冰三钱，同研一处，入黑油礶中，上以瓦盏盖口。口以石膏土子，即无名异，先用火煅通红，研极细末，用醋调成膏子。加煅过白盐二三钱，为末，同搅极匀。将瓦盏用粗铁绵札之，用前膏先涂下口缝一层，不可多。却用火在盏中炙干，渐渐逐层加搽，以平盏口为度。入神仙炉中，渐渐发火，盏内用水搽，不可打动，烧炷半线香为度，慢慢退去炉砖，又不可震动，听其冷定，轻轻取下，去铁绵，盏底上礶内轻轻扫下，其礶底下黑砂不用，只用扫升者，此法极妙。神仙炉，用砖块间花合起，中用三钉各开四指地，是定三方，钉在当中，长八指，四指入地，上留四指高为度，砖

① 洪遵. 洪氏集验方 [M]. 北京：人民卫生出版社，1986：141.

又离钉周围四指，团团迭起，平礶盏下为度，渐下发火烧之。彭用光曰：凡升阳起石，必先学习砌神仙炉，法三五次方可着礶发火，就用烧线香烓半为则，斯完美矣。"

文中所述比较烦琐，总结如下：第一是阳起石前期处理。将阳起石烧酒浸后焙干，与樟脑同研，置黑釉罐中。第二是固济之法。将瓦盏（一种陶制的小酒杯）外面以石棉包裹，坐于罐上。用煅过的无名异与盐研细，再用醋调成膏状。涂于石棉表面及与罐的接缝处。第三是神仙炉的搭建。

明代张四维对上述升阳起石法进行了优化与改进，《医门秘旨·煅炼门》载："炼阳起石：用真阳起石煅红，研为细末，入固济罐内，上用铁灯盏盖头封口，盏内用水，如干搽盏，打火先文后武，三炷香尽，取出升起者入药用。此医家多不知制法，故不验也。"文中将《体仁汇编》方法中的酒浸改为火煅，与瓦盏改为铁灯盏，去掉了樟脑。火煅的时间增加了1倍。

李时珍在《本草纲目》中将《体仁汇编》的方法简述为："亦有用烧酒浸过，同樟脑入罐升炼，取粉用者。"①

罗周彦《医宗粹言·升阳起石法》载："拣选真正好阳起石，打碎，用好烧酒浸一宿，捞起，每两樟脑二钱同研一处，入固济阳城礶内，上用灯盏封口牢密，入百眼炉上，用水注盏，先文后武，打火二炷香，冷定取开，升盏者可用，沉重在底者勿用。"文中方法与《体仁汇编》大致相同，只是将原书的神仙炉改为百眼炉，升炼的时间稍短，没有强调固济的材料。

笔者重复操作了《体仁汇编》的升阳起石法。取阳起石30g，用55度烧酒浸泡1夜，取出，置砂锅内小火焙干，与樟脑9g混合，用乳钵研细。将其置坩埚内，上覆小碗，碗与坩埚的接口部位用盐泥固济（图258）。待干后，小碗中放冷水，置炭火上加热。炉具的制作：用1个小铁盒，去掉四面大部分铁皮，仅保留三条1指宽的铁片。将3条铁片向中间聚拢，将坩埚小碗置于铁片中间，用铁丝固定。将熟炭火置于坩埚下部四周加热1小时。其间待小碗中的水冒热气时，用小勺舀出，再加入冷水，反复操作。可以闻到轻微的樟脑挥发气味。第2天取出，发现小碗的底部布满淡黄

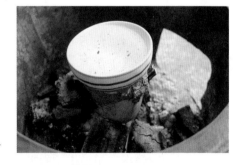

图258 《体仁汇编》：阳起石升煅法

① 张志斌，郑金生. 全标原版本草纲目 [M]. 北京：科学出版社，2019：460.

色半透明的物质（图259），煅后阳起石呈淡黄色。

　　上述实验为阳起石与樟脑混合后升炼，为了验证单纯阳起石是否能升炼，笔者重复了《医门秘旨》的升阳起石法。取阳起石若干，置坩埚内炭火烧赤后，取出放凉，研细末。置坩埚内，上覆小碗，余操作同上。小碗底部边缘得到少许白色的粉末，明显与阳起石不同（图260）。这种白色粉末显然不含樟脑成分，二者具体成分还待进一步研究。

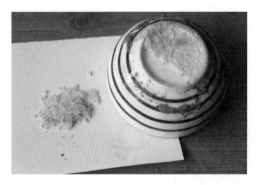 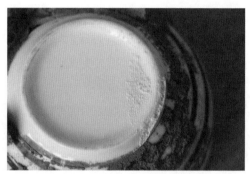

图259　《体仁汇编》：升煅后碗底的黄色物质　　　　图260　《体仁汇编》：升煅后的白色粉末

6. 结语

　　综上所述，阳起石多入丸散剂。制粉的方法以研细水飞为主。火煅法以坩埚敞口煅至红赤为度。煅淬以黄酒最为常用，亦有用醋、水、驴鞭汁者。黄酒煮制或浸泡亦为常法，偶有用浆水煮者。升阳起石法为升炼法，《体仁汇编》法得到淡黄色半透明的物质，《医门秘旨》法得到少量的白色粉末。笔者认为还有以下几点值得研究。

　　第一是阳起石入药方式。从临床报道看，本品多入汤剂，用量10～30g。这与古代本草"不入汤剂"的记载相左，应深入研究探讨。如在汤剂中应用，以3～5g冲服为佳。这样既符合古法，又能增强临床疗效。

　　现行1992年版《中华人民共和国卫生部药品标准·中药材》记载的阳起石生品为除去杂质，洗净，晒干，砸成小块。而煅阳起石为煅至淬酥，研细，水飞，晒干。常用量为4.5～9g，多入丸散。按此标准，生阳起石为小块，煅阳起石为细粉。但是，中药房中无论生、煅均为小块，鲜有细粉。故要求中药房需要先期将煅阳起石打成细粉备用。

　　第二是含阳起石口服液的制备工艺。在《国家中成药标准》与《中华人民共和国卫生部药品标准·中药成方制剂》中收载的含阳起石口服液中，多采取水提醇沉的提取工艺，如补肾填精口服液、阳起口服液、海龙蛤蚧口服液、补肾益精酒等。亦有采取加热回流工艺，如参茸多鞭酒。两种方法均应用了乙醇，古人虽然有用黄酒煮阳起石的经验。但是并非服用煎出液，而是服用煎煮后的阳起石。而上述两种方法中均将未溶解于乙醇中的阳起石弃用，其制作工艺有待商榷。

第三是阳起石的毒性问题。历代主流本草文献均记载本品无毒，但古人对石类药物的应用持谨慎态度，如宋代寇宗奭《本草衍义·阳起石》载："凡石药冷热皆有毒，正宜斟酌。"记载本品有毒的本草文献很少，仅陈士铎《本草新编》载："味甘气平，有毒。"严洁等《得配本草》载："气悍有毒，不宜轻用。"阳起石的药物基源为硅酸盐类矿物角闪石族透闪石。有学者认为其含有石棉成分，不宜入药[1]。阳起石的毒性研究问题业界亟须解决。

第四是火煅酒淬法与酒煮法的比较。现代阳起石的煅制方法，据《全国中药炮制规范》载："煅阳起石取净阳起石小块，置无烟炉火上或适宜的容器中，用武火加热，煅至红透后，倒入黄酒中浸淬，取出晾干，碾碎。每阳起石100kg，用黄酒20kg。"文中火煅酒淬的方法确实为中药传统的主流方法。但是，从《太平惠民和剂局方》记载看，火煅酒淬法与酒煮法功效相近，需对二者疗效进行比较，如果疗效相近，应考虑酒煮法替代火煅酒淬法。

第五是两种阳起石升炼法的比较。《体仁汇编》与《医门秘旨》记载的阳起石升炼法工序相同，但是前者是阳起石研细与樟脑用同，后者是阳起石煅后研细。最终得到的产物外观亦不相同。考虑阳起石的主要成分是含水硅酸钙镁，其受热后不会升华，但是实验操作后《医门秘旨》法出现白色的粉末确实出乎意料，需进一步研究。

第六是阳起石与菟丝子炮制配伍研究。古人认为阳起石畏菟丝子，如《太平圣惠方·分三品药及反恶》载："阳起石，桑螵蛸为使，恶泽泻菌桂，恶雷丸蛇蜕皮，畏菟丝子。"《圣济总录》还记载了一首治疗阳起石毒的方剂："菟丝子一两，不用酒浸。上一味，捣罗为细末，每服一钱匕，温水调下，三服立解。"笔者认为，阳起石与菟丝子配伍应用，既可增强阳起石的疗效，亦可解阳起石之毒，值得进一步研究。

---

① 陈秉华. 质疑矿石类药"阳起石"[J]. 陕西中医，2008，29（10）：1390.

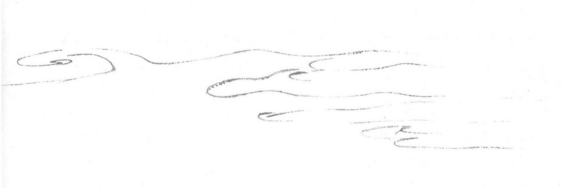

牡蛎

火制法探讨

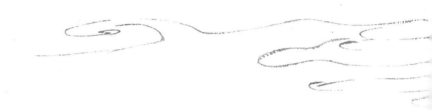

中药房中一般牡蛎有生与煅两个品种，牡蛎的火制法似乎只有煅法一途。实际上，古人对牡蛎的火制法有着丰富的经验，如炒、焙、炙、煅、烧等，对煅法所用器具亦有区别。本研究通过文献考证与古法复原的方法对火制法进行探讨，分述如下。

1. 牡蛎炮制沿革简述

牡蛎首载于《神农本草经》，列为上品。仲景方中收载牡蛎方剂有牡蛎泽泻散、柴胡加龙骨牡蛎汤、瓜蒌牡蛎散等，炮制方法均为"熬"。汉代许慎《说文解字》："熬，干煎也。"西汉扬雄《方言》："凡以火而干五谷之类，自山而东齐楚以往谓之熬。关西陇冀以往或谓之煏。秦晋之间谓之炒。"从文中可见，汉代的"熬"字的含义与"煏""炒"同义，只是因地域的不同而称谓有异。仲景为河南南阳人，春秋时期为楚国吕邑，所以仲景书中称为"熬"就不足为奇了。

东晋葛洪《肘后备急方》中的牡蛎无论是水煎还是入丸散、外涂，均为生用。仅有一首治疗水颓的方剂中牡蛎的炮制方法比较特殊："牡蛎不限多少，盐泥固济，炭三斤，煅令火尽，冷，取二两。"文中牡蛎盐泥裹烧的方法，显然并非当时通用的方法。陈延之《小品方》中牡蛎的炮制方法亦为"熬"。《小品方》的火候标准为"熬令赤"。唐慎微《证类本草》则记载了煅制法："凡修事，先用二十个，东流水盐一两，煮一伏时，后入火中烧令通赤，然后入钵中研如粉用也。"①

唐代牡蛎炮制的主流方法仍为熬法，如《备急千金要方·合和》一文中记载了众多药物的炮制规范中，牡蛎的要求是"牡蛎熬令黄色"。王焘《外台秘要》在"用药分两煮汤生熟法则"中亦持相同观点，但是书中也记载了几首牡蛎应用煅、炼、烧法炮制者，如常山丸方、白痢方、金疮方等。当然，这些方法并非晋唐时期的主流。

自宋代开始，煅法逐渐成为牡蛎炮制的主流方法。如《太平惠民和剂局方·论炮炙三品药石类例》载："牡蛎，用火煅令通赤，候冷，细研如粉，方可用。"在《太平圣惠方》与《圣济总录》中牡蛎亦多用煅法炮制。并出现了煅制的新方法，如《仁斋直指方论》中的米泔浸煅法，《杨氏家藏方》中的研细粉醋丸火烧法，《瑞竹堂经验方》中的破草鞋包火煅、童便煅等。值得注意的是，东晋葛洪的盐泥固济法在宋代受到重视，如陈自明《妇人大全良方·识别修制药物法度》载："牡蛎，取左顾者佳，用盐泥固济煅用。"

明清牡蛎的炮制方法延续宋代的经验，如《普济方》中记载了烧、煅、炒、泥裹火烧等多种炮制方法。明代医家对煅制的火候进行了区别，如陈嘉谟《本草蒙筌·牡蛎》载："火煅微红。"而《太平惠民和剂局方·玉霜丸》中牡蛎则需"大煅"，并开始注意生品与火煅的功效区别，如倪朱谟《本草汇言·牡蛎》载："牡蛎

---

① 唐慎微. 证类本草 [M]. 北京：中国医药科技出版社，2011：559.

火煅即涩而止积，生捣即行而消积，不可不知。"

清代医家对煅牡蛎炮制目的进行了反思，陈修园认为煅牡蛎仅适用于外治，内服无效。仲学辂《本草崇原集说》亦持此观点："牡蛎内服生用，外敷煅开取粉。"

2．焙、炒、炙法

（1）焙法

笔者取生牡蛎，打碎如小手指甲盖大小，呈片状（图261）。置砂锅中小火慢慢焙，其间用小铲翻动。可以听到牡蛎轻轻的爆裂声，有轻微的腥气散出，牡蛎的颜色由灰白逐渐变成淡黄色（图262）。取出，手掰即酥，用药碾子很容易碾成细粉。加大火力，牡蛎爆裂声增大，而且有少许碎片崩出砂锅，非常危险，牡蛎的颜色亦逐渐变成青灰色，空气中的腥气非常浓。显然是炮制过度。

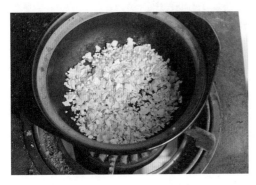
图 261　生牡蛎打碎

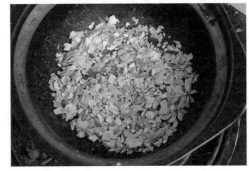
图 262　牡蛎焙黄

（2）炒法

宋代王怀隐《太平圣惠方·虎头骨圆方》载："牡蛎二两，微炒。"文中微炒的标准，同书"虎头骨散方"载："牡蛎三分，炒转色。"笔者取生牡蛎碎片，小火清炒，可以听到牡蛎的轻微爆裂声，牡蛎的颜色亦逐渐变成淡黄色。取出，质酥脆，易碾成细粉。炒法的炮制效果与焙法相近，而且工作效率高。但是，如果用大火炒，牡蛎会发出剧烈的爆裂声，并有碎片崩出，非常危险。

（3）炙法

关于"炙"字的本义，《说文解字》："炙，炮肉也。从肉在火上。"即将肉置于火上烧。朱晟等在《中药简史》中指出："古代医药上的'炙'，意义不同，要具体分析。例如张仲景的'炙甘草''炙阿胶'等同炒；雷敩的'蜜炙''羊脂炙'等系指涂辅料后再炒，《太平惠民和剂局方》的'炒'和'炙'，则没有明显的区别。如'微炒'及'微炙''炒香'与'炙香'等。"[1] 如宋代唐慎微《证类本草·牡蛎》载："炙令微黄色，熟后研令极细，入丸散中用。"文中"炙"法，应为炒法。

笔者好奇如果将牡蛎置火上烤是何效果？牡蛎清洗后内表面呈亮白色，外表面呈粗糙的灰色。所谓微黄色应指内面而言。取生牡蛎5个置烧烤架上。用果木炭火加热，至牡蛎内表面呈淡黄色，用手能掰开，用药碾子能很容易地碾成细粉。这种用炭火炙的方法，火力不大，虽然仅炙至内表面呈微黄色，但是整个贝壳都已经酥脆。这样既解决了牡蛎碾细的问题，又保存了其药性，但是耗时过久。由于所用果木炭相当于古代的桴炭，火力较弱，故时间较久。如换为机制木炭，相当于古代的栎炭，火力较强，用时会缩短。这种置火上烤的方法耗时过久，不如前述焙法与炒法。

3. 煅法

（1）火的选择

明代李时珍《本草纲目》"火部"收载的药物包括：阳火、阴火、燧火、桑柴火、炭火、芦火、竹火、艾火、神针火、火针、灯火、灯花、烛烬等。其中与中药炮制相关的是桑柴火、木炭火、石炭火，分述如下。

桑柴火，古人认为其能助药力，多用于煎煮药物，很少用于煅制药物。笔者取木柴若干点燃，趁火旺将牡蛎投入其中（图263）。很快就听到牡蛎受热后的爆裂声，间断有小片的牡蛎溅出，非常危险。空气中弥漫着一股腥气。待爆裂声停止，取出，牡蛎呈青灰色，味腥，手掰酥脆呈片状，显然是炮制过度了（图264）。

炭火分为桴炭火和栎炭火。明代李时珍《本草纲目·炭火》载："栎炭火，宜锻炼一切金石药。桴炭火，宜烹煎焙炙百药丸散。"[2]《本草纲目·芦火竹火》载："桴炭取其力慢，栎炭取其力紧。"[3]

笔者取果木炭若干，其质轻，相当于古代的桴炭。将牡蛎埋于其中，煅制的过程中，大部分牡蛎青灰色，个别内表面的颜色呈黄色。

① 朱晟，何瑞生. 中药简史 [M]. 桂林：广西师范大学出版社，2007：61.

② 张志斌，郑金生. 全标原版本草纲目 [M]. 北京：科学出版社，2019：340.

③ 张志斌，郑金生. 全标原版本草纲目 [M]. 北京：科学出版社，2019：341.

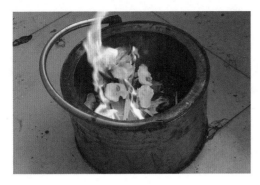

图 263　火烧牡蛎

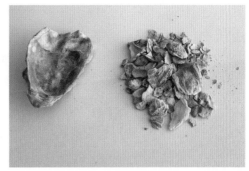

图 264　牡蛎炮制过度

这是由于牡蛎与木炭接触的部位不同，受热不均所致。宋代唐慎微《证类本草·牡蛎》载："雷公云：凡修事，先用二十个，东流水、盐一两，煮一伏时后，入火中烧令通赤，然后入钵中研如粉用也。"文中指出将牡蛎用盐水煮 1 天后，再于火中烧，会出现通赤的现象。笔者深以为疑，取生牡蛎 20 个、盐 40g、水适量，用蜂窝煤炉子白天煮，晚上压上炉子保温，第 2 天取出，置于果木炭火中烧。发现牡蛎受热后有轻微的爆裂声，腥气不大，但是始终没有出现"通赤"的现象，颜色呈不均匀的微黄色与青灰色。

煤炭亦称石炭，在中国也是早在汉代就开始，在长江上游的使用早在唐宋就出现，但很长时期内不论是在生产中或是在生活中都是煤炭、木材与木炭并用[1]。《本草纲目·石炭》载："时珍曰：石炭南北诸山产处亦多，昔人不用，故识之者少。今则人以代薪炊爨，煅炼铁石，大为民利。"但是，《本草纲目》"火部"中并没有收载石炭，而是收载于"金石部"中。主要阐述了石炭外用及内服的功效，并没有指出石炭火的功效。但是，从文中代薪炊饭的应用范围看，亦为炮制药物的常用火。笔者将生牡蛎置蜂窝煤炉子中，盖上炉盖，很快听到明显的爆裂声，待声音停止后打开炉盖，发现牡蛎已经呈青灰色，亦是炮制过度。

综上所述，桑柴火、炭火、石炭火均为中药炮制的常用火源。但是将生牡蛎置于其中均无法有效控制其质量，故古人多将牡蛎盛于容器中再进行煅制。

（2）容器的选择

古人在煅制药物时所用的容器有以下几种。

第一种是坩埚。关于坩埚，古人多用黏土烧制而成，主要用于冶炼。古人有用

① 蓝勇，黄权生. 燃料换代历史与森林分布变迁——以近两千年长江上游为时空背景 [J]. 中国历史地理论丛，2007（2）：31-42.

坩埚煅制牡蛎的经验，如宋代王贶《全生指迷方·牡蛎散》载："左顾牡蛎文片色白正者二两，先杵为粗末，以坩埚子盛，火烧通赤，放冷，研为细末。"[①] 笔者取生牡蛎用铜臼捣碎，装入坩埚内，敞口，将坩埚大部分埋于炭火之中，很快坩埚表层的牡蛎颜色逐渐变为微黄色（图265），当没有出现明显的爆裂声时，将其倒出，底部的牡蛎部分颜色呈青灰色。笔者将坩埚盖上盖子重新操作，坩埚上下部色泽明显较前者均匀。

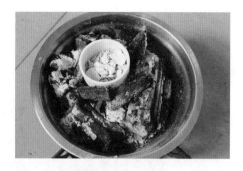

图265 《全生指迷方》：以坩埚子盛火烧通赤

　　第二种是砂锅。砂锅耐热，容积较大，但是加热时间不宜过久，否则容易破裂。宋代唐慎微《证类本草·牡蛎》载："牡蛎用炭一秤，煅通赤取出，于湿地上用纸衬，出火毒一宿。"文中木炭用量为一秤，宋代一秤指15斤。所用木炭的量很多，而牡蛎煅制的时间较短，故用砂锅效率更高。笔者将砂锅盖口，置于木炭火中，效果近似坩埚。

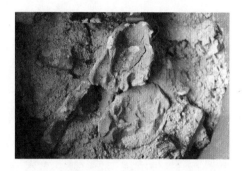

图266 《证类本草》：牡蛎黄泥裹煅通赤

　　第三种是泥裹。将药物用泥裹后再烧的方法严格来说属于煨法，但是亦可认为是一种泥裹煅的方法。如《证类本草》载："治一切渴。大牡蛎不计多少，于腊日、端午日黄泥裹煅通赤，放冷取出，为末。"笔者取牡蛎5个，黄泥加水适量搅拌均匀，逐个包裹牡蛎，厚约2mm。置炭火中烧（图266）。黄泥逐渐变干，呈紫红色。待冷后敲去泥土。泥土粘在牡蛎表面，很难去掉（图267），需浸于水中清洗。牡蛎呈微黄色，个别呈深灰色者为炮制过度。这可能与黄泥的厚度有关，但是上文中黄泥并没有给

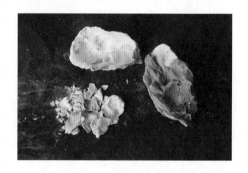

图267 《证类本草》：放冷取出牡蛎

① 王贶. 全生指迷方 [M]. 北京：人民卫生出版社，1986：87.

出明确厚度。明代朱橚《普济方》载："用黄泥固一指厚，于文武火煨干后，以炭火煅通红，去外黑者，用粉，研细。"文中明确黄泥厚度为一指。笔者重复上述操作，黄泥厚度调整为示指厚，约13mm。得到的牡蛎色微黄，手掰即酥。可见，黄泥薄则牡蛎受热多呈深灰色，黄泥厚则牡蛎受热少呈微黄色。

为了解决牡蛎泥裹烧后泥土不易去除的问题，古人尝试先用湿纸包裹牡蛎后再裹泥火烧的方法。如宋代王怀隐《太平圣惠方·牡蛎散》载："以湿纸裹后却以泥更裹，候干，用大火烧通赤。"笔者取生牡蛎5个，用桑皮纸水润湿后包裹严密，再裹示指厚黄泥。待黄泥干后，置炭火中烧至紫红色，表面与炭接触多的部位粘有木炭呈黑色。敲开黄泥，发现桑皮纸已经炭化，黄泥完全没有粘到牡蛎上。得到的牡蛎干净整洁，色微黄，断面呈白色，手掰即酥。上述操作如果裹上黄泥后随即用火烧，则黄泥容易裂开，故还是按原书待黄泥干后再煅制为宜。

另外，《妇人大全良方·续嗣降生丹》载："牡蛎一大片，要取漳、泉二州者。却用学堂童子小便浸四十九日，五日一换，取出用硫黄末一两，米醋涂遍，却用皮纸裹，又用米醋浸令纸湿，盐泥厚固济干，用炭五斤煅，每遇合药入二两，余者留后次合药用。"文中牡蛎童便浸，涂硫黄纸裹醋浸，盐泥固济炭火煅。这种复杂的方法，亦是前述泥裹煅法的延续。

4.结 语

综上所述，牡蛎的火制法，在汉晋唐以炒黄为主流，宋代盛行煅法，明代区别了煅制的火候，清对煅法的炮制机理进行了探讨。实践发现，以牡蛎色微黄为标准，焙法能缓慢地使牡蛎微黄色，手掰即酥，易碾成粉；炭火炙法耗时过久；文火炒法效果接近焙法且生产效率高。煅法不宜将牡蛎置于火中，坩埚与砂锅均可。泥裹法操作烦琐，效率低。在研究的过程中，以下几点值得注意。

第一是牡蛎的炒制规格。从历史应用习惯看，《伤寒杂病论》《肘后备急方》《备急千金要方》等古籍中的牡蛎均为炒制。而历版《中华人民共和国药典》中均未收载炒牡蛎这一规格。笔者认为应该恢复炒牡蛎这一传统规格。

第二是牡蛎火制法的火候颜色。古代医家对牡蛎火制法的火候标准是颜色，主要有两种描述，一是色赤，如《小品方》："熬令赤。"二是色黄，如《证类本草》："炙令微黄色。"根据笔者实践体会：牡蛎炒或煅后出现的色泽亦很难用准确的语言形容，可称为微黄色，亦可称为淡粉色，或淡红色。这也印证了古人描述不一致的原因。古人亦多要求牡蛎煅法要存性，如"火煅微红"（《太乙仙制本草药性大全》）、"烧存性"（《本草述》）、"火煅通赤存性"（《药性会元》）等。因此，笔者认为牡蛎无论是炒法还是煅法，均以色微黄为标准。

笔者在中药房中所见到的煅牡蛎均为色青灰，质枯无泽，味腥臭。这种牡蛎显然是炮制过度，并不符合古法。陈修园认为这种青灰色的牡蛎仅适用于外治，内服并无功效。其在《神农本草经读》中指出牡蛎："补阴则生捣用，若煅过则成灰，不能补阴矣。方书注云：服用者皆取粉，外治之法。荒经者误收，遂相沿不改矣。"[①] 这种错误的炮制方法沿袭至今。

第三是砂锅焙优于铁锅炒。根据笔者的实践体会，以微黄色为标准，用砂锅温度和缓均匀。非常适合牡蛎的焙制，且不需频繁翻动。而铁锅中火炒需要频繁翻动，且个别牡蛎受热出现爆裂不甚安全，如果用小火则温度低耗时长。

第四是煅牡蛎的切制规格。牡蛎在火制前一般要求捣碎，各省的炮制规范多未明确指出其规格。仅上海要求 2cm，再过 50 目筛，筛去灰屑。浙江要求 1cm 的片状或颗粒。笔者体会，在牡蛎捣碎的过程，不可避免地会出现大小不均的情况，会有部分呈颗粒状甚至呈粉状。在用砂锅煅制的过程中，如以微黄色为标准，牡蛎并不会出现爆裂飞溅现象，故牡蛎的切制规格影响并不大。但是，如果以青灰色为标准，则牡蛎规格越小越容易出现爆裂飞溅现象，故切制规格不宜过小。

---

① 林慧光. 陈修园医学全书 [M]. 北京：中国中医药出版社，1999：790.

主要参考书目

1. 崔寔. 四民月令 [M]. 石声汉，校注. 北京：中华书局，2013.

2. 许慎. 说文解字 [M]. 北京：中华书局，2013.

3. 尚志钧. 神农本草经辑校 [M]. 北京：学苑出版社，2018.

4. 沈澍农. 肘后备急方校注 [M]. 北京：人民卫生出版社，2016.

5. 尚志钧，尚元胜. 本草经集注辑校 [M]. 北京：北京科学技术出版社，2019.

6. 高文柱. 小品方辑校 [M]. 天津：天津科学技术出版社，1983.

7. 中国科学院昆明植物研究所. 南方草木状考补 [M]. 昆明：云南民族出版社，1991.

8. 贾思勰. 齐民要术 [M]. 北京：中华书局，2015.

9. 孙思邈. 千金方 [M]. 北京：华夏出版社，1993.

10. 孟诜. 食疗本草 [M]. 上海：上海古籍出版社，2007.

11. 王怀隐. 太平圣惠方 [M]. 北京：人民卫生出版社，2017.

12. 唐慎微. 证类本草 [M]. 北京：中国医药科技出版社，2011.

13. 太平惠民和剂局. 太平惠民和剂局方 [M]. 北京：人民卫生出版社，2007.

14. 寇宗奭. 本草衍义 [M]. 北京：人民卫生出版社，1990.

15. 赵佶. 圣济总录 [M]. 北京：人民卫生出版社，1982.

16. 宋一明，李艳. 酒经译注 [M]. 上海：上海古籍出版社，2018.

17. 张锐. 鸡峰普济方 [M]. 上海：上海科学技术出版社，1987.

18. 洪遵. 洪氏集验方 [M]. 北京：人民卫生出版社，1986.

19. 陈言. 三因极一病证方论 [M]. 北京：人民卫生出版社，2007.

20. 杨倓. 杨氏家藏方 [M]. 北京：人民卫生出版社，1988.

21. 王璆. 是斋百一选方 [M]. 上海：上海科学技术出版社，2003.

22. 陈自明. 妇人大全良方 [M]. 北京：人民卫生出版社，2018.

23. 郑金生. 南宋珍稀本草三种 [M]. 北京：人民卫生出版社，2007.

24. 林慧光. 杨士瀛医学全书 [M]. 北京：中国中医药出版社，2006.

25. 朱佐. 类编朱氏集验医方 [M]. 北京：人民卫生出版社，1983.

26. 严用和. 重订严氏济生方 [M]. 北京：人民卫生出版社，1980.

27. 许国桢. 御药院方 [M]. 北京：人民卫生出版社，1992.

28. 王好古. 医垒元戎 [M]. 北京：中国中医药出版社，2015.

29. 沙图穆苏. 瑞竹堂经验方 [M]. 北京：人民卫生出版社，1982.

30. 危亦林. 世医得效方 [M]. 上海：上海科学技术出版社，1964.

31. 刘文泰. 本草品汇精要 [M]. 北京：人民卫生出版社，1982.

32. 韩懋. 韩氏医通 [M]. 北京：人民卫生出版社，1989.

33. 张瑞贤. 本草名著集成 [M]. 北京：华夏出版社，1998.

34. 李士华，王育学. 龚廷贤医学全书 [M]. 北京：中国中医药出版社，1999.

35. 张志斌，郑金生. 全标原版本草纲目 [M]. 北京：科学出版社，2019.

36. 倪朱谟. 本草汇言 [M]. 北京：中医古籍出版社，2005.

37. 张洁. 仁术便览 [M]. 北京：人民卫生出版社，1985.

38. 郑金生. 海外回归中医善本古籍丛书：第九册 [M]. 北京：人民卫生出版社，2003.

39. 陆拯. 王肯堂医学全书 [M]. 北京：中国中医药出版社，1999.

40. 任春荣. 缪希雍医学全书 [M]. 北京：中国中医药出版社，1999.

41. 李志庸. 张景岳医学全书 [M]. 北京：中国中医药出版社，1999.

42. 黄承昊. 折肱漫录 [M]. 南京：江苏科学技术出版社，1987.

43. 宋应星. 天工开物 [M]. 北京：人民出版社，2015.

44. 蒋仪. 药镜 [M]. 北京：中国中医药出版社，2015.

45. 贾所学. 药品化义 [M]. 北京：中国中医药出版社，2015.

46. 卢之颐. 本草乘雅半偈 [M]. 北京：人民卫生出版社，1986.

47. 汪昂. 本草备要 [M]. 北京：人民卫生出版社，2017.

48. 陈士铎. 本草新编 [M]. 北京：中国中医药出版社，2000.

49. 张璐. 本经逢原 [M]. 北京：中国中医药出版社，1999.

50. 张志聪，高世栻. 本草崇原 [M]. 北京：华夏出版社，1998.

51. 孙洽熙. 黄元御医学全书 [M]. 北京：中国中医药出版社，1997.

52. 唐笠山. 吴医汇讲 [M]. 北京：中国中医药出版社，2013.

53. 林慧光. 陈修园医学全书 [M]. 北京：中国中医药出版社，1999.

54. 章穆. 调疾饮食辩 [M]. 北京：中医古籍出版社，1987.

55. 赵其光. 本草求原 [M]. 北京：中国中医药出版社，2016.

56. 戴葆元. 本草纲目易知录 [M]. 北京：中国中医药出版社，2017.

57. 张乃修. 张聿青医案 [M]. 北京：人民卫生出版社，2006.

58. 曹炳章. 增订伪药条辨 [M]. 福州：福建科学技术出版社，2004.

59. 郑金生. 中华大典·医药卫生典·药学分典 [M]. 成都：巴蜀书社，2013.

60. 郑金生. 药林外史 [M]. 桂林：广西师范大学出版社，2007.

61. 曹晖，付静. 全国中药炮制经验与规范集成 [M]. 北京：北京科学技术出版社，2017.